JN241377

消化器外科の
リハビリテーション
医学・医療テキスト

●監修

一般社団法人 **日本リハビリテーション医学教育推進機構**
公益社団法人 **日本リハビリテーション医学会**

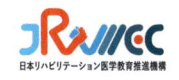
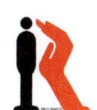

●総編集

久保　俊一 Toshikazu KUBO
京都府立医科大学・特任教授

山上　裕機 Hiroki YAMAUE
昭和大学・特任教授

●編集（50音順）

安保　雅博　東京慈恵会医科大学・主任教授
城戸　　顕　奈良県立医科大学・教授
酒井　良忠　神戸大学・特命教授
篠田　裕介　埼玉医科大学・教授
田島　文博　ちゅうざん会・理事長
西田　佳弘　名古屋大学・教授
三上　幸夫　広島大学・教授
美津島　隆　獨協医科大学・主任教授

●イラスト作画・編集

徳永　大作　京都府立城陽リハビリテーション病院・院長

医学書院

特に出典の記載がない限り，本書掲載のイラストの著作権は一般社団法人日本リハビリテーション医学教育推進機構にあります．転載等の二次利用には日本リハビリテーション医学教育推進機構の許諾が必要です．利用をご希望の場合は下記にご連絡ください．
一般社団法人日本リハビリテーション医学教育推進機構　E-Mail office@jrmec.or.jp

総編集者略歴

久保　俊一（くぼ　としかず）

1978年京都府立医科大学卒業．1983年米ハーバード大学留学，1993年仏サンテチエンヌ大学留学などを経て，2002年京都府立医科大学整形外科学教室教授に就任．厚生労働省難病研究班主任研究者，各種学会の理事，理事長，会長を歴任．2013年より京都府立心身障害者福祉センター所長．2014年より同大リハビリテーション医学教室教授，2015年より副学長を兼任．2016〜22年日本リハビリテーション医学会理事長，2016年同学会学術集会会長．2019年退官．現在，日本リハビリテーション医学教育推進機構理事長，京都府立医科大学特任教授/名誉教授，和歌山県立医科大学特命教授，京都地域医療学際研究所（がくさい病院）所長，京都中央看護保健大学校学校長．

山上　裕機（やまうえ　ひろき）

1981年和歌山県立医科大学卒業，1992年米NIH国立がん研究所（NCI）Visiting Associateとしてがん免疫の研究に従事．2001年和歌山県立医科大学外科学第2講座教授に就任．2014年同大医学部長，2017年同大附属病院病院長を兼任．2014年日本肝胆膵外科学会会長，2018年日本膵臓学会会長，2020年日本消化器外科学会会長，2021年日本がん免疫学会会長．2022年退職，名誉教授．2022年同大探索的がん免疫学講座教授を経て，2024年昭和大学特任教授，膵がん治療センター長．

※本書の作成に際して，京都地域医療学際研究所研究教育センターの協力をいただいた．

消化器外科のリハビリテーション医学・医療テキスト

発　行　2024年10月15日　第1版第1刷©

監　修　一般社団法人日本リハビリテーション医学教育推進機構
　　　　公益社団法人日本リハビリテーション医学会

総編集　久保俊一・山上裕機

編　集　安保雅博・城戸　顕・酒井良忠・篠田裕介・
　　　　田島文博・西田佳弘・三上幸夫・美津島隆

発行者　株式会社　医学書院
　　　　代表取締役　金原　俊
　　　　〒113-8719　東京都文京区本郷1-28-23
　　　　電話　03-3817-5600（社内案内）

印刷・製本　真興社

ISBN978-4-260-05345-7

沢田光思郎	京都府立医科大学・准教授	
篠田　裕介	埼玉医科大学・教授	
下堂薗　恵	鹿児島大学・教授	
神野　哲也	獨協医科大学・教授	
菅野　伸彦	日本股関節学会・理事長	
杉山　肇	神奈川県総合リハビリテーションセンター神奈川リハビリテーション病院・病院長	
千田　益生	かがわ総合リハビリテーションセンター・センター長	
高橋　泰	国際医療福祉大学・教授	
高平　尚伸	北里大学・教授	
武田　雅俊	大阪河﨑リハビリテーション大学・学長	
辻　哲也	慶應義塾大学・教授	
津田　英一	弘前大学・教授	
土井　勝美	医誠会国際総合病院・イヤーセンター長	
道免　和久	兵庫医科大学・主任教授	
徳永　大作	京都府立城陽リハビリテーション病院・院長	
仲井　培雄	地域包括ケア推進病棟協会・会長	
中村　健	横浜市立大学・教授	
成本　迅	京都府立医科大学・教授	
新見　昌央	日本大学・教授	
西田圭一郎	岡山大学・教授	
西田　修	日本集中治療医学会・前理事長	

西田　佳弘	名古屋大学・教授	
西村　行秀	岩手医科大学・教授	
野坂　利也	日本義肢装具士協会・前会長	
服部　憲明	富山大学・教授	
花山　耕三	川崎医科大学・教授	
東　憲太郎	全国老人保健施設協会・会長	
藤原　俊之	順天堂大学・教授	
北條　達也	同志社大学・教授	
牧田　茂	埼玉医科大学・教授	
正門　由久	東海大学・教授	
三上　幸夫	広島大学・教授	
美津島　隆	獨協医科大学・主任教授	
三橋　尚志	回復期リハビリテーション病棟協会・会長	
宮本　健史	熊本大学・教授	
百崎　良	三重大学・教授	
山上　裕機	昭和大学・特任教授	
山内　克哉	浜松医科大学・教授	
山本　伸一	日本作業療法士協会・会長	
吉岡　和泉	発寒リハビリテーション病院・院長	
吉村　芳弘	熊本リハビリテーション病院サルコペニア・低栄養研究センター長	
和田　郁雄	名古屋市立大学・名誉教授	

アドバイザー

赤居　正美	国際医療福祉大学・教授
木村　彰男	慶應義塾大学・名誉教授

武久　洋三	日本慢性期医療協会・前会長

社員団体

日本リハビリテーション医学会
日本急性期リハビリテーション医学会
日本生活期リハビリテーション医学会
日本義肢装具学会
日本脊髄障害医学会
日本集中治療医学会
日本股関節学会
日本リウマチ学会
日本耳鼻咽喉科頭頸部外科学会
日本在宅医療連合学会
日本骨髄間葉系幹細胞治療学会
日本スティミュレーションセラピー学会
日本 CAOS 学会
日本リハビリテーション医療デジタルトランスフォーメーション学会

日本骨転移研究会
京都リハビリテーション医療・介護フォーラム
日本慢性期医療協会
日本リハビリテーション病院・施設協会
回復期リハビリテーション病棟協会
地域包括ケア推進病棟協会
全国老人保健施設協会
日本理学療法士協会
日本作業療法士協会
日本言語聴覚士協会
日本義肢装具士協会
日本介護支援専門員協会

公益社団法人 日本リハビリテーション医学会

•

執筆者 (50音順)

●

荒川　英樹	宮崎大学・教授
岩本　博光	和歌山県立医科大学・講師
上野　昌樹	国立病院機構大阪南医療センター外科・医長
牛嶋　北斗	うしじま内視鏡クリニック・院長
梅本　安則	横浜市立大学・准教授
江畑　智希	名古屋大学・教授
大段　秀樹	広島大学・教授
大平　真裕	広島大学病院・助教
岡田　健一	東海大学・教授
尾川　貴洋	愛知医科大学・教授
尾島　敏康	尾島クリニック・院長
改正　恒康	和歌山県立医科大学・教授
海道　利実	聖路加国際病院消化器・一般外科・部長
垣田　真里	京都府立医科大学・講師
角田　亘	国際医療福祉大学・教授
上條義一郎	獨協医科大学埼玉医療センター・主任教授
川井　学	和歌山県立医科大学・教授
河﨑　敬	いぶきの病院リハビリテーション科・部長
川西　誠	和歌山県立医科大学附属病院リハビリテーション部・主査
川村純一郎	近畿大学病院外科下部消化管部門・主任教授
北川　雄光	慶應義塾大学・教授
久保　俊一	京都府立医科大学・特任教授
小池　有美	和歌山県立医科大学附属病院リハビリテーション部・療法士長
幸田　圭史	帝京大学ちば総合医療センター外科・教授
幸田　剣	和歌山県立医科大学・准教授
小杉　千弘	帝京大学ちば総合医療センター外科・准教授
佐々木信幸	聖マリアンナ医科大学・主任教授
沢田光思郎	京都府立医科大学・准教授
角谷　直彦	紀和病院リハビリテーション科・部長
竹内　昭博	和歌山県立医科大学・助教
竹内　優志	慶應義塾大学・助教
角田　卓也	昭和大学・主任教授
坪井　宏幸	岩手医科大学附属病院リハビリテーション部・主任
寺島　雅典	静岡県立静岡がんセンター胃外科・副院長
寺村　健三	和歌山県立医科大学附属病院リハビリテーション部・作業療法士
中村　健	横浜市立大学・教授
中村　智之	獨協医科大学・講師
西村　行秀	岩手医科大学・教授
箱田　浩之	東京大学・助教
長谷川　潔	東京大学・教授
早田　啓治	和歌山県立医科大学・講師
坂野　元彦	那智勝浦町立温泉病院リハビリテーション科・部長
平野　聡	北海道大学・教授
廣野　誠子	兵庫医科大学・主任教授
藤井　努	富山大学・教授
松井　あや	北海道大学・特任助教
松田　健司	和歌山県立医科大学・准教授
松本　陽介	静岡県立静岡がんセンター胃外科
三上　靖夫	京都府立医科大学・教授
三上　幸夫	広島大学・教授
美津島　隆	獨協医科大学・主任教授
山上　裕機	昭和大学・特任教授
山德　雅人	聖マリアンナ医科大学・講師
横山　幸浩	名古屋大学医学部附属病院・特任教授
吉岡　伊作	富山大学・特命講師

はじめに

　近年の消化器外科の進歩には目を見張るものがある．内視鏡下手術，ロボット支援下手術などの新しい技術の開発とともに消化器がんに対する化学療法も進化している．

　一方，対象となるがんを中心とする消化器疾患の重症度は高まり，高齢での手術も稀ではなくなっている．病巣部を取り除くだけではなく，身体の活動性の維持を図ることも消化器外科で重要な課題となっている．このような状況のもと，消化器外科領域におけるリハビリテーション医学・医療の活用が注目されている．

　リハビリテーション医学・医療は「活動を育む医学・医療」と定義される．すなわち，疾病・外傷で低下した身体的・精神的機能を回復させ，障害を克服するという従来の解釈の上に立って，ヒトの営みの基本である「活動」に着目し，その賦活化を図り，よりよい ADL（activities of daily living）・QOL（quality of life）を目指す過程がリハビリテーション医学・医療の中心であるとする考え方を示している．「日常での活動」としてあげられる，起き上がる，座る，立つ，歩く，手を使う，見る，聞く，話す，考える，衣服を着る，食事をする，排泄する，寝る，などが組み合わさり，掃除・洗濯・料理・買い物などの「家庭での活動」，就学・就労・スポーツ活動・地域活動などの「社会での活動」につながっていく．国際生活機能分類（ICF）における参加は「社会での活動」に相当する．

　リハビリテーション医学という学術的な裏づけのもとにエビデンスが蓄えられ根拠のある質の高いリハビリテーション医療が実践される．リハビリテーション医療の中核がリハビリテーション診療であり，診断・治療・支援の 3 つのポイントがある．急性期・回復期・生活期（維持期）を通して，ヒトの活動に着目し，病歴，診察，評価，検査などから活動の現状を把握し，問題点を明らかにして，活動の予後を予測する．これがリハビリテーション診断である．そして，理学療法，作業療法，言語聴覚療法，義肢装具療法など各種治療法を組み合わせて活動を最良にするのがリハビリテーション治療である．さらに，リハビリテーション治療と並行して，環境調整や社会資源の有効利用などにより活動を社会的に支援していくのがリハビリテーション支援である．

　リハビリテーション診療を担うリハビリテーション科は 2002 年，日本専門医機構において 18 基本領域（現在 19 基本領域）の 1 つに認定され，臨床における重要な診療科として位置づけられた．リハビリテーション医学・医療をしっかりとバランスよく学ぶことはきわめて重要な課題になっており，そのためには体系立ったテキストが必要である．その嚆矢となったのが 2018 年に発刊された『リハビリテーション医学・医療コアテキスト』である．それ以来，日本リハビリテーション医学教育推進機構と日本リハビリテーション医学会が中心となって，リハビリテーション医学・医療テキストシリーズの作成が続けられている．

　総合的なテキストとして『リハビリテーション医学・医療コアテキスト（第 2 版）』『総合力が

つくリハビリテーション医学・医療テキスト』が，フェーズ別のテキストとして『急性期のリハビリテーション医学・医療テキスト』『回復期のリハビリテーション医学・医療テキスト』『生活期のリハビリテーション医学・医療テキスト』が，疾患別のテキストとして『脳血管障害のリハビリテーション医学・医療テキスト』『運動器疾患・外傷のリハビリテーション医学・医療テキスト』『内部障害のリハビリテーション医学・医療テキスト』『耳鼻咽喉科頭頸部外科領域のリハビリテーション医学・医療テキスト』が，テーマ別のテキストとして『リハビリテーション医学・医療における栄養管理テキスト』『社会活動支援のためのリハビリテーション医学・医療テキスト』『リハビリテーション医学・医療における処方作成テキスト』がすでに発刊されている．そのような状況の中で急性期のリハビリテーション医学・医療において重きをなす消化器外科をテーマに企画されたのが本テキストである．

　本テキストは，消化器外科疾患のリハビリテーション診療を行っていくうえで，必要となる基礎的な事柄から術前術後の具体的内容までわかりやすく解説している．編集および執筆は，この分野に精通する先生方にお願いした．本書の作成にご尽力いただいた方々に深く感謝する．

　医師や関連する専門の職種をはじめとした消化器外科のリハビリテーション医学・医療に関係する方々の日々の診療に役立つ実践書となっている．日常診療で是非活用していただきたいテキストである．

2024 年 10 月

一般社団法人日本リハビリテーション医学教育推進機構　理事長
京都府立医科大学特任教授
久保　俊一

一般社団法人日本リハビリテーション医学教育推進機構　学術理事
昭和大学特任教授
山上　裕機

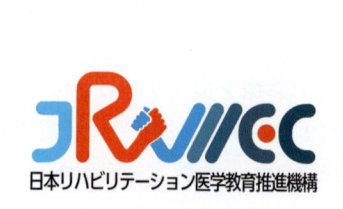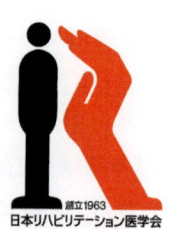

凡例

- 用語に関しては消化器外科領域の用語を尊重しながら，「リハビリテーション医学・医療用語集第 8 版」に原則準拠した．
- 持久力訓練は有酸素運動に言い換えられることがあるが，本書では有酸素運動が使用される場合は「持久力訓練（有酸素運動）」と併記した．
- 固有名詞の疾患名や症状名は英語表記を基本とするが，英語だけでは読み方がわかりにくいものは例外的に読み方も併記した．
- 「廃用症候群」は本書では「不動による合併症」と置き換えるが，保険診療での「廃用症候群リハビリテーション料」に該当するものについては「廃用症候群」を使用した．
- 国際生活機能分類（International Classification of Functioning, Disability and Health；ICF）における「参加」は，「活動を育む」リハビリテーション医学における「社会での活動」に相当する．本書では参加に相当するものは「社会での活動」とした．
- リハビリテーション医療チームが行う行為は原則「診療」「診断」「治療」「支援」という用語を用いた．
- リハビリテーション治療を行う場所については，訓練室，機能訓練室，リハビリテーション室と複数の表現があるが，本書ではリハビリテーション室で統一した．
- 日常生活活動，日常生活動作は ADL と表記した．
- 傷病手当金など法律用語を除き，疾患・外傷とし傷病は用いていない．
- 介助と介護の用語の使い方は時として判然としないこともある．本書では下記のような区別をした．介助は介護の範疇に入る行為の 1 つである．「体を触ったりして，動作，行為，動きを（身体的に）手伝う」ことを指す．たとえばトイレのときに体を支えたり，食事のときにスプーンを口まで持っていくことなどがあげられる．介助量は，介助の際の手助けの度合いであり，介護量は，介護者が介護する際の負担の度合いをいう．介護者は時に患者の ADL を「介助」することがある．
- 摂食や嚥下に関する用語は歴史的にも各種存在するが，本書では摂食嚥下という用語で統一し，摂食嚥下機能，摂食嚥下障害，摂食嚥下訓練などとした．ただし，摂食嚥下障害に対する治療法全般を表す用語としては保険診療上の名称である摂食機能療法を用いた．また，摂食嚥下のプロセスは，先行期・口腔期・咽頭期・食道期の 4 つの期（フェーズ）に分けた．
- 蛋白質・たんぱく質・タンパク質とさまざまな表記方法があるが，本書では日本医学会医学用語辞典 WEB 版に基づき「タンパク質」で統一した．

I

リハビリテーション医学・医療と消化器外科

リハビリテーション医学・医療総論

① リハビリテーション医学・医療の意義 ―活動を育む医学―

- 日本リハビリテーション医学会では，2017 年からリハビリテーション医学を「**活動を育む医学**」と再定義している．
- 疾病・外傷で低下した**身体的・精神的機能を回復**させ，**障害を克服**するという従来の解釈の上に立って，ヒトの営みの基本である「**活動**」に着目し，その賦活化を図り，よりよい ADL (activities of daily living)・QOL (quality of life) の獲得を目指す過程をリハビリテーション医学・医療の中心とするという考え方である (図 1)．
- リハビリテーション医学という学術的な裏づけのもと科学的知見が蓄えられ，エビデンス (根拠) のある質の高いリハビリテーション医療が実践される．
- 国際リハビリテーション医学会の名称は International Society of Physical and Rehabilitation Medicine (ISPRM) であり，physical medicine と rehabilitation medicine がセットになっている．日本ではこの 2 つを合わせて「リハビリテーション医学」としている．Physical medicine に当たる部分は名称として入っていないものの，「リハビリテーション医学」には当然それも含まれていることは念頭におくべきである．
- リハビリテーション医学・医療では，急性期，回復期，生活期というフェーズがありそれぞれに特徴がある (図 2)．また，各フェーズに合わせた医療機関や施設がある (図 3)．
- リハビリテーション医療の中核にリハビリテーション診療がある．
- 多様な疾患・障害・病態 (図 4) に対し「活動」を賦活化し，よりよい ADL・QOL を獲得するという長期的な視点から，適切にリハビリテーション診療を行う．
- リハビリテーション診療には，診断，治療，支援の 3 つのポイントがある．まず，急性期，回復期，生活期のフェーズを問わず，「**日常での活動**」・「**家庭での活動**」・「**社会での活動**」について，病歴・診察，各種の評価・検査を踏まえながら，活動の現状を把握し問題点を明らかにした上で，「**活動**」の予後予測をする**リハビリテーション診断**を行う．そして，それらの「**活動**」を最良にするために治療目標 (治療ゴール) を定め，適切な治療法を組み合わせた**リハビリテーション処方**を作成し，**リハビリテーション治療**を実施していく．さらに，リハビリテーション治療と並行して**環境調整**や**社会資源**の活用などにより「**活動**」を社会的に支援する**リハビリテーション支援**も行っていく (図 5，表 1)．
- リハビリテーション支援により患者の「家庭での活動」や「社会での活動」を支えていくのもリハビリテーション診療の重要な役目である．
- リハビリテーション診療開始後も，患者の「活動」の状況が変化することが多い．必要に応じて

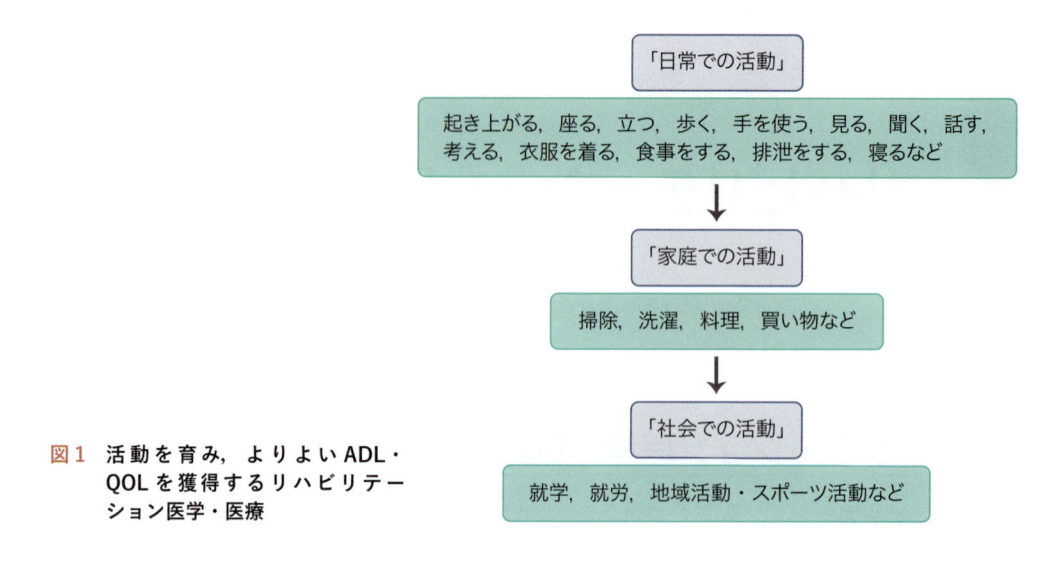

図1　活動を育み，よりよい ADL・QOL を獲得するリハビリテーション医学・医療

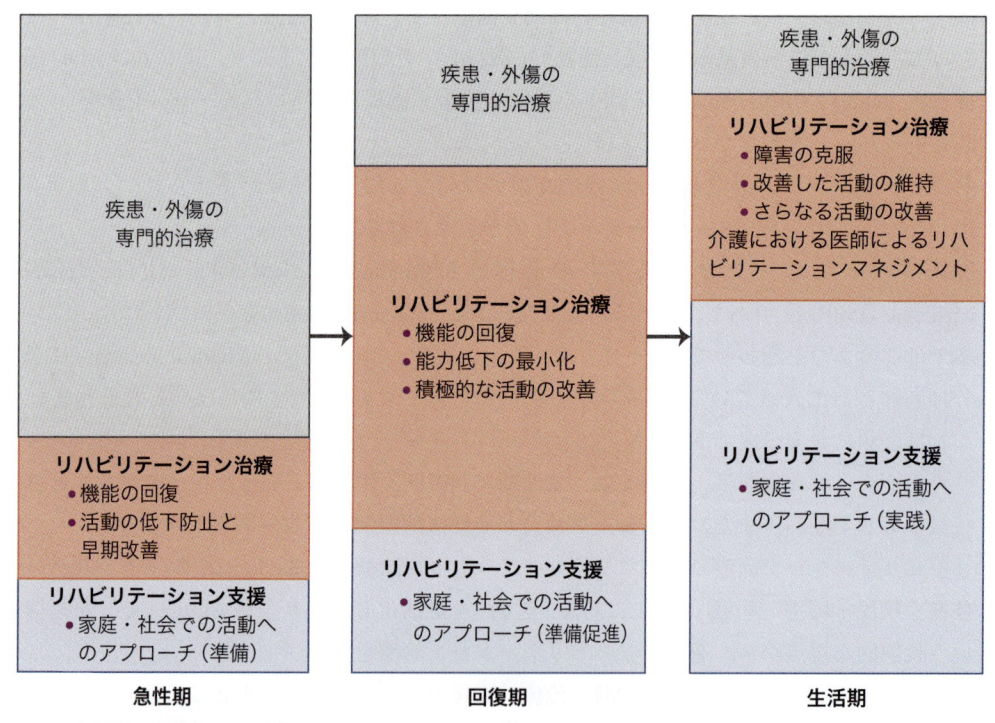

図2　急性期・回復期・生活期のリハビリテーション医学・医療

診察・評価・検査を再度行い，治療内容の見直しを行う（図6）．

- 疾病構造が急速に変化した現在，複数の疾患・障害・病態が併存することは稀ではなくなっている．このような状況に対し，リハビリテーション医学・医療は「活動」という視点から重複する疾患・障害・病態も俯瞰的に治療できる専門分野である．重複障害にも質の高いリハビリテーション医療を行っていくことはきわめて重要である．
- リハビリテーション科医は，理学療法士，作業療法士，言語聴覚士，義肢装具士，看護師，薬剤師，管理栄養士，公認心理師/臨床心理士，臨床検査技師，臨床工学技士，社会福祉士/医療ソー

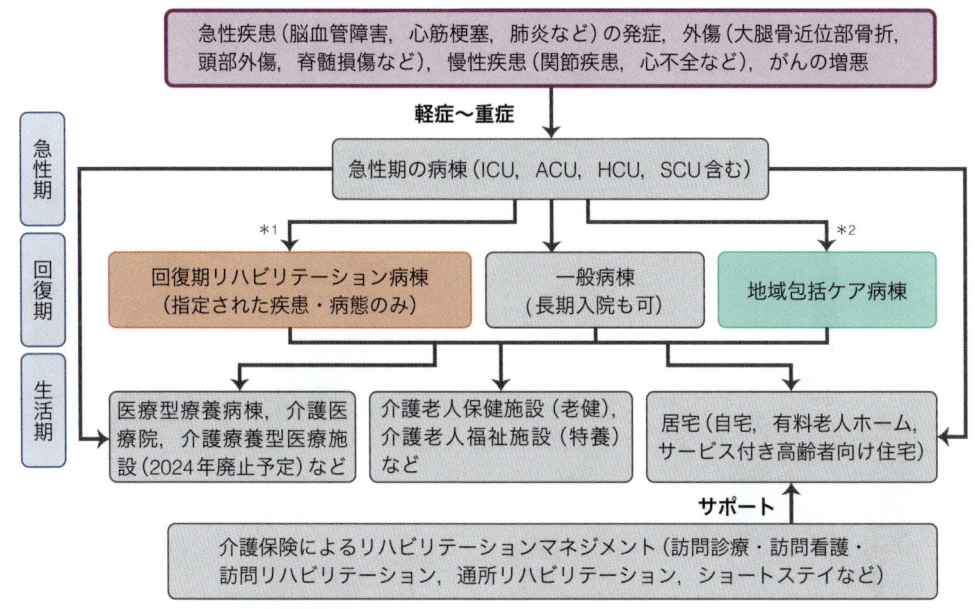

図3 各フェーズに合わせた医療機関や施設

*¹ 脳血管障害や大腿骨近位部骨折などの指定された疾患・病態に対する集中的なリハビリテーション診療が必要な場合
*² 急性期を経過し,在宅復帰を目指す診療(リハビリテーション診療を含む)が必要な場合(集中的なリハビリテーション診療も一部可能)
ICU:intensive care unit,ACU:acute care unit,HCU:high care unit,SCU:stroke care unit
〔久保俊一,他:リハビリテーション医学・医療の概要.久保俊一,他(総編集):回復期のリハビリテーション医学・医療テキスト.p8,医学書院,2020 を改変〕

シャルワーカー,介護支援専門員/ケアマネジャー,介護福祉士などの専門の職種に加え,各診療科の医師,歯科医師,歯科衛生士などからなる**リハビリテーション医療チーム**の要である(**図7**).

- リハビリテーション科医は,専門の職種の役割を熟知し,チーム内の意思疎通を図るため多職種カンファレンスなどを行いながら,それぞれの医療機関や施設などの特性を活かして,バランスのとれた効率のよいリハビリテーション診療を提供する役目をもっている.

- なかでも,リハビリテーション診療を必要とする患者および家族に対面でその効用と見通しを説明しながら,患者の意欲を高め,家族の理解を得ることは重要な使命である.

- リハビリテーション科医には,impairment(機能障害・形態異常),disability(能力低下),handicap(社会的不利)という国際障害分類(International Classification of Impairments, Disabilities and Handicaps;ICIDH)の障害構造モデルを踏まえ(**図8**),重複障害がある場合も含め,幅広い視野で患者のもつ「活動」の能力を最大限に引き出して,より質の高い「家庭での活動」や「社会での活動」につなげていくことが求められる.

- その際,社会環境の整備にも目配りして患者の「社会での活動」を支えるリハビリテーション支援を行っていく必要があり,地域社会の種々におけるサービスの計画や実施にも積極的に関与していくべきである.

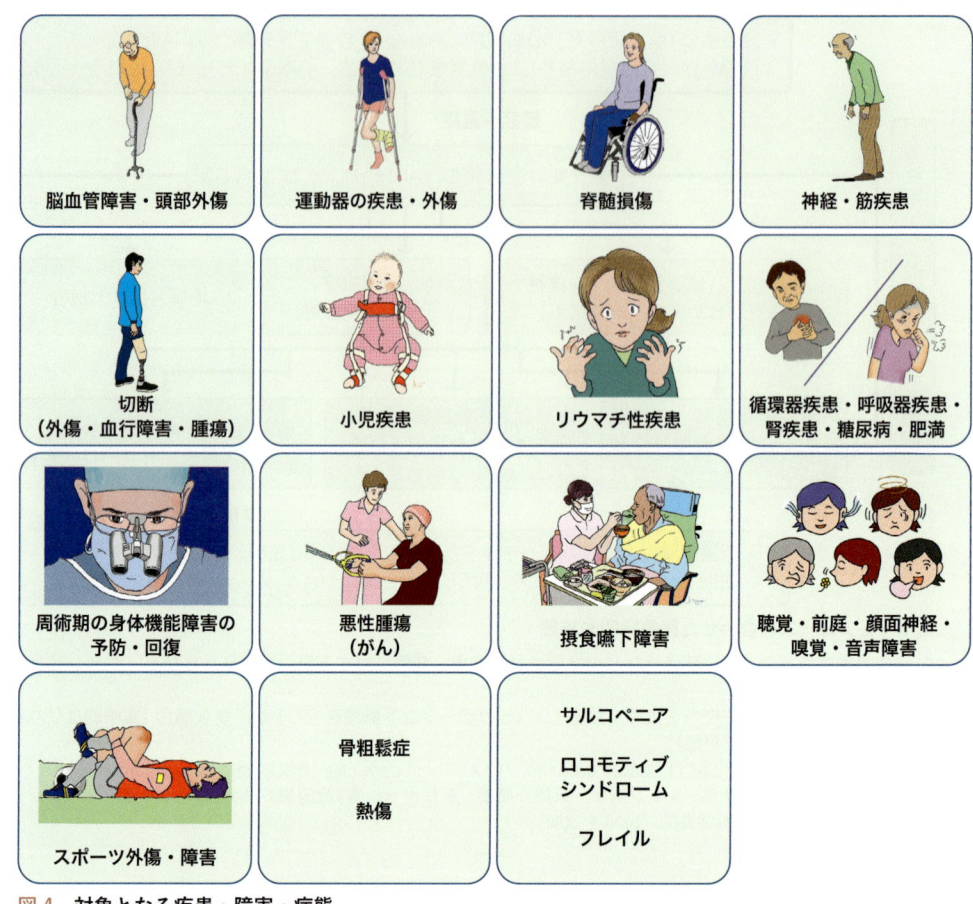

脳血管障害・頭部外傷	運動器の疾患・外傷	脊髄損傷	神経・筋疾患
切断 （外傷・血行障害・腫瘍）	小児疾患	リウマチ性疾患	循環器疾患・呼吸器疾患・ 腎疾患・糖尿病・肥満
周術期の身体機能障害の 予防・回復	悪性腫瘍 （がん）	摂食嚥下障害	聴覚・前庭・顔面神経・ 嗅覚・音声障害
スポーツ外傷・障害	骨粗鬆症 熱傷	サルコペニア ロコモティブ シンドローム フレイル	

図4 対象となる疾患・障害・病態

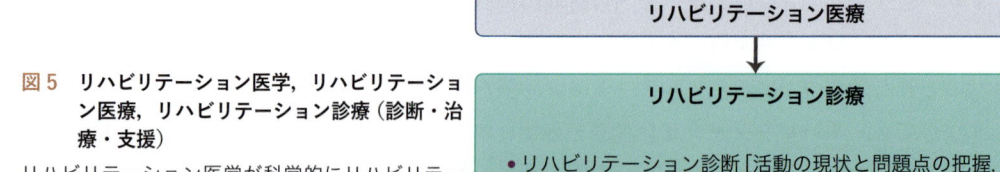

**図5 リハビリテーション医学，リハビリテーショ
ン医療，リハビリテーション診療（診断・治
療・支援）**
リハビリテーション医学が科学的にリハビリテー
ション医療を裏づける．リハビリテーション医療の
中核であるリハビリテーション診療には診断，治
療，支援の3つのポイントがある．患者の「社会で
の活動」を支えていくリハビリテーション支援もリ
ハビリテーション診療の重要な項目である．

リハビリテーション医学

↓

リハビリテーション医療

↓

リハビリテーション診療

- リハビリテーション診断［活動の現状と問題点の把握，
活動の予後予測］
- リハビリテーション治療［活動の最良化］
- リハビリテーション支援［活動のための社会的支援］

② 「活動を育む」とは

- ICIDH の障害分類はマイナス表現で構成されているという指摘がある（図8）．これに対し，「活
動を育む」というキーワードはプラス思考でリハビリテーション医学を説明している．2001 年
に WHO 総会で採択され，現在，国際的に整備が進められている**国際生活機能分類（Interna-**

表1　リハビリテーション診療の概要

● リハビリテーション診断	● リハビリテーション治療	● リハビリテーション支援
〔活動の現状と問題点の把握，活動の予後予測〕	〔活動を最良にする〕	〔活動を社会的に支援する〕

● リハビリテーション診断
〔活動の現状と問題点の把握，活動の予後予測〕

- 問診
  病歴，家族歴，生活歴，社会歴など
- 身体所見の診察
- 各種心身機能の評価・検査
- ADL・QOL の評価
  FIM（機能的自立度評価法），Barthel 指数，SF-36 など
- 栄養評価（栄養管理）
- 高次脳機能評価（検査）
  改訂長谷川式簡易知能評価スケール（HDS-R），MMSE（mini mental state examination），FAB（frontal assessment battery）など
- 画像検査
  単純X線，CT，MRI，エコー，シンチグラフィーなど
- 血液・生化学検査
- 電気生理学的検査
  筋電図，神経伝導検査，脳波，体性感覚誘発電位（SEP），心電図など
- 生理学的検査
  呼吸機能検査，心肺機能検査など
- 摂食嚥下の機能検査
  反復唾液嚥下テスト，水飲みテスト，嚥下内視鏡検査（VE）・嚥下造影検査（VF）
- 排尿機能検査
  残尿測定，ウロダイナミクス検査など
- 病理学的検査
  筋・神経生検など

● リハビリテーション治療
〔活動を最良にする〕

- 理学療法
  運動療法，物理療法
- 作業療法
- 言語聴覚療法
- 摂食機能療法
- 義肢装具療法
- 認知療法・心理療法
- 電気刺激療法
- 磁気刺激療法
  rTMS（repetitive transcranial magnetic stimulation）など
- ブロック療法
- 薬物療法（漢方を含む）
  疼痛，痙縮，排尿・排便，精神・神経，循環・代謝，異所性骨化など
- 生活指導
- 排尿・排便管理
- 栄養療法（栄養管理）
- 手術療法
  腱延長術，腱切離術など
- 患者心理への対応
- 新しい治療
  ロボット，BMI（brain machine interface），再生医療，ICT（information and communication technology）や AI（artificial intelligence）の利用など

● リハビリテーション支援
〔活動を社会的に支援する〕

- 家屋評価・住宅（家屋）改修
- 福祉用具
- 支援施設〔介護老人保健施設（老健），介護老人福祉施設（特別養護老人ホーム，特養）〕
- 経済的支援
- 就学・復学支援
- 就労・復職支援
  （職業リハビリテーション）
- 自動車運転の再開支援
- 法的支援
  介護保険法，障害者総合支援法，身体障害者福祉法など
- パラスポーツ（障がい者スポーツ）の支援
- 大規模災害支援
- inclusive society（寛容社会）実現への提言

---

tional classification of functioning, disability and health；ICF）の基本的な考え方とも合致する（図9）．ICF の**参加**（participation）は，図1における「**社会での活動**」に相当する．

- 「活動を育む医学・医療」とは，ヒトの営みの基本である「活動」に着目し，「日常」，「家庭」，「社会」における「活動」を長期的視野をもって科学的に賦活化し，よりよい ADL・QOL を獲得していく医学・医療である（図1）.

- 「日常での活動」としてあげられるのは，起き上がる，座る，立つ，歩く，手を使う，見る，聞く，話す，考える，衣服を着る，食事をする，排泄をする，寝るなどである.

- これらの活動を組み合わせて行うことで，掃除，洗濯，料理，買い物などの「家庭での活動」につながる．さらに，それらを発展させると就学，就労，地域活動・スポーツ活動などの「社会での活動」となる（図1）．前述したように ICF の「参加」は「社会での活動」にあたる.

- 時代，地域，社会環境により「活動を育む」対象は変化する．少子超高齢多死社会のわが国では，「活動を育む」主眼は高齢者におかれがちであるが，成長段階の小児や社会の中心的役割を担っている青壮年期も対象である．すべての年齢層に「活動を育む」意義を示しながら，心身機能の

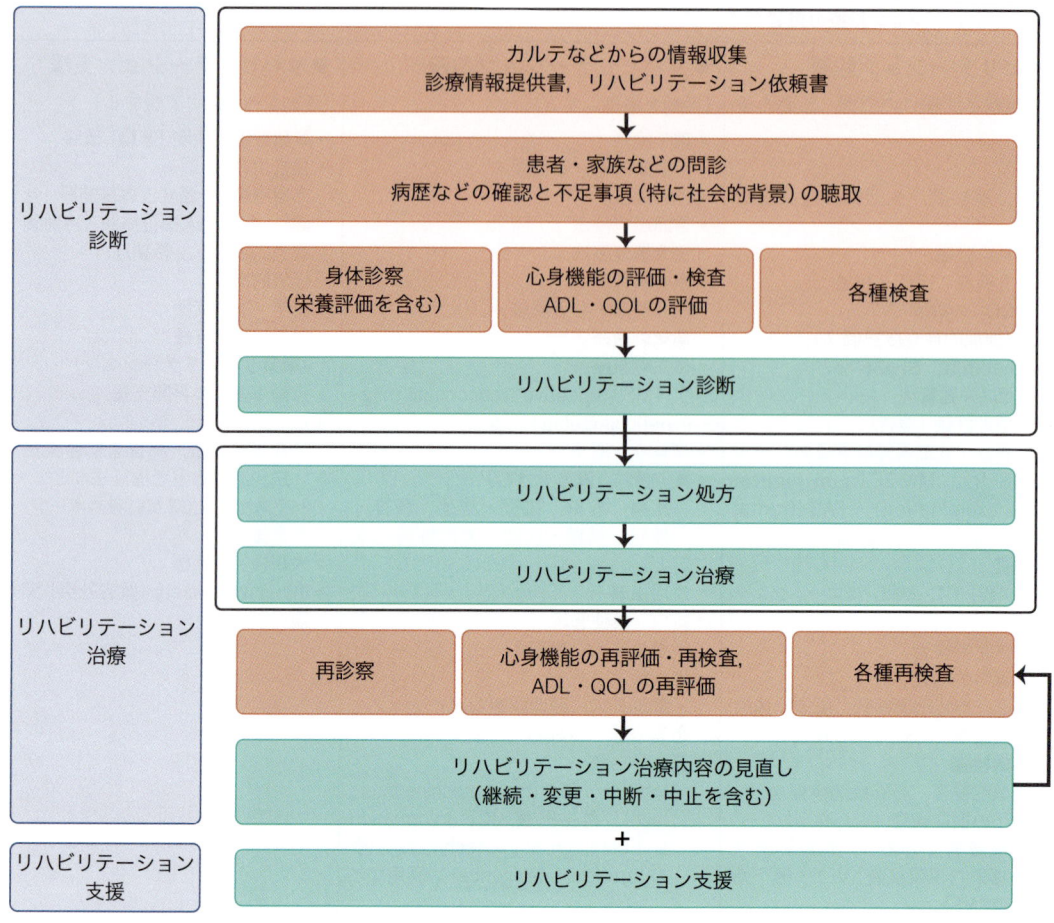

図6 リハビリテーション診療の流れ

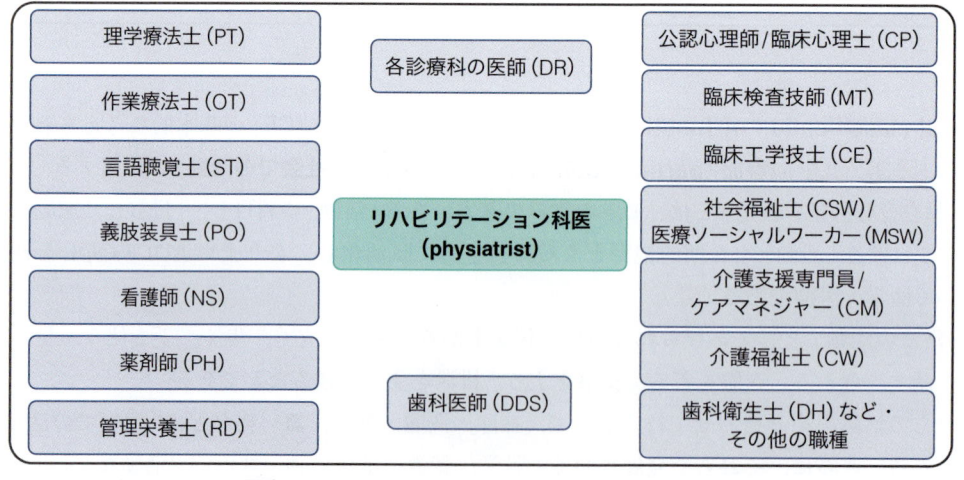

図7 リハビリテーション医療チーム

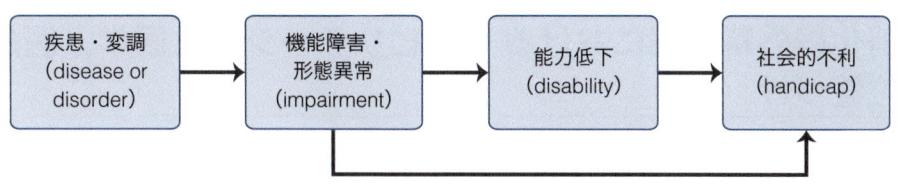

図 8　ICIDH（国際障害分類）の障害構造モデル

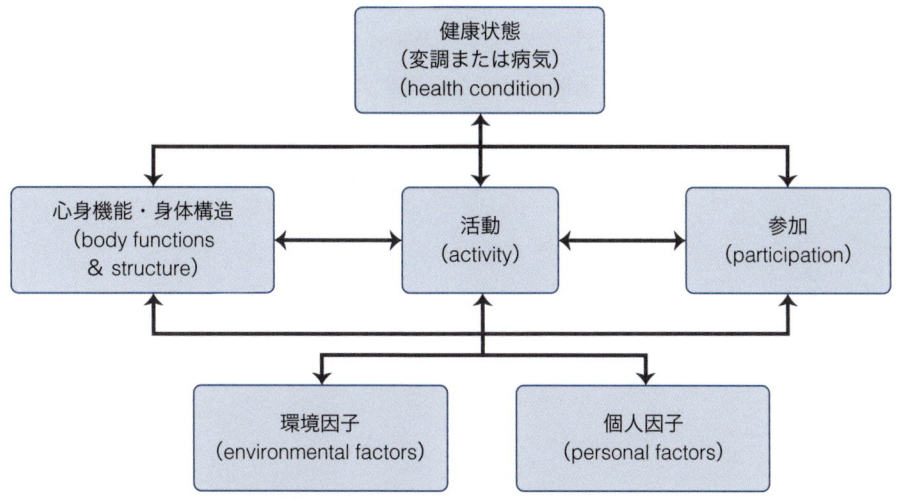

図 9　ICF（国際生活機能分類）モデル

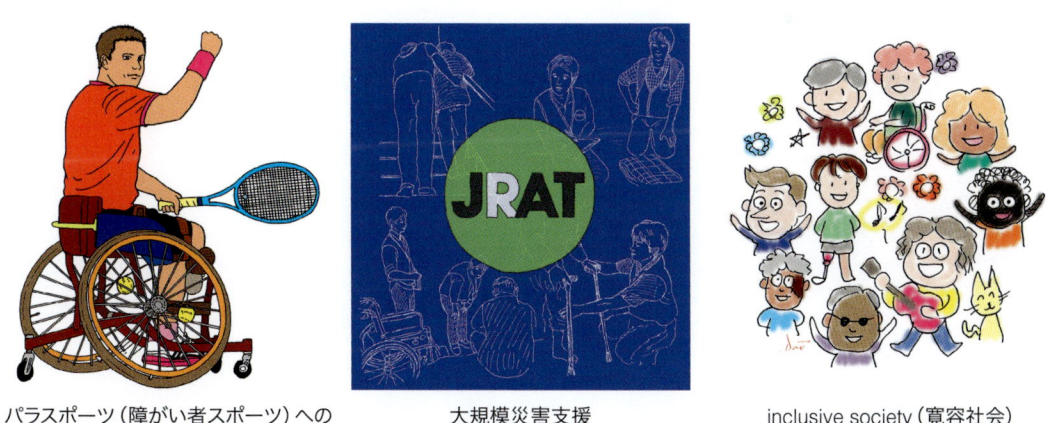

パラスポーツ（障がい者スポーツ）への
支援

大規模災害支援

inclusive society（寛容社会）
実現への提言

図 10　リハビリテーション医学・医療の社会貢献

　回復・維持・向上を図り，生き生きとした社会生活をサポートしていく必要がある．
- 疾患・障害・病態の一次・二次予防においても，リハビリテーション医学・医療には大きな役割が期待される．
- リハビリテーション医学・医療の社会貢献としては，パラスポーツ（障がい者スポーツ）への支援，大規模災害支援，inclusive society（寛容社会）実現への提言などがあげられる（図 10）．

❸ 消化器外科領域におけるリハビリテーション医学・医療の位置づけ

- 最近のエビデンスの構築により，消化器外科手術における周術期のリハビリテーション医学・医療の活用が患者の予後に大きく寄与することがわかってきた．
- 消化器外科周術期では，安静・臥床を避け適切な栄養管理，呼吸・循環管理，疼痛管理の上で術後予想される合併症の対策を行いながら，運動療法を主体とした積極的なリハビリテーション治療を行う．
- 消化器外科手術にあたって，医師だけでなく関連する職種は，リハビリテーション医学・医療の知識を知り，適切なリハビリテーション診療を行うことが重要である．

（久保俊一）

2 わが国の消化器外科の現況

- わが国におけるがん治療のなかで，消化器がんは最も頻度が高く，各種の治療法の開発が進められている．
- 特に，手術療法では腹腔鏡下手術やロボット支援下手術など低侵襲手術が盛んに行われるようになってきている．一方，手術時の年齢が高齢化しているため，手術成績の向上には周術期の管理がきわめて重要である．
- 周術期のリハビリテーション診療は，周術期の管理で最も重要な項目の1つである．
- 本項では，わが国の消化器外科の現況を臓器ごとに解説した．周術期の化学放射線療法と低侵襲手術をいかに組み合わせるかが生命予後の改善のポイントであることがわかってきた．

1 食道がんの治療

- 食道がんの集学的療法では，日本臨床腫瘍研究グループ（JCOG）による JCOG9907 試験（シスプラチン＋5-FU：CF 療法）による術後補助化学療法 vs. 術前補助化学療法の比較試験の結果，術前化学療法群で全生存率を有意に改善させたことから，術前化学療法がわが国の標準治療となった．
- 欧米でも切除可能な局所進行食道がん・食道胃接合部がんに対する CROSS 試験〔手術単独 vs. 術前補助化学放射線療法（NACRT：カルボプラチン＋パクリタキセル＋41.4 Gy 放射線照射）〕の結果，NACRT により生存期間が有意に延長したと報告されている[1]．
- 現在，CF 療法または CF＋ドセタキセル（DCF 療法）に免疫チェックポイント阻害薬であるニボルマブを併用する術前化学療法（JCOG1804E：FRONTiER 試験）が開発中であり，病理学的完全奏効率が 33％と有望な結果が報告されている．
- 術後補助化学療法の新たなエビデンスとして，ニボルマブの有用性が報告された（CheckMate577 試験）．わが国を含めた国際第 3 相ランダム化比較試験（RCT）で，食道がん・食道胃接合部がんに対する術前化学放射線療法の後に R0 切除が得られた患者を対象としたところ無病生存期間（disease-free survival；DFS）はニボルマブ群 22.4 か月，プラセボ群 11.0 か月であった[2]．

▶食道がんの手術療法

- 1980 年代に確立された予防的頚部リンパ節郭清を伴う 3 領域郭清が標準術式であるが，近年では胸腔鏡・腹腔鏡を用いた低侵襲手術が主流になっている．
- 胸腔鏡下食道切除術の長所として，胸壁破壊が少なく術後疼痛が軽減されること，呼吸機能が保

持されること，胸腔鏡の拡大視効果により微細構造が確認できること，精度の高いリンパ節郭清が実施できること，高い教育効果が得られること，などがあげられる．

- しかし，わが国の National Clinical Database を使用した胸腔鏡下手術 vs. 開胸手術の検討において，胸腔鏡下手術では術後の呼吸器合併症は少なかったものの，外科的合併症はむしろ増加したという結果であった[3]．
- 食道がんに対するロボット支援下手術は，2018 年に保険収載されてから加速度的に普及している．手術時間は胸腔鏡に比べて長くなるといった報告が多いが，反回神経麻痺の合併は少ないと報告されている．
- 手術支援ロボットは外科手術における革新技術であり，今後も導入の流れは止まらないと考えられる．その発展とともに，ロボット支援下手術の有用性や内視鏡下手術との比較に関するエビデンスが集積されることが期待される．
- 食道がんの手術療法で特記すべきは，conversion surgery である．切除不能局所進行食道がんに対しては化学放射線療法（chemoradiotherapy；CRT）がこれまでスタンダードであったが，近年 DCF 療法など，高い抗腫瘍効果を有する化学療法が開発された．
- 切除不能局所進行食道がんに対して化学療法の DCF 療法を施行し，切除可能な状態で根治手術を行ったところ，3 年全生存率 46.6%，治療関連死亡率 0%と有望な結果が得られている[4]．

② 胃がんの治療

- 胃がんにおいても低侵襲手術が主流である．早期胃がんでは，腹腔鏡下手術は開腹手術に比べて劣っていないことが証明されている．
- 進行胃がんにおける腹腔鏡下手術の長期成績に関しては，中国と韓国でそれぞれ大規模 RCT が実施された（CLASS-01，KLASS-02）．両者ともに，開腹手術に劣らない成績が得られ[5,6]，進行胃がんに対しても腹腔鏡下手術が推奨されるようになった．
- 胃がんに対するロボット支援下手術は 2018 年に保険収載された．より高度な手術の実践のため多くの施設で導入が進んでいる．腹腔鏡下手術とロボット支援下手術を比較する RCT では，術後の合併症はロボット支援下手術のほうが低率であった[7]．
- 今後，胃がんにおいてはロボット支援下手術が主流になると考えられる．

▶Conversion surgery

- Conversion surgery とは手術適応外だったものが，化学療法で根治術適応となることをいう．
- 近年の薬物治療の目覚ましい発展に伴い，非切除因子をもつ進行胃がんにおいても conversion surgery により予後延長が図れるとする報告がなされている．Conversion surgery に関するメタアナリシスでも，1 年，3 年の生存率が有意に良好であったことが示されている[8]．
- 食道胃接合部がんの割合が増加している．食道胃接合部がんでは食道浸潤長により縦隔リンパ節の転移頻度が異なり，2 cm 以下では縦隔リンパ節転移の頻度が低いこと，4 cm を超えると上・中縦隔にもリンパ節転移を高率に認めることが明らかになっている[9]．
- 至適範囲のリンパ節郭清を含めた手術法の開発が必要である．

③ 大腸がんの治療

- 狭い骨盤内での安定した操作が可能であるロボット支援下手術は直腸がんに有用である．わが国においては2018年4月の保険収載以降，急速に広がりつつあり，特に骨盤腔が狭い男性に利点がある．
- 腹腔鏡下手術とロボット支援下手術を比較したRCTの短期成績では，ロボット支援下手術において根治性のみならず縫合不全を含めた合併症において有用性が示されているが，長期的な検証が待たれる．
- 直腸がんに対しては，Watch and Wait（WW）戦略が提唱されている．
- 手術療法では，術後合併症が高率で人工肛門造設を含めた機能的な問題も伴ってくる．これに対して，近年，放射線化学療法の有効性が示されている．手術療法を行わない治療戦略に注目が集まっている．
- いったん縮小ないし消失した腫瘍の約25%に再増大を認めたものの，ほとんどの例で救済手術が可能であったと報告されている．わが国においても今後導入が進むと考えられる．

▶術前の免疫チェックポイント阻害薬（Immune checkpoint inhibitor；ICI）

- 大腸がんにおいて少ない頻度ではあるが，ICIが効果を示すMSI-H（高頻度マイクロサテライト不安定性：ミスマッチ修復遺伝子の欠損による）という遺伝子異常例が存在する．自己に対する免疫応答が高く準備された集団であり，ICIの投与で免疫反応効果が高くなると考えられる．
- 術前にMSI-Hに対してICIの1つであるPD-1抗体（ドスタルリマブ）を投与した臨床試験の結果では，全例において腫瘍が消失し，手術が回避された．今後は術前のMSI-Hの有無を判定することも重要になると考えられる．
- 血中循環腫瘍DNA測定であるリキッドバイオプシーが近年盛んに行われている．がん組織から血中に侵入した腫瘍DNAの一部を採血により測定するものである．がんの状態を経時的に測定することができ，がんに対する治療効果を見極めるために有用である．
- DYNAMIC試験では，StageⅡ大腸がんの治療において，血中循環腫瘍DNA測定を用いた治療方針の決定により無再発生存期間を損なうことなく術後補助化学療法の使用を抑制できることが報告されている[10]．その他，再発の有無の判定などいろいろな応用が検討されている．
- 大腸がんの肝転移は診断時に約10%に認められ，再発部位としてもよく知られている．手術療法単独では根治的切除の5年無再発生存率は約40%とされている．他のがんに比べれば比較的予後はよいといえる．
- 大腸がんの切除可能肝転移に対する治療では，第一選択は手術療法である．一方，肝切除後の早期再発や複数回の肝転移再発などの問題が存在している．化学療法と手術療法の組み合わせについては従来から多くの研究が行われてきているが，結論には至っていない．

④ 肝がんの治療

- 2010年4月に腹腔鏡下での肝部分切除術および肝外側区域切除術が保険収載された．2016年4月には，胆道あるいは血行の再建を行わないすべての肝切除術に対して，腹腔鏡下手術が保険収

載され，これらの手術療法は急速に普及してきている．

- 開腹手術と比較すると手術時間は要するが，体壁への障害は開腹手術と比べて少ない．75 歳以上の後期高齢者において，腹腔鏡下手術のほうが安全性が担保されている．
- 80 歳以上の高齢者の肝細胞がんにおける腹腔鏡下肝切除術の成績は，79 歳以下と比較して，手術時間・出血量・術後在院日数・合併症発生率において同等である．腹腔鏡の低侵襲性を活用すれば，80 歳以上の高齢者に対しても同等に手術療法が可能である．
- ロボット支援下肝切除術は，2022 年 4 月から保険収載となっている．先端が曲がらない腹腔鏡用鉗子とは異なり，ロボット用鉗子は先端が自由に曲がるため，鉗子操作の自由度が高く，より繊細な手技が可能となっている．
- 鉗子入れ替え操作や，術野の調整においてロボット手術のほうが時間を要するため，トータルの手術時間は腹腔鏡下手術よりも長い傾向にある．しかし，出血量・術後在院日数は減少・短縮傾向にあり，長期予後も腹腔鏡下手術と同等である．
- 肝実質切離の際に使われる CUSA® や Waterjet といった特殊な手術デバイスは，まだロボット支援下手術にはラインナップされていないが，これらが揃うと，ロボット支援下肝切除はより普及するものと思われる．
- 原発性肝がん・転移性肝がんのいずれにおいても高率に残肝再発をきたす．
- 他臓器と異なり，肝機能が残存していれば再肝切除を行うことで根治を目指すことができる．
- 大腸がんの肝転移においても，再肝切除の予後改善効果は示されている．残肝の再発に対する切除術は初回肝切除術と同等の治療経過が得られるとされている．
- 近年の分子標的治療薬を含めた化学療法は奏効率が高く，初診時点では切除不能とされても，切除可能になることは少なくない（conversion surgery）．ただし，完全消失が得られる場合は限られており術後も集学的治療が必須である．その際，リハビリテーション治療は重要となる．

❺ 胆道がんの治療

- 胆道がんに対しても，2022 年 4 月に腹腔鏡下胆嚢悪性腫瘍手術（胆嚢床切除を伴うもの）が保険収載された．術後短期成績は開腹手術と同等で合併症頻度にも差がないことから，今後，胆道がんでも低侵襲手術が主流になると考える．
- 胆道がんにおいても conversion surgery が提唱されている．

❻ 膵がんの治療

- 膵がんはその切除手術の困難性から，①切除可能膵がん，②切除可能境界膵がん（borderline resectable；BR 膵がん），③切除不能膵がん，に分けられる．
- 膵頭部がんの標準手術は膵頭十二指腸切除術であり，通常法（conventional approach）では，まず十二指腸授動（Kocher 授動術）を行い，最後に上腸間膜動脈（SMA）・静脈（SMV）への流入・流出血管やリンパ管を結紮・切離する．
- この術式では膵頭部を術者が把持しながら手術を進めるため，がん細胞の揉み出しが問題であった．1993 年，中尾らは，SMA，SMV に流入・流出する血管を結紮し，SMA 周囲リンパ節を完全郭清する mesenteric approach を報告した．

- この mesenteric approach は conventional approach より術中出血量は少なく，R0 切除率（手術で肉眼的・顕微鏡的に腫瘍を除去する率）は高く，さらに overall survival も良好であることが確認されている[11].

- 膵がん手術においても近年，腹腔鏡手術またはロボット支援下手術による低侵襲手術（minimally invasive surgery；MIS）が行われるようになってきた.

- 術中出血量と在院日数は MIS 群で有意に低く，術後合併症は両群で差を認めない，また，R0 切除率は MIS 群で高く，全生存期間は両群で差がないとする報告が多い．現在，ヨーロッパでは開腹手術と MIS を比較する RCT が開始されている[12].

- BR 膵がんは局所進行がんであり，手術先行では再発が多く，生命予後が不良であった．これに対し，術前化学療法（neoadjuvant chemotherapy；NAC）が積極的に行われている．オランダおよび韓国の多施設共同 RCT では（PREOPANC 試験），NAC 群のほうが非 NAC 群よりも有意に全生存期間が良好であった[13, 14].

- 切除不能膵がんに対しても積極的に化学療法または化学放射線療法が行われている．日本肝胆膵外科学会のプロジェクト研究では，切除不能膵がんに対して 8 か月以上の化学（放射線）療法を行った後に conversion surgery を行ったほうが，行わなかった群よりも全生存期間は有意に良好であったと報告されている[15].

- 以上，消化器外科の現況について，手術療法と化学療法について概説した．術前からのリハビリテーション治療，手術，および化学療法という一連の集学的治療が消化器がん患者の生命予後を延長するために必須といえる.

🔵 文献

1) van Hagen P, et al：Preoperative chemoradiotherapy for esophageal or junctional cancer. N Engl J Med 366：2074-2084, 2012

2) Kelly RJ, et al：Adjuvant nivolumab in resected esophageal or gastroesophageal junction cancer. N Engl J Med 384：1191-1203, 2021

3) Takeuchi H, et al：Comparison of short-term outcomes between open and minimally invasive esophagectomy for esophageal cancer using a nationwide database in Japan. Ann Surg Oncol 24：1821-1827, 2017

4) Yokota T, et al：A 3-year overall survival update from a phase 2 study of chemoselection with DCF and subsequent conversion surgery for locally advanced unresectable esophageal cancer. Ann Surg Oncol 27：460-467, 2020

5) Yu J, et al：Effect of laparoscopic vs open distal gastrectomy on 3-year disease-free survival in patients with locally advanced gastric cancer：The CLASS-01 randomized clinical trial. JAMA 321：1983-1992, 2019

6) Hyung WJ, et al：Long-term outcomes of laparoscopic distal gastrectomy for locally advanced gastric cancer：The KLASS-02-RCT randomized clinical trial. J Clin Oncol 38：3304-3313, 2020

7) Ojima T, et al：Short-term outcomes of robotic gastrectomy vs laparoscopic gastrectomy for patients with gastric cancer：a randomized clinical trial. JAMA Surg 156：954-963, 2021

8) Du R, et al：Conversion surgery for unresectable advanced gastric cancer：a systematic review and meta-analysis. Cancer Invest 37：16-28, 2019

9) Kurokawa Y, et al：Mapping of lymph node metastasis from esophagogastric junction tumors：a prospective nationwide multicenter study. Ann Surg 274：120-127, 2021

10) Tie J, et al：Circulating tumor DNA analysis guiding adjuvant therapy in stage II colon cancer. N Engl J Med 386：2363-2376, 2022

11) Hirono S, et al：Mesenteric approach during pancreaticoduodenectomy for pancreatic ductal adenocarcinoma. Ann Gastroenterol Surg 1：208-218, 2017

12) van Hilst J, et al：Minimally invasive versus open distal pancreatectomy for pancreatic ductal adenocarcinoma（DIPLOMA）：study protocol for a randomized controlled trial. Trials 22：608, 2021

13) Versteijne E, et al：Neoadjuvant chemoradiotherapy versus upfront surgery for resectable and borderline resectable pancreatic cancer：long-term results of the dutch randomized PREOPANC Trial. J Clin Oncol 40：1220-1230, 2022

14) Jang JY, et al：Oncological benefits of neoadjuvant chemoradiation with gemcitabine versus upfront surgery in patients with borderline resectable pancreatic cancer：a prospective, randomized, open-label, multicenter phase 2/3 trial. Ann Surg 268：215-222, 2018

15) Satoi S, et al：Role of adjuvant surgery for patients with initially unresectable pancreatic cancer with a long-term favorable response to non-surgical anti-cancer treatments：results of a project study for pancreatic surgery by the Japanese Society of Hepato-Biliary-Pancreatic Surgery. J Hepatobiliary Pancreat Sci 20：590-600, 2013

（山上裕機）

3 消化器外科周術期における リハビリテーション医療

① 周術期のリハビリテーション診療

- 消化器外科の対象臓器としては，食道，胃，十二指腸，空腸・回腸，大腸，肝臓，胆嚢・胆道，膵臓，脾臓などがあげられる．
- 消化器外科の対象疾患は大きく良性疾患と悪性疾患に分類され，手術療法では緊急手術と待機手術がある．また消化器系の臓器移植術も増加している．
- 根治的な手術のほか，バイパス術，人工肛門造設など緩和的な目的で行われる場合もある．何を目指して行われる手術であるかを把握することが，予後把握やゴール設定のうえで重要となる．
- 周術期とは，術前，術中，術後からなる一連の期間のことを指し，診断と手術の意思決定から始まる（図1）．
- 術後は，一般的には退院後に社会復帰するまでの期間を指すが，周術期という視点でとらえると，術後は術直後から急性期病院の退院までの期間とすることが多い．
- 消化器外科の周術期におけるリハビリテーション診療は，消化器外科領域のなかでも重要な役割を担う．
- 周術期のリハビリテーション診療は，術中の安全と術後の早期回復を重視して行われ，術前から取り組むことが望ましい．的確なリハビリテーション診断のもと適切なリハビリテーション治療が行われる．その際，周術期に予想される主な病態と症状を理解しておくことが重要である．
- 周術期では疾患特有の症状と手術や化学療法による症状がみられる．

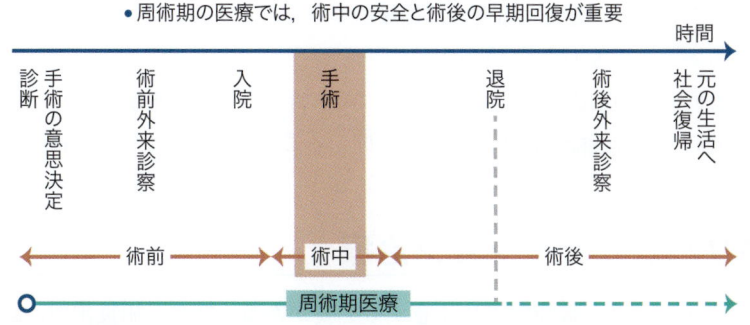

周術期

- 術前，術中，術後からなる一連の期間
- 周術期の医療では，術中の安全と術後の早期回復が重要

図1　周術期

〔坂野元彦，他：周術期・ICU．久保俊一，他（総編集）：総合力がつくリハビリテーション医学・医療テキスト．p497，日本リハビリテーション医学教育推進機構，2021 より〕

- 術前から患者に対して周術期におけるリハビリテーション治療に関する指導を行っておくことが大切である.

❷ 術前のリハビリテーション治療

- 良性疾患の術前には腹痛などの疾患特有の症状が続くが，重篤な場合には緊急手術となることがあるため，症状の経過には注意を要する.
- がんの術前には疾患の部位，進展度を理解しておくことが重要である．進展度では UICC 分類（国際対がん連合分類）と癌取扱い規約分類（国内の学会や研究会によって編集された分類）で異なる場合がある.
- 消化器がんでは，「がん診療ガイドライン」が発刊されており，病期に基づいた診療アルゴリズムが提言されている.
- パフォーマンス・ステータス（performance status；PS）とは米国腫瘍学団体 ECOG（Eastern Cooperative Oncology Group）が定めた全身状態の指標の 1 つである．日常生活の制限の程度を示し，0〜4 の 5 段階で点数が大きくなるほど ADL が低下する.
- 食道がんで術前 PS が 3〜4 の場合には，術後合併症や死亡率が有意に増加することから，ガイドラインでは手術適応外となることがある.
- 膵がんや食道がんでは，病期によって術前化学療法を行うことがあり，化学療法に伴う体力低下などの症状が出現する.
- 術後の合併症を防ぎ早期回復を促進するために，さまざまな方策が実践されてきた．近年，それらをまとめ，バンドル（複数の行為を同時に行って効果を示すもの）として運用する周術期プロトコールが推奨されるようになってきた.
- 欧州静脈経腸栄養学会が推奨するプロトコールは「ERAS（Enhanced Recovery After Surgery)」と命名され，同様のプロトコールを米国では「Fast Track」と呼んでいる.
- ERAS プロトコールでは，各医療専門職が協力して，術前教育，疼痛管理，運動療法（早期離床），栄養療法など，エビデンスに基づく治療を組み合わせて行う（図 2）.
- この中で運動療法を中心とするリハビリテーション治療は，早期離床を促し，術後の筋力や歩行機能などを早期に回復させ ADL を改善する．また，近年では術前から運動療法を行って呼吸機能・身体機能を維持・改善しておくことが推奨されている.
- 術前の訓練が行われない場合は，診断から手術の間に活動量の減少により心肺機能は低下する．術直後にはさらに低下が進行するため，術後のリハビリテーション治療だけでは回復しきれないまま退院することになる（図 3：青色実線）.
- 一方，診断と同時に術前訓練を開始する場合では，手術までに心肺機能を向上または維持させることで，退院時の心肺機能の低下を最小限に抑えることができる（図 3：赤色実線）

❸ 術後のリハビリテーション治療

- 術後合併症や消化器系の機能障害に注意する必要がある．特に，術後出血，縫合不全（膿瘍形成），深部静脈血栓症（deep vein thrombosis；DVT)・肺塞栓症（pulmonary embolism；PE）は重篤な合併症である.

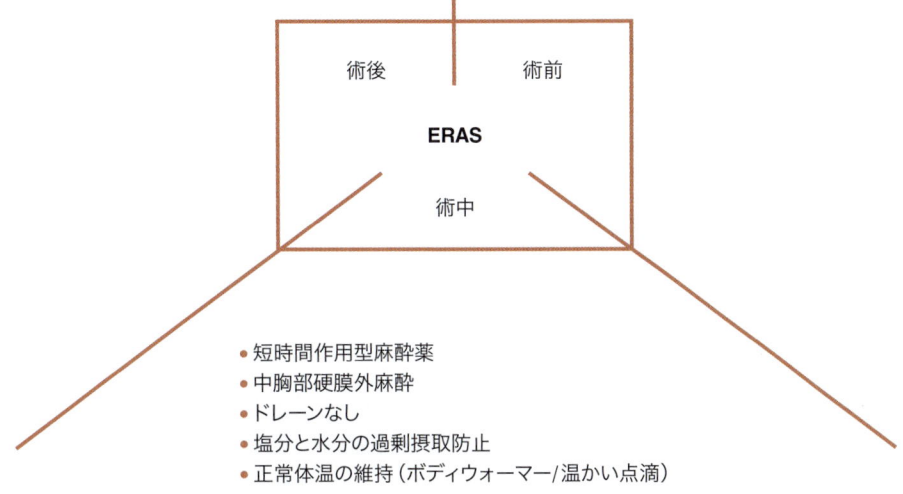

- 中胸部硬膜外麻酔
- 経鼻胃管の非設置
- 吐気と嘔吐の予防
- 輸液，ナトリウム過剰摂取の回避
- カテーテルの早期抜去
- 早期の経口栄養摂取
- 経口麻酔・NSAID の不使用
- 早期の離床・歩行
- 腸刺激の促進
- 患者のコンプライアンスと結果の聞き取り

- 入院前カウンセリング
- 水分と炭水化物の効果的な摂取
- 長期間の断食禁止
- 腸管処置の禁止/限定的な処置
- 予防的抗菌薬投与
- 血栓予防
- 前投薬なし

術後　　　術前

ERAS

術中

- 短時間作用型麻酔薬
- 中胸部硬膜外麻酔
- ドレーンなし
- 塩分と水分の過剰摂取防止
- 正常体温の維持（ボディウォーマー/温かい点滴）

図2　ERAS プロトコール

〔Melnyk M, et al：Enhanced Recovery After Surgery（ERAS）protocols：Time to change practice？ Can Urol Assoc 5：342-348, 2011 より〕

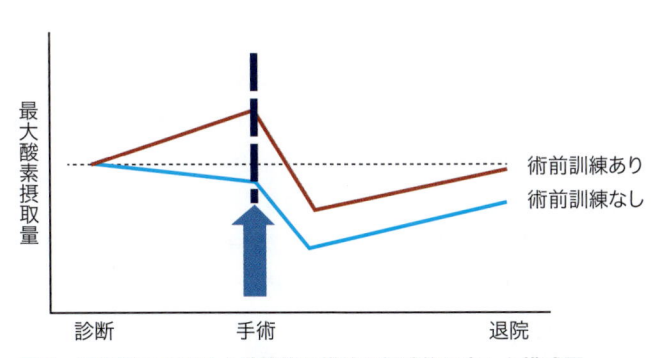

図3　周術期における心肺機能の推移を経時的に表した模式図

術前のリハビリテーション治療の有無で周術期における心肺機能の推移が異なる．
〔三上幸夫：周術期のリハビリテーション診断・治療の実際．久保俊一，他（総編集）：急性期のリハビリテーション医学・医療テキスト，第2版，p165，日本リハビリテーション医学教育推進機構，2024 より〕

- また，創部痛，呼吸機能不全，体力低下，イレウス，せん妄などにも注意が必要である．
- 消化器系の術後の機能障害として，消化吸収障害による低栄養・下痢・貧血，胃食道逆流・排泄遅延，凝固能低下，膵性糖尿病，人工肛門造設などがあげられる．

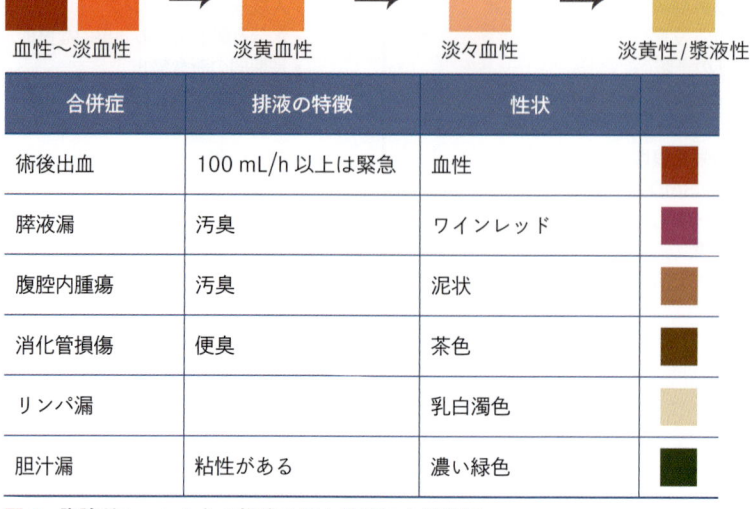

合併症	排液の特徴	性状	
術後出血	100 mL/h 以上は緊急	血性	
膵液漏	汚臭	ワインレッド	
腹腔内膿瘍	汚臭	泥状	
消化管損傷	便臭	茶色	
リンパ漏		乳白濁色	
胆汁漏	粘性がある	濃い緑色	

図4 腹腔ドレーンからの排液の量と性状による評価
〔坂野元彦，他：周術期・ICU．久保俊一，他（総編集）：総合力がつくリハビリテーション医学・医療テキスト．p501，日本リハビリテーション医学教育推進機構，2021 より〕

- 術後早期にリハビリテーション治療を開始する前には，バイタルサインや意識状態に注意するとともに，手術術式，手術時間，麻酔法，麻酔時間，出血量，輸液量などを確認する．
- 付属物として，硬膜外麻酔チューブ，ドレーンチューブ，点滴ライン，尿道カテーテルなどがあり，抜去事故予防のために留置部位と身体への固定の状態を確認する．
- ドレーンの排液からは重要な情報が得られる（図4）．
- 術直後の排液量は比較的多く，性状は血性から淡血性である．経過が良好であれば次第に量は減り，性状が変化する．
- 100 mL/h 以上の血性排液は出血が続いている可能性が高く，緊急対応を要する状態である．
- 汚臭のあるワインレッドの排液は膵液漏の合併を，汚臭のある泥状の排液は腹腔内膿瘍の合併を考える．
- 便臭のある茶色の排液では消化管損傷の合併を疑う．
- 乳白濁色の排液はリンパ漏の合併を，粘性のある濃い緑色の排液では胆汁漏の合併を考える．
- 運動療法を中心とした早期リハビリテーション治療は，術後呼吸器合併症の予防，日常生活への復帰，QOL の向上に役立つ．
- ICU でも早期から運動療法を行うと，人工呼吸器管理からの離脱促進，せん妄期間の短縮，退院時 ADL の改善などの効果が得られる．
- 図5 では，早期運動療法を実施した群（赤）とコントロール群（緑）を対比させている．実施群では ADL が自立した患者が最終的に 80%近くに達したのに比べ，コントロール群では半数に満たず，有意な差がある．
- 2013 年に米国集中治療医学会が発行した PAD ガイドライン（重症成人患者の痛み，不穏，せん妄ガイドライン）では，非薬物的せん妄対策として早期離床が強く推奨されている．
- わが国でも，2017 年に日本集中治療医学会から「集中治療における早期リハビリテーション—根拠に基づくエキスパートコンセンサス」が上梓され，2018 年度の診療報酬改定において，ICU

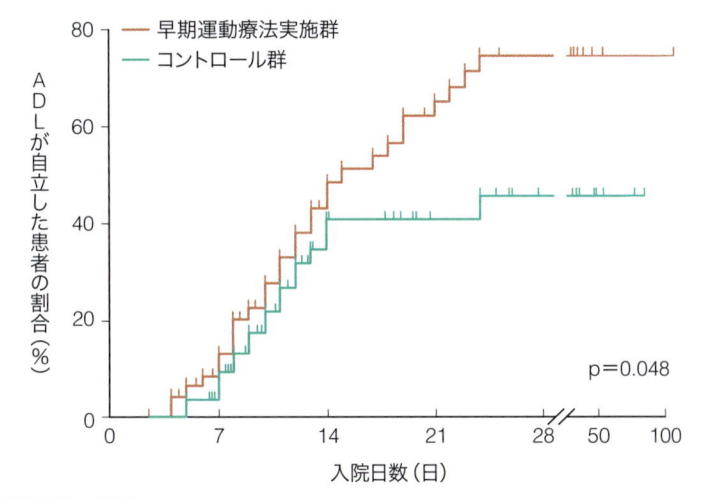

ICU における早期運動療法の効果

- 人工呼吸器離脱の促進
- せん妄期間の短縮
- 退院時 ADL の改善

縦軸：ADL が自立した患者の割合（％）
横軸：入院日数（日）

凡例：早期運動療法実施群／コントロール群

p＝0.048

図5　ICU における早期運動療法の効果

〔Schweickert WD, et al：Early physical and occupational therapy in mechanically ventilated. critically ill patients. Lancet 373：1878, 2009 より〕

における早期からのリハビリテーション治療を評価する「早期離床・リハビリテーション加算」が新設された

- 「ABCDEFGH バンドル」は，鎮静や人工呼吸のデメリットおよび ICU せん妄（ICU-acquired delirium；ICU-AD）などの医原性リスクを低減するための包括的 ICU 患者管理指針である．

　Ⓐ毎日の覚醒トライアル　Awaken the patient daily

　Ⓑ毎日の呼吸器離脱トライアル　Breathing

　Ⓒ A と B のコーディネート　Coordination：daily awakening and daily breathing, Choice of sedation or analgesic exposure（鎮静・鎮痛薬の選択）

　Ⓓせん妄の評価と対策　Delirium monitoring and management

　Ⓔ早期離床　Early mobility and exercise

　Ⓕ家族を含めた対応（family involvement），転院先への紹介状（follow-up referrals），機能的回復（functional reconciliation）

　Ⓖ良好な申し送り伝達　Good handoff communication

　Ⓗ PICS や PICS-F についての書面での情報提供　Handout materials on PICS and PICS-F

- 覚醒トライアルは ICU でのせん妄対策である．過剰な鎮静は ICU せん妄のリスクを増すため，十分な鎮痛と浅い鎮静が原則である（**表1**）．
- 鎮痛は鎮静に優先され，Numerical Rating Scale（NRS）3 以下を目標にオピオイドを基本とした鎮痛薬を投与する．鎮静薬の種類は複数あるが，デクスメデトミジン塩酸塩は呼吸抑制とせん妄のリスクが低く，浅い鎮静に有用である．安全スクリーニング基準にあてはまれば覚醒トライアルを実施しない．
- 覚醒トライアルを実施する際は，すべての鎮痛薬，鎮静薬の投与を中止する．失敗基準にあてはまれば鎮痛薬，鎮静薬を半量から再開する．

表1 覚醒トライアル（ICU でのせん妄対策）

ABCDE バンドル内容	安全スクリーニング基準（トライアルを実施しない基準）	失敗基準
覚醒トライアル spontaneous awakening trial (SAT)	1) 活動的な痙攣 2) アルコール離脱症状 3) 筋弛緩薬 4) ICP 上昇のコントロール 5) ICP＞20mmHg 6) ECMO 装着 7) 24 時間以内の MI 8) RASS＞2	1) 5 分以上 RASS＞2 2) 5 分以上 SpO2＜88％ 3) 5 分以上呼吸回数＞35 回/分 4) 急性の不整脈 5) ICP＞20mmHg 6) HR＜55 回/分，呼吸補助筋の使用，奇異呼吸，冷汗，呼吸困難感のうち 2 つ以上

・十分な鎮痛と浅い鎮静が原則
・鎮痛は NRS 3 以下を目標に基本的にオピオイドを投与
・覚醒トライアルではすべての鎮痛薬，鎮静薬の投与を中止
ICP：頭蓋内圧
ECMO：体外式膜型人工肺
RASS：鎮静スケール
〔Balas MC, et al：Effectiveness and safety of the awakening and breathing coordination delirium monitoring/management, and early exercise mobility（ABCDE）bundle. Crit Med 42：18, 2014 より〕

表2 Richmond agitation-sedation scale（RASS）

スコア	状態	評価
＋4	好戦的な	明らかに好戦的，暴力的でスタッフに対する差し迫った危険
＋3	非常に興奮した	チューブやカテーテル類の自己抜去，攻撃的
＋2	興奮した	頻繁な非意図的な動作，人工呼吸器ファイティング
＋1	落ち着きのない	不安で絶えずそわそわしている，しかし動きは攻撃的でも活発でもない
0	意識清明	
−1	傾眠状態	完全に清明ではないが，呼びかけに 10 秒以上の開眼およびアイコンタクトで応答する
−2	軽い鎮静状態	呼びかけに 10 秒未満のアイコンタクトで応答する
−3	中等度鎮静状態	呼びかけに動き，または開眼で応答するがアイコンタクトはない
−4	深い鎮静状態	呼びかけに無反応，しかし身体刺激で動く，または開眼
−5	昏睡	呼びかけにも身体刺激にも無反応

（Sessler CN, et al：The Richmond Agitation-Sedation Scale：validity and reliability in adult intensive care unit patients. Am J Respir Crit Care Med 166：1338-1344, 2002 より）

- 薬物による鎮静状態であれば Richmond agitation-sedation scale（RASS）で鎮静状況を評価する（表2）.
- RASS は患者に声をかけたり，身体刺激を加えたりしながら状態を観察して−5〜＋4 の 10 段階で評価する.
- 0 は意識清明で落ち着いている状況，鎮静状態を−5 までの 5 段階，興奮状態を＋4 までの 4 段階で評価する．覚醒トライアルで求められる浅い鎮静は RASS−2 程度とされている.
- せん妄が疑われる場合は Confusion Assessment Method for the ICU（CAM-ICU）を用いて診断し，せん妄のリスク因子の管理を行う（図6）.
　①RASS−3 以上に覚醒していることを確認し，RASS−4 以下の場合は時間を空けて再評価する.

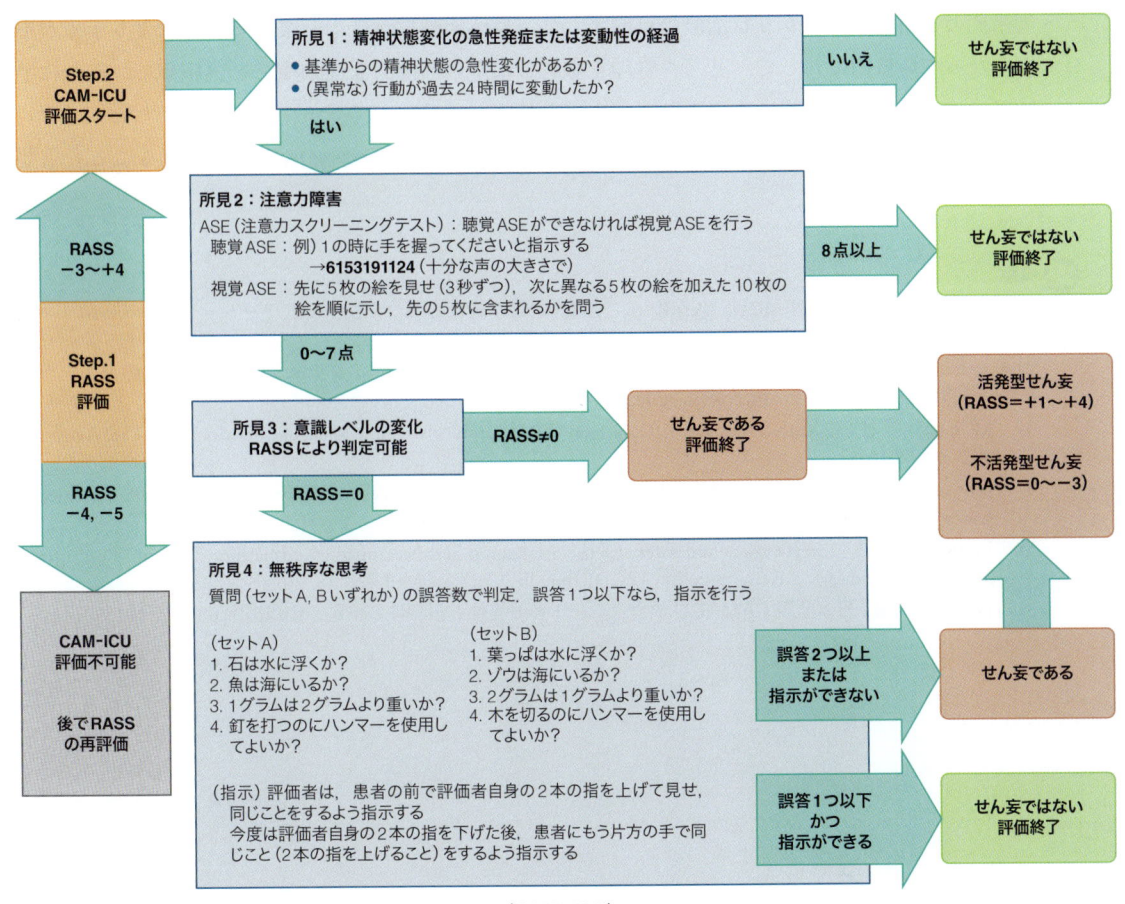

図6　Confusion Assessment Method for the ICU（CAM-ICU）
（古賀雄三，他：日本語版 CAM-ICU フローシートの妥当性と信頼性の検証．山口医学 63：93-101，2014 より）

②所見1～4を評価して所見ごとの結果により矢印に沿ってせん妄の判定を進め，「せん妄ではない」場合は評価を終了できる．「せん妄である」場合は RASS の結果と併せて活発型せん妄または不活発型せん妄の判定を行う．

④ 高齢者など特に配慮が必要な場合の注意点・工夫

- 近年では，手術適応の年齢が高くなり，超高齢者に対しても手術が行われることが増えてきた．
- 高齢者や神経・筋疾患の既往があると，身体機能，認知機能が低下していることも少なくない．
- 術前から ADL が低下している場合には，術後のリハビリテーション治療のゴール設定には術前の状態を十分に加味する必要がある．術前の運動機能評価や ADL 評価に加え，在宅生活の状況などの社会的情報の収集が特に重要となる．
- 高齢者など術前から活動性の低い場合には，術後は特に身体活動量が低下しやすいため，集中的なリハビリテーション治療が必要である．
- この際，運動耐容能が低ければ易疲労性となるため，低強度で頻回な訓練とする．また，訓練には自宅での生活に必要な動作を考慮した工夫が必要である．

- 周術期のリハビリテーション治療の目的として，身体活動量が低下していることにより手術が不可となっている例に対して，リスク管理を徹底しながら積極的な運動療法を実施して，安全に手術が受けられる身体状態にすることがすすめられる．
- 退院後の ADL と QOL の維持のため，生活期のリハビリテーション治療へつなげることも重要である．

文献

1) 坂野元彦，他：周術期・ICU．久保俊一，他（総編集）：総合力がつくリハビリテーション医学・医療テキスト．pp497-513，日本リハビリテーション医学教育推進機構，2021
2) 三上靖夫，他：リハビリテーション治療．久保俊一（総編集）：リハビリテーション医学・医療コアテキスト．第 2 版，pp91-118，医学書院，2022
3) Melnyk M, et al：Enhanced Recovery After Surgery（ERAS）protocols：Time to change practice? Can Urol Assoc 5：342-348, 2011
4) Schweickert WD, et al；Early physical and occupational therapy in mechanically ventilated, critically ill patients. Lancet 373：1878, 2009
5) Balas MC, et al：Effectiveness and safety of the awakening and breathing coordination, delirium monitoring/management, and early exercise/mobility（ABCDE）bundle. Crit Care Med 42：18, 2014
6) 古賀雄三，他：日本語版 CAM-ICU フローシートの妥当性と信頼性の検証．山口医学 63：93-101, 2014

（三上幸夫）

周術期のリハビリテーション医学・医療

1 安静と臥床の病態生理

- 安静は無動・不動あるいは低活動の状態であり，臥床は身体をベッド上に横たえることにより身体の長軸方向に重力負荷がかからなくなった状態である．つまり，安静による生理的変化は動かないことによるものであり，臥床による生理的変化は重力負荷がかからないことにより起こる変化となる．
- 地球上で生活するためには，ヒトは離床し座位・立位となり身体の長軸方向に重力負荷をかけ，さらに歩行などの運動負荷をかけて生活しなければならない．生理的機能は環境に順応するため，安静臥床状態を続けていると身体の生理的反応が重力負荷や運動負荷に対応できなくなる．
- 安静臥床により身体に起こる影響は，骨格筋，循環器，呼吸器，消化器，泌尿器，神経，精神など全身に及ぶ（図1）.

1 筋萎縮・サルコペニア

- 筋萎縮は安静により起こる主な変化の1つである．安静臥床を続けると，1週間で10〜15%，3〜5週で約50%の筋力低下が起こるとされている．長期臥床でも筋萎縮が起こることが知られているが，主に抗重力筋である下肢の大腿四頭筋や腓腹筋に起こる．
- 安静臥床による筋萎縮はサルコペニアの要因にもなる．サルコペニアとは骨格筋量の低下に加え筋力や身体機能が低下した状態で，加齢に伴う骨格筋量の低下によるものを一次性サルコペニアといい，安静臥床など他の要因に伴う骨格筋量の低下によるものを二次性サルコペニアという．消化器がんの術前における骨格筋量の低下やサルコペニアの合併が，術後の予後やQOLに影響することが報告されている．

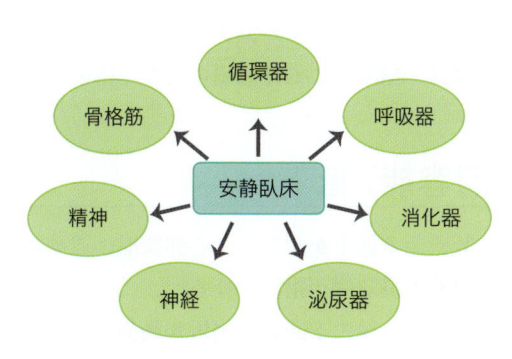

図1　安静臥床の影響は全身に及ぶ

② 骨萎縮

- 臥床は骨萎縮の原因となる．骨密度を維持するためには，骨に対する長軸方向の力学的ストレスが重要な役割を果たしている．つまり，立位を取ることが骨に対し長軸方向の重力負荷をかけることになる．骨への重力負荷が減少すると，骨からカルシウムやリンの遊離が起こり骨萎縮が生じる．
- 骨には下肢や脊椎など立位時に力学的ストレスのかかる荷重骨と上肢や頭蓋骨などの非荷重骨があり，臥床による骨萎縮は荷重骨に起こることが知られている．
- 2 週間の安静臥床により，骨量の減少が起こるとされる．

③ 関節拘縮

- 関節拘縮は関節の動きが制限された際に生じる．ギプス固定などで関節を固定した状態が持続すると，関節包と関節周囲組織の水分量とヒアルロン酸量の減少が起こる．粘弾性が失われるとともに，隣接した組織の癒着が起こり関節拘縮が起こるとされている．
- 脳血管障害などによる痙性麻痺肢では，安静による関節拘縮が起こりやすく注意が必要である．
- 高齢者の術後などで，膝の下に枕をおいて膝を軽度屈曲位にしてベッド上臥床をしている場合，膝の屈曲拘縮に注意が必要である．また，ベッド上臥床は足関節の尖足も起こしやすいため注意が必要である．

④ 起立性低血圧

- 臥床は起立性低血圧の原因となる．長期臥床による起立性低血圧の主な要因は，循環血液量の減少である．
- 循環血液量が減少すると心拍出量も減少する．その状態で臥位から立位にすると過度の血圧低下が起こり，自律神経系が働いたとしても血圧の低下を防止できず起立性低血圧が起こる．
- 通常，立位から臥位になると約 700 mL の血液が下肢から胸腔内に移動し，静脈還流量と心拍出量の増加が起こる．
- 臥床状態が続くと，心肺容量受容器を通して体液量が過剰にある状態と判断され，ADH 分泌低下，レニン活性の低下，腎交感神経活動の低下が生じ，心房ナトリウム利尿ホルモン分泌が増加して，循環血液量の減少が起こる．
- 術後は絶飲食や出血などにより循環血液量が減少しやすく，起立性低血圧が起きやすい．術後の起立性低血圧予防のためには，輸液による体液量の管理と術後早期離床が大切である．

⑤ 心肺機能（運動耐容能）低下

- 安静臥床の継続により心肺機能の低下が起こる．心肺機能は運動耐容能を示しており，心肺運動負荷試験で測定される最大酸素摂取量が指標となる．
- 最大酸素摂取量は［最大心拍数×最大 1 回心拍出量×動静脈酸素較差］で表すことができる．長期臥床は循環血液量の減少を起こすため最大 1 回心拍出量の減少が起こり，心肺機能が低下する．

- 長期臥床や低活動により心臓自体の変化も起こる．安静臥床により心臓にかかる負荷が低下すると心室壁の萎縮が惹起され，心臓ポンプ機能が低下して1回心拍出量が低下する．
- 術前の最大酸素摂取量の低下は，術後合併症の増加や手術関連死亡率を高くすることが報告されている．

6 深部静脈血栓症・肺塞栓症

- 安静臥床は深部静脈血栓症の原因となる．長期臥床による循環血液量の低下は血液粘稠性を亢進させ深部静脈血栓症のリスクを上げる．
- 運動時における下肢筋の収縮は，筋ポンプによる静脈還流の促進作用があり，安静による筋ポンプ機能の低下は深部静脈血栓症のリスクとなる．
- 深部静脈血栓症は肺塞栓症の原因となり突然死を招くことがある．術前の活動性低下の予防，術後の早期離床は肺塞栓予防という観点からも重要である．

7 便秘症

- 安静臥床は消化管の蠕動運動を低下させ食物通過時間が延長し便秘の原因となる．消化管の蠕動運動促進のためにも術後の早期離床が重要である．

8 せん妄

- 術後せん妄は安静臥床に伴う苦痛が関与しているとの報告もあり，せん妄予防のためにも術後の早期離床が重要である．

文献
1) 中村　健：廃用症候群を吟味する―無動・不動・低活動・臥床の影響の理解と予防―臥床による影響．MB Medical Rehabilitation 10：19-25, 2006
2) 中村　健：立位・起立とリハビリテーション 起立の有用性と臥床の危険性．J Clinical Rehabilitation 16：374-379, 2007
3) 佐藤知香, 他：安静臥床が及ぼす全身への影響と離床や運動負荷の効果について．Jpn J Rehabil Med 56：842-847, 2019

（中村　健）

 抗重力位（座位・立位）の生理学的意義

- ヒトは1日のうちの多くの時間を抗重力位である座位あるいは（歩行時も含めて）立位で生活している。抗重力位（座位・立位）は身体の長軸方向に重力負荷がかかるため，われわれは日々，身体の長軸方向にかかる重力負荷を受けながら生活している。
- 身体の長軸方向にかかる重力負荷は，循環器や呼吸器などにさまざまな生理的反応を起こす。ヒトが身体機能を保ちながら生活していくためには，重力負荷による生理的反応に適応する必要がある。そして，この重力負荷は身体機能に対して有益に作用する。

① 循環器に及ぼす影響

- ヒトは臥位から立位（抗重力位）になると重力により血液が下半身に移動するため，静脈還流量が減少し心拍出量が減少する。つまり，立位になると心拍出量が減少し血圧が低下することになる。
- 立位を保つためには，この血圧低下を予防する必要がある。ヒトには重力負荷に抗して血圧を維持するための循環調整システムが備わっている。
- 起立による血圧低下は，頸動脈洞と大動脈弓の圧受容器により即座に感知され，圧受容器からの信号が延髄の血管調節中枢に伝わる。この信号を受けた血管調節中枢は，心臓交感神経活動を亢進させるとともに，迷走神経活動（副交感神経）を抑制して心拍数を増加させる。さらに，血管交感神経活動を亢進することにより血管を収縮し，総末梢血管抵抗を上昇させて血圧を維持する（図1）。
- 血圧維持には内分泌代謝作用も関与している。レニン・アンギオテンシン・アルドステロン系の働きにより血管収縮が促され循環血液量が増加し，血圧が維持される。
- 立位の状態が10分間以上継続すると，バソプレシン（抗利尿ホルモン）も分泌され循環血液量が増加し血圧維持に寄与する。
- 起立時には，血圧維持とともに脳血流量も維持されている。脳血流は血圧がある程度変化しても一定に保たれ，平均血圧が60 mmHg以下になるまでは維持される。それに関連して，脳血管障害に対して発症早期から離床を行っても，脳血流量に影響はないことが報告されている。

② 呼吸器に及ぼす影響

- 姿勢が呼吸機能に影響を与えることから，呼吸器は重力負荷の影響を受けやすい臓器といえる。
- ヒトは臥位から座位・立位になることで，重力により腹部臓器は下降する。肺底部は解放され，

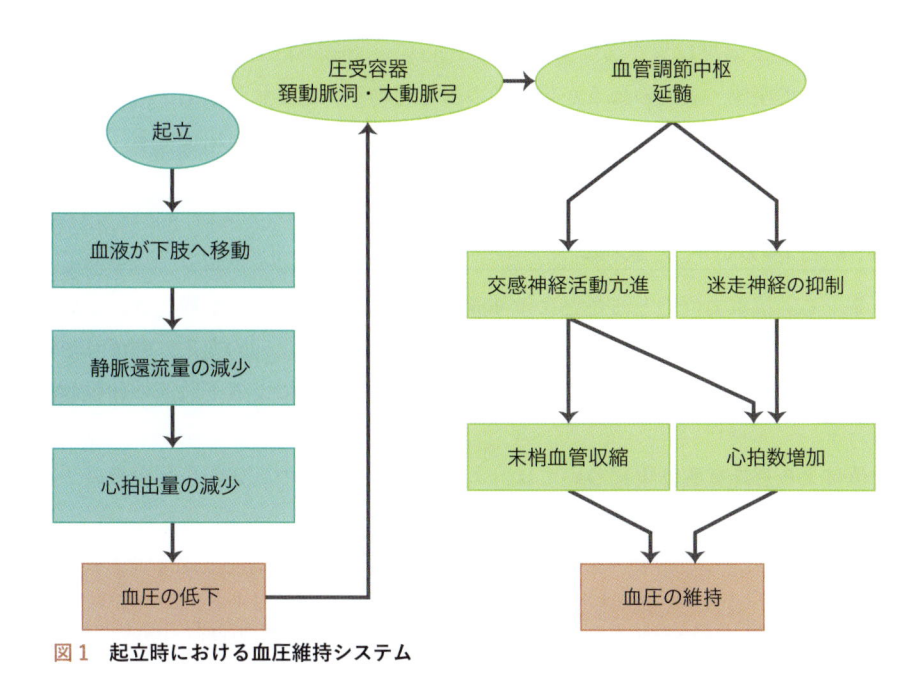

図1　起立時における血圧維持システム

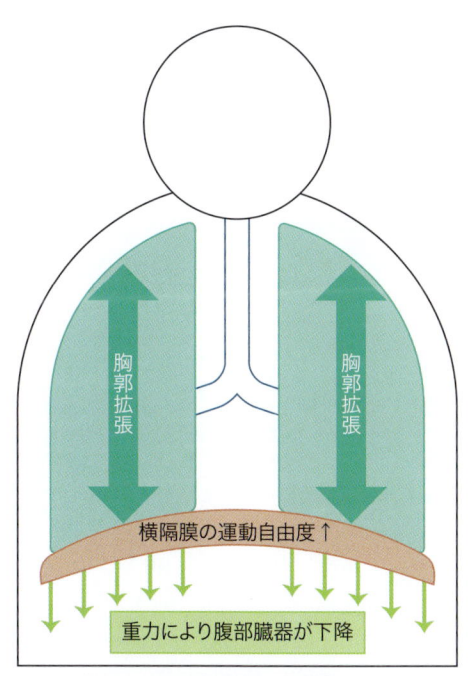

図2　起立による呼吸機能への影響
重力により腹部臓器が下降し胸郭拡張性と横隔膜
の運動自由度が向上

　胸郭拡張性と横隔膜の運動自由度が高まることで換気しやすくなる（**図2**）.
- 臥位から座位・立位になると機能的残気量が15〜20％増加する. これに伴い, 呼気予備量, 肺活量が増加し呼吸機能が向上する. また, 一秒量や肺コンプライアンスも増加する.
- 臥床状態が続くと, 重力の影響により肺の背側下部に分泌物が貯留し, 沈下性肺炎を起こしやす

くなる.
- 臥位に比較して座位・立位のほうが気道内の線毛運動が促進され，感染予防効果が向上する.
- 術後の早期離床は，呼吸機能に対する効果とともに肺炎予防にも有用である.

③ 意識障害に及ぼす影響

- 頭部を挙上し，抗重力位をとることにより意識状態が改善することが報告されている.
- 抗重力位による意識改善の機序として，体位変換時に起こる生理的変化が関係していると考えられる. 具体的には，循環反応として起こる心拍数増加や荷重による下肢筋の伸張刺激などがあげられる.
- 抗重力位による意識覚醒効果については，エビデンスレベルの高い報告は少ない. 詳しい機序を今後明らかにしていく必要がある.

📎 文献

1) 中村 健：廃用症候群を吟味する―無動・不動・低活動・臥床の影響の理解と予防―臥床による影響. MB Medical Rehabilitation 10：19-25, 2006
2) 中村 健：立位・起立とリハビリテーション 起立の有用性と臥床の危険性. J Clinical Rehabilitation 16：374-379, 2007
3) 佐藤知香, 他：安静臥床が及ぼす全身への影響と離床や運動負荷の効果について. Jpn J Rehabil Med 56：842-847, 2019
4) Harriet Ng, et al：A systematic review of head-up tilt to improve consciousness in people with a prolonged disorder of consciousness. Clin Rehabil 35：13-25, 2021
5) 幸田 剣, 他：リハビリテーションのエビデンス. 成人病と生活習慣病 45：1309-1315, 2015

（中村 健）

3 周術期の循環・呼吸生理の基礎

- がんが早期に発見された場合，手術療法が第一選択となるが，術前から化学・放射線療法が併用されることも多い．これらに伴う有害事象や合併症を考慮した循環・呼吸生理を理解する必要がある．
- がんの周術期におけるリハビリテーション治療の目的は，不動・不使用による弊害を予防すること，低下した機能に対して最大限の回復を図ることである．

1 周術期の循環生理の基礎

- 成人男性は，安静時に左心室から約 5 L/分の血流が拍出（心拍出量）され，身体の各臓器に分配される．約 50% が腎臓や肝臓などの内臓へ分配される．
- 運動時には心拍出量の各臓器への血流の再分配が起こる．最大運動時には心拍出量の約 90% が活動筋へ分配され，腎・肝臓への血流量はその数% である．絶対流量も安静時に対して 20% まで低下する．
- 運動時の脳血流の絶対流量は安静時と同様に維持され，むしろ増加傾向となる．脊髄への血流は増加し，冠血流も増加する．
- このような運動時の心拍出量の再分配は，交感神経活動亢進による脳血管以外の血管収縮反応による．活動筋では，筋から放出される代謝物質による局所性血管拡張が血管収縮反応を上回るため血流量が増加するとされる．
- ヒトは座位，立位，歩行，運動時において常に血圧低下の状態にさらされている．体温上昇による皮膚血管拡張や多量発汗は血圧低下をさらに助長する．このような状況における循環・体液調節では血圧調節が優先される．
- 安静時に血圧に変化が生じると，その変化は動脈圧受容器や心肺圧受容器により感知され，延髄の心血管中枢を介する交感神経活動や心臓への副交感神経活動により血圧変化が補正される．
- 運動時には上位中枢からの指令，筋の機械受容器の伸展，および化学受容器の賦活化が引き金となり，昇圧反応が生じる．
- 血圧は心拍出量と総末梢血管抵抗の積で，心拍出量は心拍数と 1 回心拍出量の積で表わされる．1 回心拍出量は前負荷，後負荷，心収縮力により規定される．
- ヒトの体重の 60% は水分である．40% が細胞内液量，20% が細胞外液量に分布し，細胞外液量には血漿（5%），間質液（15%）がある．
- 血漿と間質液は毛細血管膜で仕切られている．いわゆるサードスペースとは，生理学的には間質にあたる．

- 毛細血管膜を介する水分の移動は体液量の配分に影響し，静水圧やアルブミン，グロブリン，フィブリノーゲンによる膠質浸透圧が関わる．
- 正常では，毛細血管内外の静水圧較差は毛細血管外へ向けて＋28.3 mmHg，血漿-間質液間の膠質浸透圧較差が-28.0 mmHg である．
- 毛細血管外への水分移動がわずかに多いが，この分はリンパ管へ移動している．リンパ液の産生速度は全身で 2 mL/分である．
- 血液量が低下した場合，心肺圧受容器が脱伸展し，腎交感神経活動が亢進する．その結果，腎細動脈収縮が生じ，糸球体濾過量（GFR）が低下し，尿細管におけるナトリウムと水分の再吸収が亢進する．レニン分泌が上昇してアンギオテンシンⅡやアルドステロン分泌も高まり，再吸収が促進するため，尿流量は低下する．

❷ 周術期の呼吸生理の基礎

- 呼吸には，肺胞におけるガス交換である外呼吸（換気），体液と細胞のガス交換である内呼吸，酸化還元反応によりエネルギーを獲得する細胞呼吸の 3 つがある．
- 呼吸の役割は，生体の代謝に必要な O_2 を供給すること，代謝の結果産生された CO_2 を排泄すること，血液 pH を調節することなどである．
- 呼吸運動は横隔膜の収縮/弛緩による胸腔内容積変化と，外肋間筋の収縮/弛緩による胸郭前後径変化によりもたらされる．
- 呼気は伸展された肺の受動的反跳によって生じる．
- 努力呼吸時には呼吸補助筋が動員される．
- 横隔膜は横隔神経（頸髄 C3〜5：運動神経）に支配される．
- 呼吸筋は意思によって調節することができるが，延髄にある呼吸中枢によって無意識のうちにも支配されている（呼吸中枢から呼吸筋への下行性投射）．
- 解剖学的死腔とはガス交換にまったく関与しない気道（鼻腔から気管支まで）の腔を示し，150 mL 程度である．
- 肺胞内換気量は呼吸パターンにより影響を受ける．浅く速い呼吸では，1 回換気量が少なく，解剖学的死腔が占める割合が大きくなり，分時肺胞換気量は減少する．
- 深く遅い呼吸（深呼吸）では，1 回換気量が大きく解剖学的死腔の割合が小さくなり，呼吸頻度が少なくても分時肺胞換気量は増加する．効率的なガス交換が可能であるため，深呼吸すると呼吸が楽になる．
- 上気道筋（声門開大/閉鎖筋）には，横隔膜や肋間筋と同様に呼吸中枢からの下行性投射があり，呼吸運動と連動した声門の開閉運動が行われる．
- 術前には，スパイログラムにより拘束性，閉塞性，混合性などの換気障害がないかどうかをチェックする．
- 換気量は動脈血中の酸素分圧（PaO_2），二酸化炭素分圧（$PaCO_2$），pH の変化などにより調節を受ける．
- 血液 pH 調節には HCO_3^- 濃度と CO_2 濃度の比が影響する（$pH = 6.1 + \log([HCO_3^-]/0.03 \times PaCO_2)$；37℃，Henderson-Hasselbalch の式）．
- 血液中の $HCO_3^-/PaCO_2$ の濃度比が低くなった場合（代謝性アシドーシス），換気が亢進し，CO_2

排出の増加と $PaCO_2$ の低下により pH が調整される.

- pH が正常な状態で換気を亢進させると pH が高まる(呼吸性アルカローシス).
- 肺胞換気不全が徐々に進行し,長期的に $PaCO_2$ の高い状態が続くと呼吸中枢がその状態に順応する. $PaCO_2$ 上昇は呼吸中枢に対する刺激として作用しなくなり,刺激は PaO_2 低下だけになる(CO_2 ナルコーシス).
- CO_2 ナルコーシスの状態で酸素吸入を行うと,PaO_2 低下によるフィードバックもなくなり換気が停止する.
- 低酸素血症の原因としては,①肺胞低換気,②拡散障害,③換気-血流比の不均等,④シャントの増加があげられる.肺胞気-動脈血酸素分圧較差($A-aDO_2 = PAO_2$[肺胞内 O_2 分圧]$- PaO_2 = 150 - PaCO_2/0.8 - PaO_2$)が大きくなっている場合(正常値 10 mmHg)は上記の②〜④を考慮する.
- 気道の圧迫,閉塞などにより含気量が減少し,肺容量が減少した状態を無気肺という.
- 運動時は活動筋における O_2 消費と CO_2 産生が増加する.軽度の運動負荷では換気量は運動負荷の上昇に対して直線的に増加し,PaO_2,$PaCO_2$,動脈血 pH は一定に保たれる.
- 負荷量が大きくなると運動負荷上昇に対する換気量上昇の感受性が増加する.活動筋における乳酸産生が急激に増加し始める強度(血中乳酸濃度 > 4 mmol/L;最高酸素摂取量の 60〜70% 程度)とほぼ一致し,Onset of Blood Lactate Accumulation(OBLA)と呼ばれる.
- 無酸素性作業閾値(anaerobic threshold;AT)は,運動生理学的には血中乳酸濃度が上昇し始める強度を指す(最高酸素摂取量の 40% 程度).
- 安静時に換気量を増加させると呼吸性アルカローシスに陥りやすく,呼吸を持続することが困難になる.
- 換気量は,運動時には安静時の 5 倍前後まで増加するが,CO_2 産生が伴っているため,呼吸性アルカローシスは生じにくく,OBLA 以下の強度であればむしろ pH は一定に保たれる.

3 全身麻酔下における循環・呼吸の変化

- 全身麻酔下において,高濃度酸素および $PaCO_2$ 低下,吸入麻酔薬は肺血管抵抗を低下させる.
- 安静時呼吸では,呼気終末でも肺内に機能的残気量(FRC)分の空気が残るため,末梢気道の虚脱が生じず,無呼吸時にも酸素化を維持する.
- FRC が小さくなれば末梢気道の虚脱・閉塞が起こりやすい.
- FRC は加齢により変化しないが,座位から仰臥位への姿勢変換により覚醒時より約 30%,さらに全身麻酔時,自発呼吸下や人工呼吸管理下で約 20% 減少する.
- クロージングキャパシティ(closing capacity;CC)とは,最大吸気位から最大呼気位までの間で末梢気道閉塞が起こり始める肺容量で,体位や麻酔の影響を受けないが,加齢により増加する.
- 高齢者や仰臥位の全身麻酔下の患者では,CC が FRC よりも大きくなるため,1 呼吸サイクルごとに末梢気道の閉塞が起こりうる.
- 気道抵抗は気道の長さと気体の流速に比例し,気道半径の 4 乗に反比例する.
- 頻呼吸など流速が速くなる呼吸パターンでは同じ気道半径でも気道抵抗は大きくなる.
- 喀痰が気管内に付着すると気道半径が小さくなり気道抵抗が急激に増加する.
- 気道抵抗が増加すると,全身麻酔中では気道内圧が上昇し,自発呼吸下では呼吸仕事量が上昇する.

- 呼吸仕事量は気道抵抗や肺の弾力に逆らい吸気をする際に消費される仕事量である.
- 患者の呼吸筋疲労から呼吸不全に陥ることがある.
- 肺コンプライアンスの正常値は $15\sim30$ mL/cmH$_2$O である.
- 肺胞換気量はガス交換に影響を及ぼす.
- 肺胞気式は，$PaCO_2 = k \times VCO_2/VA$（ここで $PaCO_2$：動脈血二酸化炭素分圧，k：定数，VCO_2：分時二酸化炭素排出量，VA：肺胞換気量）
- $VA = (VT - VD) \times f$（ここで VT：1 回換気量，VD：死腔容積，f：呼吸頻度）
- これらの式から，体温が一定とすると，人工呼吸器管理中の $PaCO_2$ は 1 回換気量と呼吸頻度を変更することで調節し，$PaCO_2$ が上昇は死腔容積が増加している可能性を考慮する.
- 肺循環において低酸素性肺血管収縮が生じる.
- 肺循環は仰臥位では背側に，側臥位では下側の肺へ血流のシフトが起こるように，体位によって肺内の血流分布が不均一になる.
- 換気血流比（V/Q 比）は約 0.8 である.
- 換気はないが血流のある部分は動静脈血混合（シャント）と呼ばれ，静脈血が肺胞でのガス交換を受けずに左心系に流入する.
- シャントによる低酸素血症は，酸素投与によっても改善しない.

 文献

1) 竹内　護(編著)：実践臨床麻酔マニュアル. pp1-5, 中外医学社, 2013

（上條義一郎）

4 免疫—病原体センサーによる認識

- 免疫の「疫」とは本来，病原体の感染により生じる流行性の病気，いわゆる感染症を指す．
- したがって，免疫は感染症から免れるための防御と定義づけられる．
- 免疫により病原体の体内への侵入が感知され，サイトカインの産生など一連の炎症反応が引き起こされる．
- 免疫反応は，病原体を排除するという点では生体にとって有益な反応であるが，反応が過剰になれば生体にとって過度の負担になり，さまざまな障害を引き起こす．
- 術後の全身管理には感染症対策が必須であり，病原体の感染をいかに防ぐかが重要になる．それでも感染が生じた場合，免疫系による過剰な応答を防ぐことが重要になる．
- 免疫系の応答に関して，病原体がどのように感知され認識されているのか，その分子機構を明らかにすることは非常に大切である．
- 分子機構の解明はここ 20 年で大きく進んだが，理解が進むにしたがって，病原体の感染がなくても同様の免疫機構が生じうることがわかってきた．
- たとえば，代謝異常により血中尿酸濃度が高くなり，尿酸結晶が関節に沈着すると，痛風と呼ばれる関節炎が起こる．この際にも炎症性サイトカインが産生され，免疫機構が活性化される．
- 一見炎症にはみえないような病態，たとえば肥満のような代謝異常の病態においても，免疫機構の活性化が関与していることも判明している．

1 病原体を認識する病原体センサーの発見

- 高等動物の免疫機構は，自然免疫と獲得免疫の 2 本の柱から成り立つ（図1）．
- 獲得免疫では，B 細胞や T 細胞のリンパ球が働き，抗原特異的な抗体と抗原特異的な T 細胞により病原体が排除される．
- 一方，自然免疫ではマクロファージ，樹状細胞，好中球などのリンパ球以外の細胞が病原体を貪食して排除する．
- 1990 年代に，これらの自然免疫担当細胞が，病原体を単に貪食しているのではなく，病原体に特有の分子構造を認識していることがわかってきた．
- この認識に関与する分子は病原体センサーと呼ばれ，病原体センサーとして最初に明らかになったのが Toll 様受容体（Toll-like receptor；TLR）と呼ばれる一群の膜タンパク質である[1]．
- 純粋なタンパク質を注射しても，免疫反応はほとんど生じない．十分な免疫反応が生じるために必要な何らかの混じり物を，Janeway は 1989 年に，「Immunologist's dirty little secret」と呼んだ．これが免疫賦活薬，いわゆる免疫アジュバントである．

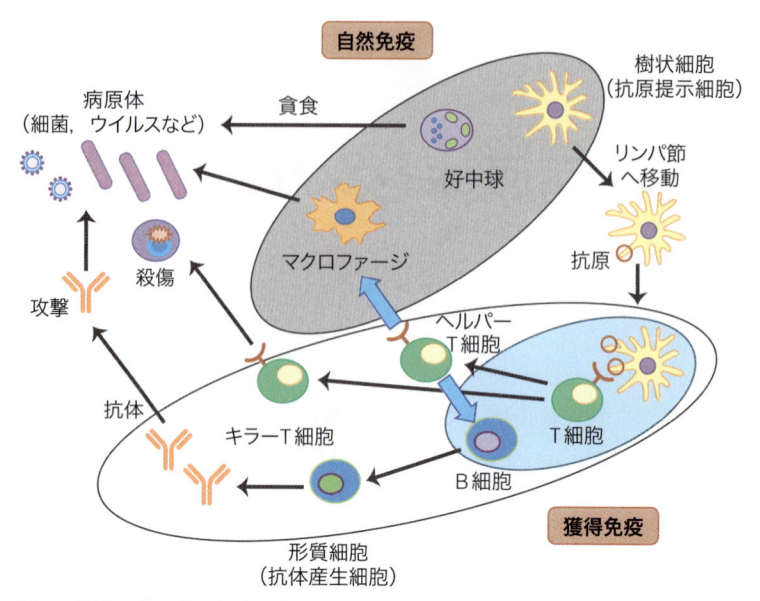

図1 自然免疫と獲得免疫の協調作用

- 免疫アジュバントとしては，細菌の外壁の構成成分がよく知られている．
- ヒトには存在せず，病原微生物特有の成分であり，糖・脂質・ペプチドなどが複合した分子である．
- 免疫アジュバントをマクロファージに添加すると，炎症性サイトカインの産生が誘導され，マウスに注射すると血中の炎症性サイトカイン濃度が上昇する．
- 代表的な免疫アジュバントとしては，グラム陰性菌の細胞壁を構成するリポ多糖（lipopolysaccharide；LPS）が知られている．
- リポ多糖は糖と脂質の複合体であり，その免疫アジュバント活性は古くから知られていた．
- コレラ菌やサルモネラ菌が産生する毒素は，菌外に分泌され，経口摂取されると下痢などの消化器症状を引き起こすことから外毒素（エクソトキシン）と呼ばれるが，LPS は分泌されないので内毒素（エンドトキシン）とも呼ばれる．
- 適度な量の細菌，LPS は病原体を排除するための防御的な炎症応答を誘導するが，過剰量が感染した場合，あるいは術後など患者の全身状態が悪い場合には，炎症性サイトカインの産生が過剰になりショック症状（敗血症性ショック，エンドトキシンショック）を呈する．
- LPS の刺激を受けたマクロファージが炎症性サイトカインを産生するためには，炎症性サイトカインの遺伝子発現に関わる転写因子が核内で機能しなければならない．
- これには膜面上で結合した LPS のシグナルを細胞核へ伝達させる膜タンパク質が必要である．
- LPS に結合する機能分子は知られていたが，シグナル伝達が可能な膜タンパク質である LPS の受容体は長らく不明であった．
- マウスにおいて，LPS に反応しない性質が常染色体劣性（潜性）遺伝を示すことが知られていた．
- Beutler は，このマウスの遺伝子解析を進め，反応しない原因となる遺伝子変異を探索し，TLR ファミリーの1つ TLR4 の細胞質内領域にアミノ酸置換をきたす変異が生じていることを突き止めた（図2）[2]．
- TLR の名前は，ショウジョウバエの膜タンパク質 Toll に構造が似ていることに由来する．ショ

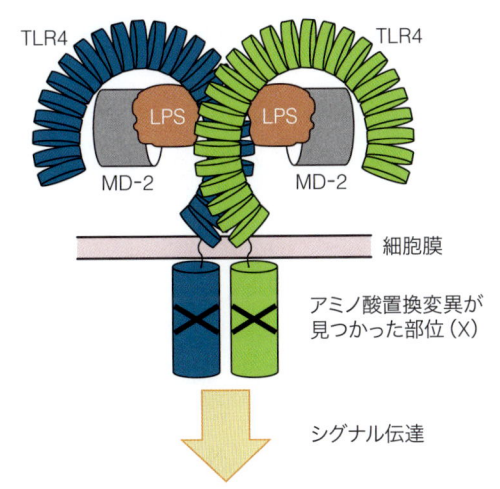

図2　TLR4 による LPS の認識

　ウジョウバエの遺伝子変異の実験により，Toll の遺伝子変異により真菌に対する抵抗性が低下すること，Toll を介したシグナル伝達により，哺乳類では炎症性サイトカインに相当する抗菌ペプチドの産生が誘導されることがわかっていた．

- 一方，ヒトやマウスなどの哺乳類における 10 種類の TLR ではその機能が不明であったが，TLR4 が LPS の応答に必須の膜タンパク質であるという発見は，LPS の受容体を明らかにしたばかりでなく，ショウジョウバエから哺乳類まで種を越えて病原体認識機構が機能しているという重要な発見であった．

- その後，三宅らのグループは TLR4 に結合する液性因子 MD-2 を発見し，LPS に直接結合するのは MD-2 であることを明らかにしている（図2）[3]．

- 審良らは，TLR4 の遺伝子欠損マウスを樹立し，LPS の応答性が TLR4 に依存することを見出している．Beutler の発見にわずかに遅れはしたものの，遺伝子欠損マウスを駆使することにより，TLR4 以外の TLR の機能的意義および哺乳類における TLR のシグナル伝達機構のほぼ全容を解明した[4]．

- TLR による認識機構に関して，LPS を認識する TLR4 と並んで重要なのは核酸成分を認識する TLR9 の発見である．

- 核酸成分が免疫アジュバントとして機能していることは古くから認識されていたが，徳永らは，結核菌の免疫アジュバント活性の主因として核酸成分が重要であること，メチル化されていないシトシンとグアニンが並んだ核酸構造（非メチル化 CpG モチーフ）を持つ DNA が重要であることを指摘した[5]．

- CpG DNA は細菌やウイルスに豊富に存在するが，哺乳類では頻度が低く，微生物に特有の構造といえる．

- CpG DNA の強い抗腫瘍活性は，LPS に比較して簡単に合成が可能である点からも注目されていた．

- 邊見らは，TLR9 欠損マウスが CpG DNA に全く応答しないことから，CpG DNA が TLR9 を介して機能していることを 2000 年に発表している[6]．

- この発見が契機となり，インフルエンザウイルス由来の 1 本鎖 RNA，ウイルス感染時に生成さ

れる 2 本鎖 RNA を認識する TLR も判明し，TLR ファミリーが核酸系免疫アジュバントの認識にも関わることがわかってきた．

- 運動性細菌の鞭毛を構成するタンパク質であるフラジェリンも免疫アジュバント活性を有するが，この活性に TLR が関与することも明らかになってきた．
- TLR が認識するリガンドは免疫アジュバントであり，一群の病原体に共通して発現する分子構造であると理解できる．
- TLR は，リンパ球が持つ受容体ほどの多様なレパートリーは持たないものの，10 種類程度で多様な病原体を異物と認識して応答していることになる．
- TLR は細胞膜面上の病原体センサーであるが，細胞質内で機能する病原体センサーの存在が明らかになった．
- 細菌壁構成成分ペプチドグリカンのセンサー，NOD（nucleotide-binding oligomerization domain-containing protein）1，NOD2 がその代表である．また，ヒトで 20 種類以上，マウスで 30 種類以上のメンバーから構成される NOD 様受容体（NOD-like receptor；NLR）ファミリーも細胞内の病原体センサーである[7]．
- 細胞質内で核酸を認識するセンサーとしては，RIG-I（retinoic acid-inducible gene-I）を代表とする 3 種類のメンバーから構成される RIG-I 様受容体（RIG-I-like receptor；RLR）ファミリーがあげられる[8]．
- 糖鎖結合活性を持つ膜タンパク質 C 型レクチン受容体（C-type lectin receptors；CLR）ファミリーに属する分子は数十種類以上知られているが，それらの中にも病原体の認識に関わる分子が発見されつつある．

② 病原体センサーによる内因性物質の認識

- TLR が認識する分子構造は，病原体関連分子パターン（pathogen-associated molecular pattern；PAMP）と呼ばれ，当初は病原体に特有の構造であると考えられた．しかし，TLR が認識する分子構造は，必ずしも病原体に特有ではなく，病原性を持つ持たないにかかわらず，微生物全般に存在することがわかってきた．
- Microorganism-associated molecular pattern（MAMP）という名称も提案されたが，PAMP という言葉はいまだよく使用されている．同様に，病原体特異的なセンサーではないにもかかわらず，病原体センサーという言葉も広く使用されている．
- 興味深いことに，TLR は，微生物由来の成分ばかりでなく，生体内の内因性物質の認識にも関与することがわかってきた．たとえば，TLR4 は，飽和脂肪酸などさまざまな生体内の物質を認識する．
- TLR9 が認識する CpG DNA は，頻度が少ないものの哺乳類の DNA にも存在し，ミトコンドリアの DNA も TLR9 のリガンドとして機能する．
- RNA を認識する TLR3，TLR7 は哺乳類由来の RNA も認識する．
- NLR ファミリーメンバーの NLRP3 は，尿酸結晶，コレステロール，β-アミロイド，膵島アミロイドポリペプチドなど生体内で産生される代謝産物に応答する．
- このような生体内の物質は，傷害を受けた細胞や組織から放出されたり，また，ストレスなど何らかの危機的な状態に陥ったときに産生されることから，PAMP になぞらえて傷害（危機）関連

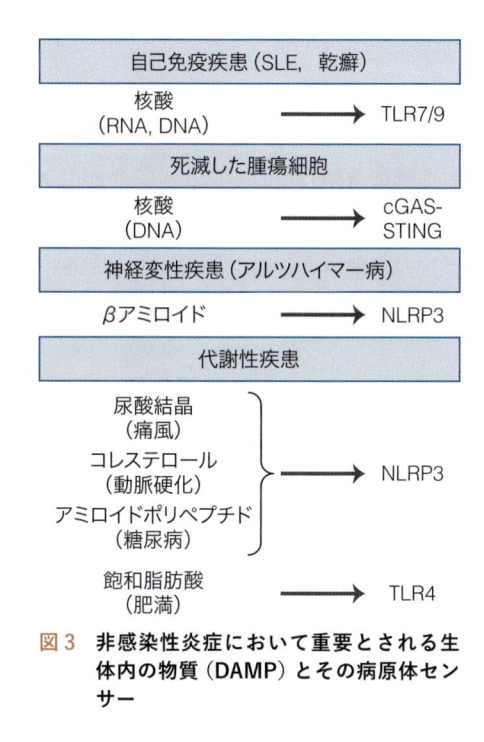

図3　非感染性炎症において重要とされる生体内の物質（DAMP）とその病原体センサー

分子パターン（damage/danger-associated molecular pattern；DAMP）とも呼ばれている.

❸ 内因性物質による病原体センサー活性化の病理的意義

- 病原体により病原体センサーが活性化されると，さまざまなサイトカインが産生され，炎症反応が惹起されるとともに，T細胞の活性化や抗体の産生など獲得免疫が誘導される.
- DAMPによる病原体センサーの活性化の際にも，基本的には同様の反応が生じる.
- DAMPによる刺激は，正常な状態でも微弱ながら生じている．生体の恒常性維持に関わり，時にその刺激が種々の条件で過剰になると病的な状態が引き起こされることが考えられる.
- 自然免疫が関与する非感染性の炎症病態を自然炎症と呼ぶことが提唱されている[9, 10].
- DAMPによる病原体センサーの活性化は，各種の病態で認められる（図3）．たとえば，全身性エリテマトーデス（systemic lupus erythematosus；SLE）など，核酸に対する抗体が産生される自己免疫疾患では，核酸を認識するTLRが炎症に関わることが指摘されている.
- 通常，宿主由来の核酸は分解されやすいが，核酸に対する抗体が結合すると安定化する．樹状細胞やマクロファージに取り込まれ，TLRを刺激しやすい状態になる．乾癬という皮膚の自己免疫疾患では，好中球由来の抗菌ペプチドが核酸に結合することにより核酸安定化が生じる.
- 腫瘍細胞については，抗がん薬や放射線により死滅した際に放出されたDNAが，細胞質内のDNAセンサー（cGAS-STING経路）を活性化させることにより抗腫瘍免疫を増強することが知られている.
- 痛風は高尿酸血症に伴って尿酸結晶が沈着することによって生じる関節炎であるが，この場合は，尿酸結晶がNLRP3を活性化し，炎症性サイトカインIL-1βが産生される.
- 炎症は病理学的には，発赤，熱感，腫脹，疼痛といった4つの徴候から成り立つとされている.

「赤く熱く腫れて痛む」のが炎症である.

- 一方, このような典型的な炎症徴候を伴わない, 代謝異常や変性疾患の病態にも病原体センサーが関与することがわかってきた.

- たとえば, 動脈硬化では血管壁に蓄積したコレステロールが, アルツハイマー病では病変部に沈着した β アミロイドが, それぞれ NLRP3 を活性化し炎症に関わる.

- 高血糖をきたす代謝性疾患である糖尿病では, 膵臓のランゲルハンス島に沈着したアミロイドポリペプチドが NLRP3 インフラマソームを活性化させ, インスリン産生細胞を傷害していることが指摘されている.

- 肥満は栄養過多による代謝異常であり, 脂肪組織ではマクロファージが弱いながらも恒常的に活性化されている. その活性化に脂肪細胞から産生された飽和脂肪酸による TLR4 刺激が関与していることが指摘されている.

- このように, 炎症とは関係ないようにみえる病態にも, DAMP による病原体センサーの活性化が関与しているという知見が蓄積されつつある.

- 2011 年のノーベル医学生理学賞は, 病原体センサーによる認識機構の解明に関してはショウジョウバエ Toll の研究者 Hoffmann に対して, マウス TLR4 の機能的意義を明らかにしたことに関しては Beutler に対して, 自然免疫と獲得免疫の連関に関わる樹状細胞の発見に関しては Steinman に対して, それぞれ授与されている.

- 本項で述べた分子基盤は, 感染症ばかりでなく, さまざまな病態においても機能しており, その理解は非常に重要である.

- 周術期においても, どのような病原体センサーが機能しているのか, まだよくわかっていないことが多いが, 今後重要になると考えられる.

📄 文献

1) 改正恒康：Toll 様受容体の感染防御機能と病理的意義. 日本医事新報 4233：24-28, 2005
2) Poltorak A, et al：Defective LPS signaling in C3H/HeJ and C57BL/10ScCr mice：mutations in Tlr4 gene. Science 282：2085-2088, 1998
3) Ohto U, et al：Crystal structures of human MD-2 and its complex with antiendotoxic lipid IVa. Science 316：1632-1634, 2007
4) Akira S, et al：Pathogen recognition and innate immunity. Cell 124：783-801, 2006
5) Tokunaga T, et al：Antitumor activity of deoxyribonucleic acid fraction from Mycobacterium bovis BCG. I. Isolation, physicochemical characterization, and antitumor activity. J Natl Cancer Inst 72：955-962, 1984
6) Hemmi H, et al：A Toll-like receptor recognizes bacterial DNA. Nature 408：740-745, 2000
7) Ting J P, et al：The NLR gene family：a standard nomenclature. Immunity 28：285-287, 2008
8) Yoneyama M, et al：The RNA helicase RIG-I has an essential function in double-stranded RNA-induced innate antiviral responses. Nat Immunol 5：730-737, 2004
9) Miyake K, et al：Homeostatic inflammation in innate immunity. Curr Opin Immunol 30：85-90, 2014
10) 改正恒康：自然炎症—炎症に関する新たな概念. 生物の科学 遺伝 70：492-497, 2016

（改正恒康）

5 サイトカイン

1 炎症性サイトカインと抗炎症性サイトカイン

- サイトカインとは，生体への侵襲に対し細胞で産生されて放出される細胞間相互作用に働く物質である.
- ホルモンは内分泌臓器など特定の臓器の細胞から産生されるのに対して，サイトカインはさまざまな細胞から産生される.
- サイトカインは，細菌・ウイルスによる感染症や外傷・運動などの生体外部からの刺激で産生されたり，がんなどの生体内部の刺激によっても産生が誘発される.
- 炎症性サイトカインは炎症症状を引き起こすサイトカインであり，抗炎症性サイトカインは炎症症状を抑制する働きをもつサイトカインである.
- 炎症性サイトカインには，IL-1，IL-6，TNF-αなどがある. 一方，抗炎症性サイトカインではIL-10，IL-12やTGF-βなどがあげられる（**表1**）[1].
- 高齢者の血中では，IL-6やTNF-αなどの炎症性サイトカインが増加しており，抗炎症作用があるIL-1Ra（レセプターアンタゴニスト）のレベルも高くなっている[2,3].

2 サイトカインの役割

- IL-1にはIL-1αとIL-1βがあり，強い炎症作用により代謝を亢進させ血圧低下を引き起こす.

表1　炎症性サイトカインと抗炎症性サイトカインの種類

炎症性サイトカイン （炎症症状を引き起こすサイトカイン）	IL-1 IL-6 IL-8 IL-17 IL-18 TNF-α IFN-γ
抗炎症性サイトカイン （炎症症状を抑制するサイトカイン）	IL-1Ra IL-4 IL-10 IL-12 TGF-β

IL：Interleukin, TNF-α：tumor necrosis factor alpha, IFN-γ：interferon-gamma,
TGF-β：transforming growth factor beta

感染に応答しリンパ球，マクロファージ，単球などにより産生が誘導される．

- 炎症性サイトカイン IL-1 を抑制するサイトカインに IL-1Ra がある．IL-1Ra は，好中球，マクロファージ，単球，肝細胞から分泌され炎症を抑制する．
- IL-6 は多様な作用がわかっているサイトカインであり，免疫系，細胞増殖の調節，遺伝子活性化，増殖，生存，分化などに関係する．
- IL-6 は，他の炎症性サイトカインである IL-1 や TNF-α により産生が惹起される．
- IL-6 は，単球，線維芽細胞，内皮細胞など，さまざまな種類の細胞により産生される．
- IL-6 は，炎症性サイトカインとして作用する一方で，IL-1 や TNF-α の活性を抑制し抗炎症性サイトカインの働きも有する．
- TNF-α は，侵襲時に速やかに分泌される炎症性サイトカインの 1 つである．単球やマクロファージ，T 細胞から産生される．
- 侵襲早期の TNF-α レベルの上昇は，IL-1，IL-6，IL-8，IFN-γ などの炎症性サイトカイン産生を誘発する．
- TNF-α は好中球を活性化しエラスターゼの産生を増加させる．このため，感染防御能が高まる．過剰に好中球が活性化された場合には，血管内皮細胞が障害され微小血栓のリスクが大きくなる．
- IL-17 は主に活性化 T 細胞により産生され，線維芽細胞，上皮細胞，血管内皮細胞，マクロファージなど種々の細胞に作用して炎症を誘導する．
- IL-18 は活性化マクロファージにより産生され，IFN-γ などを誘導して炎症反応を誘発する．
- IFN はウイルスの増殖を抑制する作用を有する．免疫細胞や血管内皮細胞など多くの細胞から産生される．
- IL-10 は，TNF-α などの産生を抑制する抗炎症性サイトカインとして作用する．

❸ サイトカインの治療への応用

- 精製あるいは組み換え技術などで製造されたサイトカインは，がんやウイルス性肝炎の治療に用いられている．
- IL-2，IFN-α，β，γ などは胃がん，血管肉腫，悪性黒色腫，多発性骨髄腫，慢性骨髄性白血病，膠芽腫などの治療に用いられている．
- サイトカイン療法は全身に作用するため，副作用には注意を要する．
- 抗サイトカイン療法は，サイトカインの働きをブロックする治療法である．サイトカインに対する抗体を使用してサイトカインの効果を抑制する．
- 自己免疫が関与する疾患である関節リウマチでは，炎症性サイトカインが深く関係する．抗 TNF-α 抗体，抗 IL-6 受容体抗体，IL-1 阻害薬などが治療薬として用いられる．

❹ サイトカインとがん

- 腫瘍形成に炎症が関与している[4]．がんの約 25% が慢性炎症に関連しているとされる[5]（図 1）．
- 炎症は腫瘍の発生，促進，転移に関係している[6]．
- 腫瘍細胞や宿主の免疫細胞から分泌されると高サイトカイン血症の状態になる．

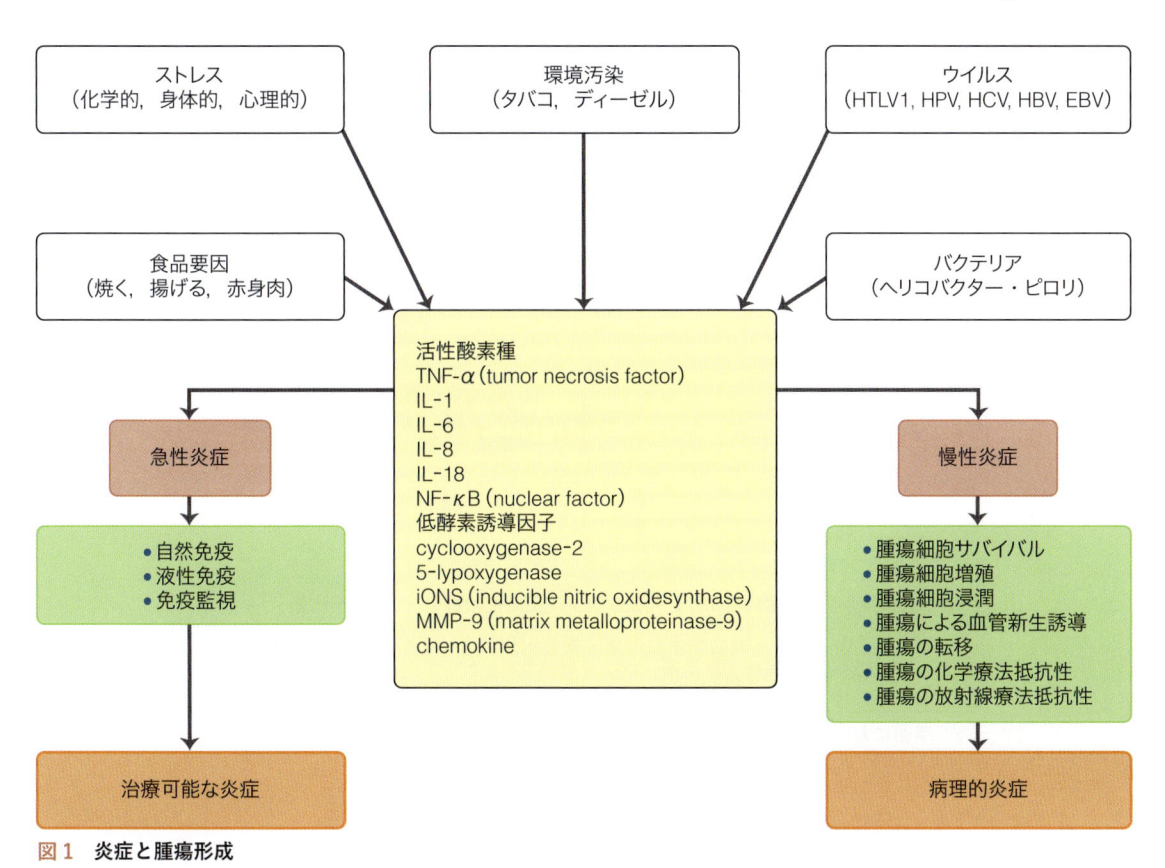

図1　炎症と腫瘍形成

（Aggarwal BB, et al：Inflammation and cancer：how hot is the link? Biochem Pharmacol 72：1605-1621, 2006 より）

- 悪液質では，高サイトカイン血症により食欲が抑制され低栄養状態になりやすい．また，筋のタンパク質の分解が進み，脂肪も燃焼されるため体重が減少する．

⑤ サイトカインと手術

- 生体は組織損傷や病原体の侵入があると免疫細胞を活性化してサイトカインを放出させる．
- 病原体関連分子パターンが免疫細胞表面の受容体により認識され，サイトカインが産生される．
- 大きな侵襲では全身性の強い炎症反応が惹起され，多臓器不全による生命リスクが生じる．
- 日本救急医学会では，全身性炎症反応症候群（systemic inflammatory response syndrome；SIRS）を侵襲（細胞，組織を損傷する内因的および外因的刺激）の種類にかかわらず，サイトカインを中心とした免疫-炎症反応により生じる非特異的な全身生体反応としている．診断基準を**表 2** に示す．
- SIRS が惹起されると細胞性免疫能は低下する．免疫反応と防御反応のバランスが保てなくなる．
- 外部からの侵襲に反応し炎症性サイトカインである IL-1 や TNF-α などが産生される．一方，恒常性維持のため生体内では抗炎症性サイトカインである IL-4，IL-10，TGF-β などや炎症性サイトカイン拮抗物質である IL-1Ra などが誘導される．
- SIRS に対して，抗炎症性サイトカインが優位の状態を代償性抗炎症反応症候群（compensated anti-inflammatory response syndrome；CARS）と呼ぶ．

表 2　SIRS 診断基準

体温	38℃より高い，または，36℃未満
心拍数	90 拍/分より高い
呼吸数	20 拍/分より高い，または $PaCO_2$ 32 Torr 未満
末梢血白血球数	12,000/μL より高い，または 4,000/μL 未満あるいは未熟型白血球が 10％より多い

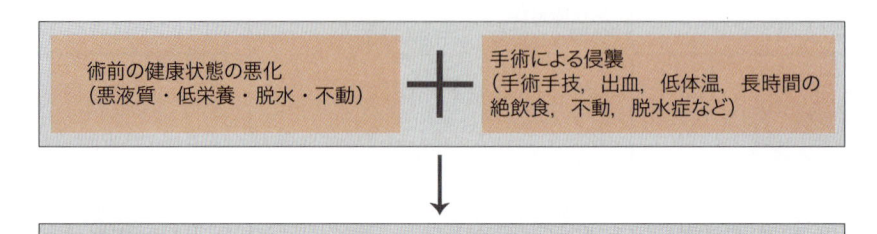

図 2　手術における全身性炎症反応症候群と代償性抗炎症反応症候群

- CARS が遷延すると免疫抑制状態に陥る．感染症からの回復が遷延したり新たな感染症が引き起こされる可能性がある．免疫機能を回復させることが重要である．
- 生体への侵襲に対する SIRS と，それに拮抗する反応である CARS のバランスが保たれた状態を維持することが重要となる（図 2）．
- 手術侵襲によって，視床下部・下垂体を介して副腎皮質ホルモンの分泌が促される．また，神経系を介して副腎髄質が賦活され，免疫細胞から炎症性および抗炎症性サイトカインが誘導される．
- 好中球を遊走させる IL-8 に代表されるケモカインなどの炎症因子も，手術侵襲により産生が誘導される．
- 手術による出血，低体温，長時間の絶飲食，不動，脱水症などは炎症性サイトカインの働きを強め周術期の回復遅延の原因になる．一方，低侵襲の手術，適切な体温管理，栄養・水分投与，早期離床などは，炎症性サイトカインの作用を弱めるため早期回復の一助となる．
- 麻酔薬であるプロポフォールやミダゾラムは炎症性サイトカインの産生を抑制する効果がある．
- 硬膜外麻酔は交感神経刺激を遮断し炎症反応を抑制する．
- 手術後の SIRS 合併率が高い術式や術後 SIRS 期間が長期に及ぶ場合は，術後合併症が高率に発生する．
- 開胸開腹下食道切除術や膵頭十二指腸切除術などの手術侵襲が大きな手術では，術後に SIRS を合併しやすい．
- 術後合併症もなく順調に経過する症例はほとんどが 3 日以内に SIRS から離脱する．術後 3 日目以降も SIRS を合併している場合には高率に術後合併症を発症する．
- 手術後に肺炎や縫合不全などの合併症を起こしている時は術後 3 日目においても SIRS から離脱

できないことが多い.

- 高度手術侵襲である開胸開腹下食道切除術では，中等度侵襲である胃切除術に比べ，末梢血単核球からの TNF-α 産生能が術後第 1 病日において有意に高値である.

- ステロイドあるいはプロテアーゼインヒビターの投与は炎症性サイトカインの産生を抑制する作用が認められていることから，侵襲早期の炎症反応を軽減する可能性がある.

🔵 文献

1)   Turner MD, et al：Cytokines and chemokines：At the crossroads of cell signalling and inflammatory disease. Biochim Biophys Acta 1843：2563-2582, 2014

2)   Ferrucci L, et al：The origins of age-related proinflammatory state. Blood 105：2294-2299, 2005

3)   Paolisso G, et al：Advancing age and insulin resistance：role of plasma tumor necrosis factor-alpha. Am J Physiol 275：e294-e299, 1998

4)   Aggarwal BB, et al：Inflammation and cancer：how hot is the link？ Biochem Pharmacol 72：1605-1621, 2006

5)   Lan T, et al：Inflammatory cytokines in cancer：comprehensive understanding and clinical progress in gene therapy. Cells 10：1-16, 2021

6)   Greten FR, et al：Inflammation and cancer：triggers, mechanisms, and consequences. Immunity 51：27-41, 2019

（尾川貴洋）

6 運動と免疫・サイトカイン

- 免疫とは，体外から侵入してくる微生物などの異物あるいは体内に生じる異常物質や老廃物，病的細胞などを排除し，恒常性（ホメオスタシス）を維持しようとする生体防御の仕組みを指す[1]．
- 運動によって免疫細胞の数が変化するという現象がヒトにおいて初めて報告されたのは 1890 年代のことであり，この機序を解明するために 1980 年代後半には「運動免疫学」という学問が確立された．
- その後，免疫細胞のみならず，運動時に免疫細胞から分泌される物質についても興味が注がれ，免疫細胞をはじめとする各種の細胞から産生される生理活性物質の総称を「サイトカイン」と称して研究が進められている．
- 中でもインターロイキン（IL）-6 は最も早く，しかも多量に血中に動員されるために，運動との関連で多くの研究がなされている．
- 本項では運動による免疫系への影響とサイトカインの変動について解説する．

1 運動負荷による免疫系への影響[1]

- 運動により血中白血球数は増加するが，この応答は運動の強度と持続時間に依存する（図1）．1 時間以内の比較的短時間の運動では，運動強度に依存してリンパ球，特にナチュラルキラー（NK）細胞が増加するほか，好中球，単球，好酸球も一過性に軽度増加する．
- 運動後には数時間にわたりリンパ球と好酸球が一過性に減少する．一方，好中球はより大きな増加を示すため，1 時間を超えるような持久性の運動では好中球主体の白血球増多が生じる．
- 好中球数は短時間・高強度の運動に伴い経時的に二峰性の増加を示す．一峰目は運動で増加した血流によるずり応力で壁在プールから遊離されたもので，運動開始 1 時間以内に生じる．二峰目はコルチゾールやサイトカインを通して骨髄予備プールから動員されたもので，運動開始 2～3 時間後に生じる．
- 免疫系の細胞のなかで，運動で最も影響を受けやすいのが NK 細胞である．NK 細胞はリンパ球の 1 つで，さまざまな腫瘍細胞やウイルス感染細胞に対して細胞溶解反応を示し，特定のウイルス，細菌，真菌，寄生虫などによるコロニー形成と成長を阻害する．
- 運動が NK 細胞の数と活性に及ぼす影響は，運動の種類と強度に依存し，健常者において適度な運動を行えば NK 細胞活性は上昇し，運動の終了によって徐々に運動前の値に戻る．
- NK 細胞は運動中に放出されるアドレナリンが脾臓やリンパ節を刺激することで動員され，その数は増える．NK 細胞のアドレナリン受容体が刺激されて細胞活性が上昇すると考えられる．
- 過度な運動を行うと NK 細胞の活性は一過性に上昇するが，運動終了後に運動前の値より低下

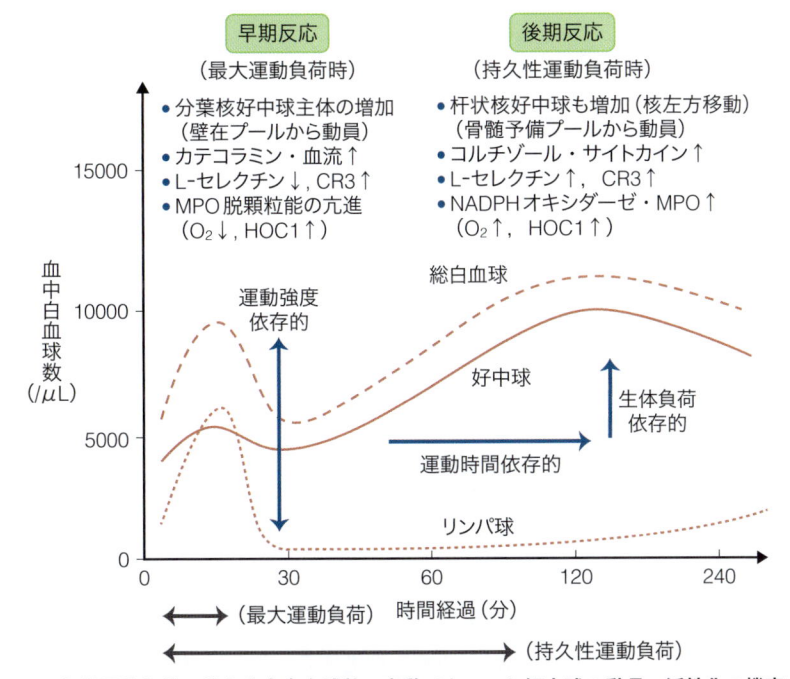

図1　急性運動負荷に伴う血中白血球数の変動パターンと好中球の動員・活性化の機序
（鈴木克彦：運動と免疫. 日本補完代替医療学会誌 1：31-40，2004 より）

し，その後，運動前の値まで回復するとされている．一時的に運動前の値以下に活性が低下する
時期は感染に対する防御機能が劣るとされる．

- スポーツ選手，コーチ，スポーツドクターの間では，集中的な激しいトレーニング中や大会中に
感染症にかかりやすいということがよく観察される．

- 長時間の運動後に NK 細胞活性が抑制される詳細なメカニズムは不明であるが，NK 細胞活性が
コルチゾールとプロスタグランジンによって抑制されると考えられている．

- マラソンやトライアスロンのような過酷な長時間運動では，競技終了後 2 週間で 50～70％の選
手が感冒症状を呈し，そのリスクは通常の 2～6 倍にもなると報告されている[2]．

- 過酷な運動により免疫能が一過性に抑制されて上気道感染症への罹患が増える様子は「open
window」と称される[3]．病原体に門戸を開放してしまうことを意味している．

- 原因としては，運動によって上気道が乾燥，冷却などの物理的影響を受け，気道上皮の線毛運動
が抑制されて病原体を排除しにくくなるほか，唾液中の IgA 濃度や NK 細胞の数・活性が運動後
に一過性に抑制されることも関係すると考えられる．

❷ 運動によるサイトカイン変動

- 肝臓や脂肪組織などで運動により誘発される因子の存在は 50 年以上前から認識されていた．骨
格筋から全身の臓器へのシグナル伝達経路は神経系だけではなく，いくつかの液性因子が骨格筋
から血液中に放出されていると考えられ，「work factor」や「exercise factor」と呼ばれていた．

- 2000 年に，コペンハーゲン大学の Pedersen らは運動中に活動している骨格筋細胞において，運
動初期から IL-6 が分泌され，その IL-6 が糖・脂質代謝に働き，運動中のエネルギー供給に関与

- していることを発見した[4]．
- 2003年に筋細胞で産生される生理活性物質は「マイオカイン」と定義された．筋線維によって産生・発現・放出され，自己分泌・傍分泌・内分泌のいずれかの作用を発揮するサイトカインおよびペプチドをマイオカインとした．
- IL-6以外にも多くのマイオカインの存在が確認され，抗がん作用を持つマイオカインも発見された．運動による生理学的効果の一部はマイオカインを介して発揮され，骨格筋は内分泌器官としても認識されるようになった．
- マイオカインは筋の増生，分化，再生に関与するだけでなく，筋内でシグナルを発し，脳，脂肪組織，骨，肝臓，腸，膵臓，血管，皮膚との筋−器官クロストークを仲介する．

❸ マイオカインの種類と作用（図2）

IL-6

- IL-6は運動中に骨格筋から分泌される．
- 傍分泌（パラクライン）形式で筋細胞の増殖を促進する．筋でのIL-6受容体の発現は運動により増加することから，IL-6に対する筋の感受性が運動により高まると考えられる．
- 一方，運動不足の状態では筋肉でのIL-6受容体が少なくなり，IL-6に対する反応性が悪くなるため，IL-6の血中濃度が上昇する．
- 糖代謝では，グルコース輸送体4（GLUT4）の細胞膜への移動と，グルコースの取り込みを促進することでインスリン抵抗性を改善する．
- また，腸と膵臓からのGLP-1分泌を刺激し，インスリン分泌を改善する．さらに，食欲調節に間接的に関与する視床下部ニューロンの活性を調節することで食欲を低下させ，胃内容排出を遅らせることで食後血糖の上昇を抑える．
- 脂質代謝では，AMPK活性化を含むメカニズムを介して脂肪の分解と酸化が増強する．
- 他のマイオカインであるβ-アミノイソ酪酸（BAIBA），FGF-21，フォリスタチンと一緒に白色脂肪細胞の褐色化に関与する．褐色化した脂肪組織はミトコンドリアを多く含み，交感神経活動によりグルコース，中性脂肪，遊離脂肪酸を効率よく代謝して熱産生に有利に働く．
- 運動による褐色脂肪細胞の誘導は，総エネルギー消費量とインスリン感受性を改善させ，脂肪や体重の減少に寄与する．
- 炎症反応に関しては，抗炎症性サイトカインであるIL-1RaとIL-10の産生が促される．IL-1RaはIL-1βのシグナル伝達を阻害しIL-10はTNF-αの合成を阻害する．
- 骨芽細胞ではオステオカルシンの産生を増加させる．
- がんにおいては，運動によりアドレナリン依存的に活性化されたNK細胞がIL-6の働きで再分配され，腫瘍抑制効果が期待できる．

脳由来神経栄養因子（Brain-derived neurotrophic factor；BDNF）

- BDNFは脳に対する運動の効果を発揮させるマイオカインである．
- 動物では長時間運動により海馬内のBDNFの増加が示されている．ヒトでは，3か月間の長時

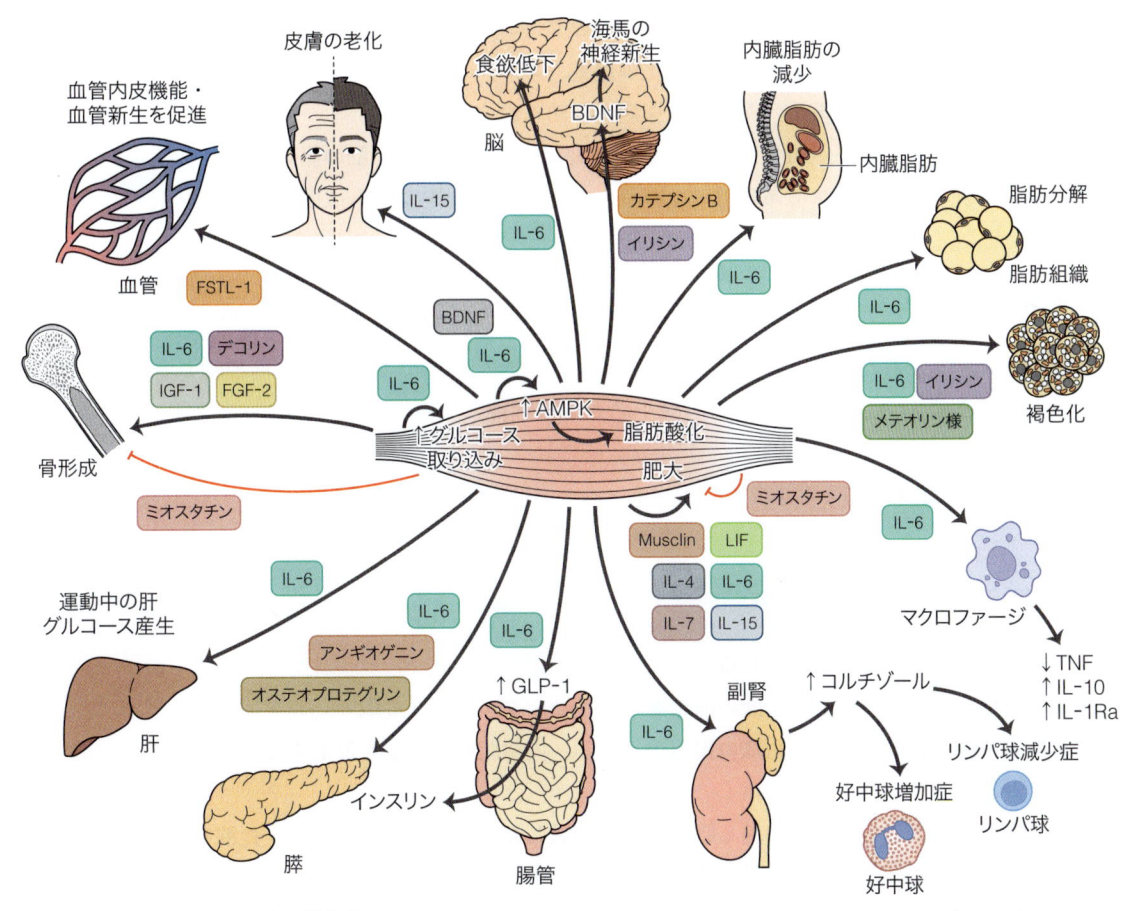

図2　マイオカインによる生理学的効果

間運動により海馬の体積の増加が明らかになっている．

- 他のマイオカインであるカテプシン B，イリシンが血液脳関門を通過して脳内の BDNF の増加を引き起こす可能性が示されている．

IL-15

- 運動により骨格筋で生成され，自己分泌作用を有する．
- 糖代謝では，骨格筋における GLUT4 の転写と膜移行を促し骨格筋のグルコース取り込みを増加させる．
- 脂質代謝では，脂肪量を減少させ，内臓脂肪組織および脂肪細胞への遊離脂肪酸の沈着を抑制する．
- 皮膚の老化を遅らせる可能性が示されている．

イリシン

- 運動後に骨格筋から分泌される．

- 糖代謝では，インスリン感受性と骨格筋へのグルコースの取り込みを改善する．
- 脂質代謝では，白色脂肪組織の褐色化の促進，エネルギー消費の増加，遊離脂肪酸の取り込みと酸化，などの働きがある．肥満や糖尿病の予防に役立つ．
- 脳の神経細胞の新生・再生に欠かせない BDNF の濃度を高め，脳の働きを促進する．
- 抗炎症性サイトカインである IL-10 の産生を促進し，TNF-αの合成阻害に関与する．

ミオスタチン

- 最初に同定された筋分泌因子で，自己分泌（オートクライン）様式で骨格筋細胞の増殖を抑える．
- 急激な運動および長期の持久力訓練や筋力増強訓練によって減少する唯一のマイオカインである．
- 糖代謝では，GLUT4 の発現を抑え，インスリン抵抗性に関連する．

β-アミノイソ酪酸（BAIBA）

- 収縮する骨格筋から分泌される．
- 骨格筋において，遊離脂肪酸の酸化を増加させ，グルコースの取り込みを促進する．
- 脂質代謝では，白色脂肪組織の褐色化を促し，内臓脂肪の分解を促進する．総エネルギー消費量の増加も確認されている．
- 視床下部において炎症を抑制し脂肪細胞を刺激してレプチン産生を促し，食欲を抑える．
- 肝臓において，脂質生成の減少と脂肪酸酸化（分解）の増加に関連する．
- 炎症性サイトカインである TNF-αを抑制する．

文献
1) 鈴木克彦：運動と免疫．日本補完代替医療学会誌 1：31-40，2004
2) Gleeson M, et al：Exercise, nutrition and immune functions. J Sports Sci 22：115-125, 2004
3) 秋本崇之，他：疫学からみたエビデンス．（特集）運動は免疫能を高めるか？臨床スポーツ医学 19：1283-1287，2002
4) Steenberg A, et al：Production of interleukin-6 in contracting human skeletal muscles can account for the exercise-induced increase in plasma interleukin-6. J Physiol（Lon- don）529：237-242, 2000

（坂野元彦）

7 運動療法の意義

- リハビリテーション治療には，理学療法（運動療法，物理療法），作業療法，言語聴覚療法，摂食機能療法，義肢装具療法，薬物療法，手術療法などの治療法がある．
- その中で，運動療法はリハビリテーション治療の基本となる治療法である．運動療法ではさまざまな疾患，障害，病態に対する効果が知られている．
- 運動療法には各種の方法があるが，周術期で重要となるのは筋力増強訓練と持久力訓練（有酸素運動）である．
- 運動負荷時における生理的反応が身体に有益な効果をもたらす．

1 骨格筋に対する効果

- 筋力増強訓練により骨格筋筋力が増強される．
- 筋力増強訓練では筋に抵抗をかける．最大筋力の 20〜30％の筋収縮を伴う運動で筋力が維持される．筋力を増強するためには，最大筋力の 30％以上の抵抗を筋にかけて訓練を行う必要がある．
- 最大筋力は，筋断面積と絶対筋力によって求められる．絶対筋力とは単位面積当たりの筋力であり，筋力増強訓練では筋断面積の拡大と絶対筋力の増加により最大筋力が増加する．
- 筋力増強訓練の開始初期の最大筋力の増加は，絶対筋力の変化により起こる．絶対筋力の変化には主に神経系が関与している．中枢神経系において興奮閾値が変化すること，末梢神経系において参加運動単位が増え収縮筋線維数が増加すること，などである．
- 訓練開始後，20〜30 日が過ぎると絶対筋力の影響は少なくなり，筋断面積の拡大（筋肥大）が生じて最大筋力が増加する．

2 心肺機能（運動耐容能）に対する効果

- 持久力訓練（有酸素運動）により心肺機能（運動耐容能）が増強される．
- 持久力訓練（有酸素運動）のエネルギー源は，骨格筋内のミトコンドリアにおいて糖質と脂質からアデノシン 3 リン酸（ATP）が合成されることによる（図 1）．
- 持久力訓練（有酸素運動）では骨格筋への持続的な酸素供給が必要であり，骨格筋での代謝により産生された二酸化炭素が効率よく排出されなければいけない．
- この酸素供給と二酸化炭素の排出は，ワッサーマンの歯車（図 2）で示される．肺での換気により取り込まれた酸素は骨格筋へ運搬される．骨格筋で産生された二酸化炭素は肺に運搬され換気

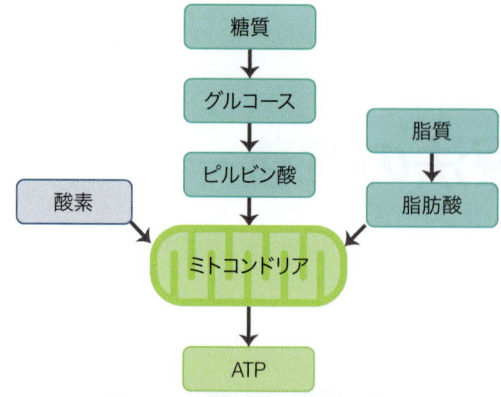

**図1　心肺機能の持久力訓練（有酸素運動）における
エネルギー産生**

ミトコンドリアで糖質と脂質が酸素と結合しアデノシン
3リン酸（ATP）が合成される．これが筋収縮のためのエ
ネルギー源となる．

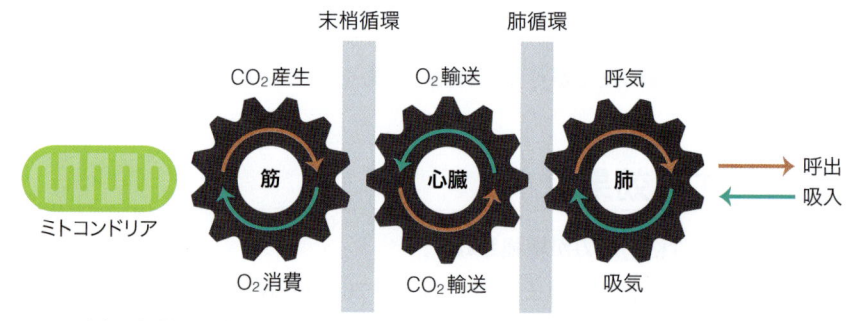

図2　酸素の供給と二酸化炭素の排出（ワッサーマンの歯車）

により排出される．
- 運動を持続させるためには，肺，心臓，骨格筋が歯車のように上手くかみ合って働く必要がある．
- 運動を開始し運動強度を徐々に増加させていくと，肺から取り込まれる酸素摂取量と排出される二酸化炭素排出量が直線的に増加していく．
- 運動強度が最大になり，これ以上増加しなくなった時点における酸素摂取量は最大酸素摂取量と呼ばれ，運動耐容能の指標となる．
- 運動耐容能を増強するためには，肺，心臓の働きが重要であるとともに，骨格筋での代謝能力を上げる必要がある．
- 心肺機能（運動耐容能）を増強するためには，最大酸素摂取量の 40〜60％の運動強度で 30 分間以上継続し，週 3 日以上行うことが推奨されている．Borg 指数による自覚的運動強度（**表 1**）では，11〜13 の「楽である」〜「ややきつい」程度の運動強度となり，速足〜ジョギング程度の運動となる．修正 Borg 指数による自覚的運動強度（**表 2**）では，3〜4 程度の運動強度となる．
- 周術期では，術前に心肺機能（運動耐容能）を増加させておくことにより，術後合併症や手術関連死亡率の改善が期待できる．

表1　Borg 指数

指数	自覚的運動強度
20	
19	非常にきつい
18	
17	かなりきつい
16	
15	きつい
14	
13	ややきつい
12	
11	楽である
10	
9	かなり楽である
8	
7	非常に楽である
6	

表2　修正 Borg 指数

指数	自覚的運動強度
0	感じない
0.5	非常に弱い
1	やや弱い
2	弱い
3	
4	多少強い
5	強い
6	
7	とても強い
8	
9	
10	非常に強い

❸ 脳血管障害に対する効果

- 運動療法は，脳血管障害における機能障害や能力低下に対する回復促進の効果がある．
- 「脳卒中治療ガイドライン 2021（改訂 2023）」において，脳血管障害急性期において早期座位・立位・歩行訓練などの運動療法が強く勧められている（推奨度 A）．
- 発症早期からの高負荷の運動療法は，通常の運動療法と比較し機能障害や日常生活動作能力を有意に高く改善することが報告されている．
- 心肺機能の持久力訓練（有酸素運動）や筋力増強訓練といった運動療法によって痙縮が増強することはない．
- 脳血管障害の片麻痺では，非麻痺側上肢の運動により麻痺側上肢の痙縮が改善することが報告されている．

❹ 内部障害（循環器疾患・呼吸器疾患・腎疾患）に対する効果

- 運動療法は循環器疾患・呼吸器疾患に対する有効な治療法であり，近年，腎疾患に対する有効性も明らかにされている．
- 循環器疾患に対する運動療法では，心肺機能の持久力訓練（有酸素運動）を中心として筋力増強訓練も併用される．身体機能の改善に加え，心血管イベント再発の抑制，死亡率の改善効果が示されている．
- 呼吸器疾患に対する運動療法の効果については，慢性閉塞性肺疾患（COPD）に対する有効性が多く報告されている．運動療法は持久力訓練（有酸素運動）や筋力増強訓練により実施される．

呼吸機能自体の改善効果は明確ではないが，息切れや健康関連 quality of life（QOL）が改善される．

・腎疾患に対する運動療法は，循環器疾患の運動療法に準じて実施されることが多い．持久力訓練（有酸素運動）と筋力増強訓練を実施する．保存期慢性腎臓病において推定 GFR が改善すること，総death亡率が改善し透析移行を抑制すること，などが示されている．

5 生活習慣病に対する効果

・生活習慣病は，食事，運動，喫煙，飲酒，ストレスなどの生活習慣が発症の原因に関与している疾患の総称であり，運動不足が大きな原因の1つとなっている．

・持久力訓練（有酸素運動）が生活習慣病の改善と予防に有効であり，軽いジョギングなどの「ややきつい」（Borg 指数：13）と感じる程度の運動を1回あたり30分間以上，週3日以上の実施が推奨されている．また，筋力増強訓練の有効性も示されている．

・最大酸素摂取量の70%以上の比較的高強度の通常歩行（早歩き）と40～50%程度の通常歩行（ゆっくり歩き）を3分間ずつ交互に行うインターバル速歩の有効性も示されており，高血糖，高血圧，脂質異常症の改善効果がある．1日15分間，週4日以上，5か月間継続することが推奨されている．

・生活習慣病を予防する機序の1つとして，運動によるエネルギー消費が生活習慣病のリスクとなる肥満の改善を促進することが考えられる．

・近年，生活習慣病に対する効果発現の機序として，運動時に活動筋から分泌される生理活性物質（マイオカイン）の役割が注目されている．マイオカインであるインターロイキン6（Interleukin-6；IL-6）は，動脈硬化に働いて高血圧を，インスリン抵抗性を低下させて高血糖を，脂質代謝を介して脂質異常を改善することも示されている．

6 がんの周術期に対する効果

・周術期における術後回復促進のための ERAS（Enhanced Recovery After Surgery）プロトコールにおいて，術後の早期離床と歩行訓練が推奨されている．

・「がんのリハビリテーション診療ガイドライン 第2版」において，消化器がんに対して術前・術後に運動療法を行うことが推奨されている．

・消化器がんの周術期における運動療法は，術後の合併症予防や運動耐容能の改善に有効であることが示されている．

・運動には，抗炎症作用，鎮痛抑制作用，創傷治癒作用があることが報告されている．

・がんを対象とした研究において，運動を継続している人は生存率が高くなるとされている．また，運動により，がんそのものの成長を抑制する可能性があることが報告されている．さらに，がん患者の疲労の改善，幸福感の向上，QOL の向上に効果があることも示されている．

● 文献

1）幸田利敬：筋力トレーニングについて．運動生理 9：131-138，1994
2）日本脳卒中学会脳卒中ガイドライン委員会（編）：脳卒中治療ガイドライン 2021（改訂 2023）．pp48-49，協和企

画，2023

3) Sakamoto K, et al：Immediate effects of unaffected arm exercise in post-stroke patients with spastic upper limb hemiparesis. Cerebrovasc Dis 37：123-127, 2014

4) 日本リハビリテーション医学会がんのリハビリテーション診療ガイドライン改訂委員会（編）：がんのリハビリテーション診療ガイドライン．第2版，pp28-36，金原出版，2019

5) Pedersen BK, et al：Exercise as medicine－evidence for prescribing exercise as therapy in 26 different chronic diseases. Scand J Med Sci Sports 25 Suppl 3：1-72, 2015

（中村　健）

8 栄養の基本

① 栄養素の分類

- 栄養素とは，主にエネルギー源として使用するために，もしくは身体組織を構成するために，体外から取り込まれる成分である.
- 栄養素は糖質，脂質，タンパク質，ビタミン，ミネラルに大別される．これらのうち糖質，脂質，タンパク質が3大栄養素である.

▶糖質

- 糖質は，その分子の大きさ（結合している分子の数）から，グルコース（ブドウ糖）やフルクトース（果糖）などの単糖類，ラクトース（乳糖）やスクロース（ショ糖）などの二糖類，でんぷんなどの多糖類に分類される.
- 糖質は，生体の各臓器の主なエネルギー源となる.
- 糖質のエネルギー密度（栄養素1gが代謝されることで産生される熱量）は，4 kcal/g である.

▶脂質

- 脂質は，トリグリセリド（グリセロールに3つの脂肪酸が結合したもの．中性脂肪と同義），リン脂質，コレステロールに大別されるが，食物中および体内に存在する脂質の大部分はトリグリセリドである.
- トリグリセリドは脂肪細胞に蓄積されて，糖質同様に生体のエネルギー源となる．一方で，リン脂質とコレステロールは，細胞膜やホルモンの原料となる.
- 脂質（トリグリセリド）のエネルギー密度は，9 kcal/g である.

▶タンパク質

- タンパク質は，多数のアミノ酸が重合した高分子化合物である.
- タンパク質を構成するアミノ酸は20種類あるが，そのうち9種類の必須アミノ酸〔トリプトファン，ロイシン，リシン（リジン），バリン，トレオニン（スレオニン），フェニルアラニン，メチオニン，イソロイシン，ヒスチジン〕は体内では合成されないため，食物から摂取する必要がある.

- タンパク質は，主に生体の細胞の構成成分（身体の各組織の原材料）として利用される．しかし，糖質や脂質が不足した状態では，タンパク質から分解されたアミノ酸がエネルギー源となる．
- タンパク質のエネルギー密度は，4 kcal/g である．

2 糖質の消化・吸収と代謝

▶糖質の消化・吸収

- 単糖類はそのままで，二糖類は小腸に存在するラクターゼやスクラーゼにより単糖類（主にグルコース）に分解される．多糖類は唾液および膵液中のアミラーゼと小腸のマルターゼにより単糖類に分解されて，糖輸送担体によって小腸の粘膜上皮細胞に吸収される．
- 吸収された糖質は，門脈を経て肝臓，全身に運ばれる．

▶糖質の代謝

- 各臓器細胞に運ばれたグルコース（もしくは貯蔵されていたグリコーゲンが分解されたグルコース）は，まずは解糖系に入り，複数の段階を経てピルビン酸にまで分解される．
- 解糖系に続く代謝経路（エネルギー産生経路）は，嫌気的条件下と好気的条件下で異なる（図1）．
- 嫌気的条件下では，ピルビン酸が乳酸に変換されることで代謝反応が終了する．この場合，1分子のグルコースから2分子のATPが産生されることとなる．
- 好気的条件下では，解糖系で産生されたピルビン酸がさらに酸化されてアセチルCoAとなる．そのアセチルCoAが，TCA回路（クエン酸回路）に入り代謝される．
- TCA回路では，補酵素であるNADHやFADH2が生じるが，これらが電子伝達系に渡されることで酸化的リン酸化が進み大量にATPが産生される．結局，好気的条件下では（TCA回路が回ると）1分子のグルコースから38分子のATPが産生されることとなる．
- 過剰摂取などにより余剰となったグルコースは，グリコーゲンとなって肝臓や骨格筋に貯蔵される．肝臓に貯蔵されたグリコーゲンは，血糖の調節（血糖を高めるため）に利用される．一方で，骨格筋に貯蔵されたグリコーゲンは，筋活動時のエネルギー源としてのみ利用される．
- さらに，グリコーゲンとして貯蔵しきれなくなった場合には，グルコースはトリグリセリド（中性脂肪）に変換されて脂肪細胞に貯蔵される．

3 脂質の消化・吸収と代謝

▶脂質の消化・吸収

- 食物として摂取されたトリグリセリドは，主に膵液中のリパーゼ（ステアプシン）によって脂肪酸とモノグリセリドに分解される．
- 脂肪酸とモノグリセリドは，エマルジョン（乳濁液）となった後に胆汁酸と混合ミセルを形成し，その状態で小腸の粘膜上皮細胞に吸収される．
- 小腸の粘膜上皮細胞に吸収された後に，同細胞内で脂肪酸とモノグリセリドは，再びトリグリセ

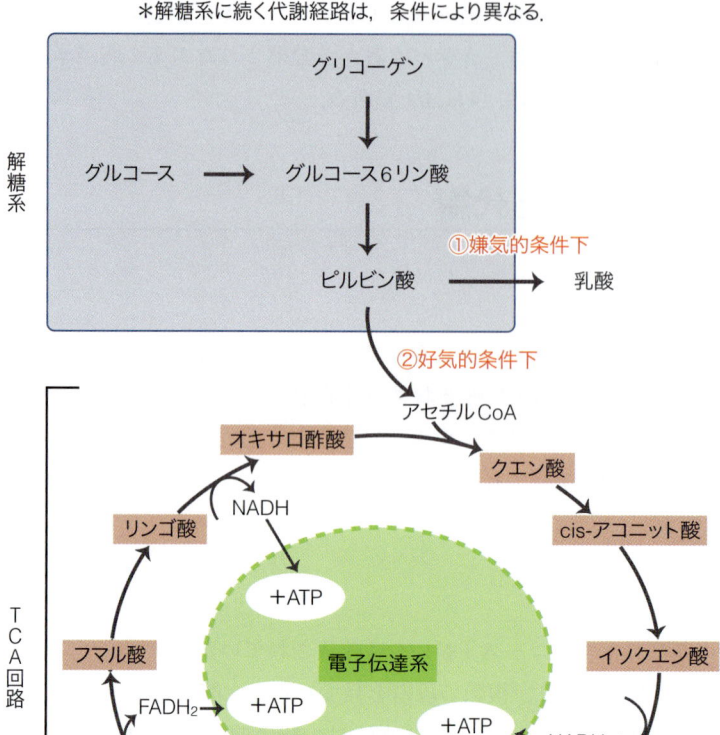

＊解糖系に続く代謝経路は，条件により異なる．

図1 糖質の代謝
ピルビン酸生成後の代謝経路は，嫌気的条件下と好気的条件下で異なる．嫌気的条件下ではピルビン酸は乳酸となるのに対して，好気的条件下ではアセチル CoA となり TCA 回路に入る．

リドに再合成される．再合成されたトリグリセリドは，タンパク質（アポタンパク）と結合してカイロミクロンとなり，リンパ管から胸管を経た後に脂肪組織に至る．

●脂質の代謝

- エネルギー需要が高まると，脂肪組織中のトリグリセリドは脂肪酸に分解されて血中に放出され，次いで筋に取り込まれる（図2）.
- 骨格筋に取り込まれた脂肪酸は，ミトコンドリア内でβ酸化を受けて数分子のアセチル CoA となる．そのアセチル CoA が TCA 回路に入ることで，ATP が産生される．

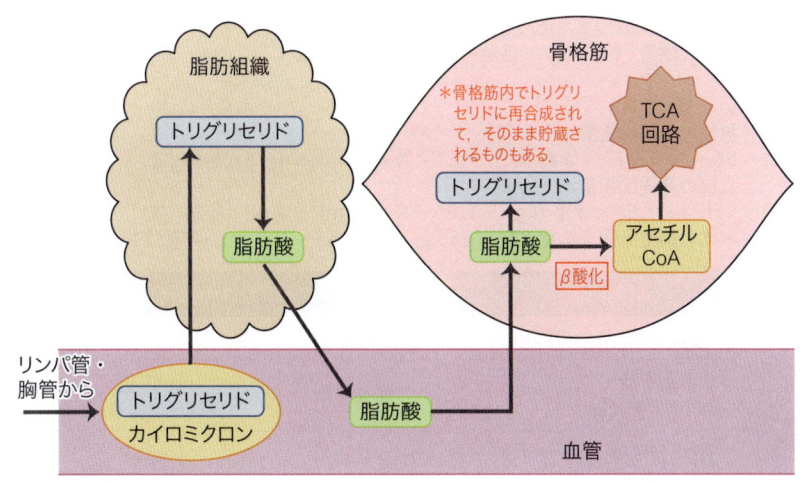

図2 脂質の代謝
骨格筋に取り込まれた脂肪酸は，β酸化を受けてアセチルCoAとなってから，TCA回路に入る．

④ タンパク質の消化・吸収と代謝

▶タンパク質の消化・吸収

- タンパク質は，胃でペプシンによる分解を，さらには小腸でトリプシンとキモトリプシン（いずれの酵素も膵臓から分泌されて，小腸で活性化される）による分解を受けて，アミノ酸となる．そして，アミノ酸のままで，小腸の粘膜上皮細胞に吸収される．
- 吸収されたアミノ酸は，門脈を経て各組織に至り，そこで再びタンパク質に合成される．ただし，一部のアミノ酸はタンパク質に合成されることなく，そのままの形で（遊離アミノ酸として）筋，血中，肝臓などに存在する．

▶タンパク質の代謝

- 飢餓時や長時間の運動後などにおいては，筋のタンパク質がアミノ酸に分解されて，それが肝臓で糖新生（グルコースの産生）に利用される．遊離アミノ酸も糖新生の材料となりうる．
- 例外的に分岐鎖アミノ酸（バリン，ロイシン，イソロイシン）は，直接的に筋に取り込まれて，そこでエネルギー源として利用される．

⑤ エネルギー必要量

- 1日あたりのエネルギー必要量は，図3に示すように，基礎代謝量，活動係数（活動の程度を示す），ストレス係数（ストレス負荷の程度を示す）から算出される．基礎代謝量は，Harris-Benedictの式から算出される．
- エネルギー必要量は，簡易的に {25〜35 kcal/kg×体重 (kg)} kcal として算出することもできる．
- 総エネルギー量のうちで，タンパク質のエネルギー比率が10〜20%となるのがよい．タンパク

■ 1 日あたりのエネルギー必要量（kcal/日）
＝基礎代謝量（kcal/日）×活動係数×ストレス係数

Harris-Benedict の式
・男性の基礎代謝量（kcal/日）
＝66.47＋13.75×体重（kg）＋5.0×身長（cm）－6.76×年齢（歳）
・女性の基礎代謝量（kcal/日）
＝655.1＋9.56×体重（kg）＋1.85×身長（cm）－4.68×年齢（歳）
＊本式の適用条件：体重 25〜125 kg，身長 151〜200 cm，年齢 21〜70 歳

活動係数		ストレス係数	
寝たきり	1.0〜1.1	飢餓状態	0.6〜1.0
ベッド上安静〜ベッドサイド訓練	1.2	術後早期	1.1〜1.8（侵襲度による）
ベッド外活動（車いす乗車）	1.3	骨折	1.1〜1.3
歩行〜軽労働	1.3〜1.5	重症感染症・敗血症	1.1〜1.5
一般職業従事	1.5〜1.7	熱傷	1.2〜2.0（深達度と面積による）
		褥瘡	1.1〜1.6
		発熱	1℃上昇ごとに＋0.13

図3　1 日あたりのエネルギー必要量の算出
まずは Harris-Benedict の式から基礎代謝量を算出し，それに活動係数とストレス係数を掛ける.

質の 1 日あたりの必要摂取量は，健常人であれば 0.8〜1.0 g/kg（体重）程度である. ストレスレベルが高まっている場合には，タンパク質の投与量を増すようにする.

6 ビタミンとミネラル

▶ ビタミン

- ビタミンは，体内における有機物の代謝や，生理機能の維持に必須の栄養素である.
- ビタミンは体内で合成されないため，食物から摂取する必要がある.
- ビタミンはその溶解性によって水溶性ビタミン（B_1，B_2，B_6，B_{12}，ナイアシン，葉酸，パントテン酸，ビオチン，ビタミン C）と，脂溶性ビタミン（A，D，E，K）に大別される.
- 各ビタミンの生理作用とその欠乏症状を表1 としてまとめた.
- 脂溶性ビタミンが過剰に摂取された場合は，それが体脂肪に蓄積されることとなり過剰症が出現する. たとえば，ビタミン A の過剰摂取は脳圧亢進，食欲不振，不眠，脱毛などを引き起こし，ビタミン D の過剰摂取によって腎障害がみられる.

▶ ミネラル

- ミネラルは，一般的な有機物（糖質，脂質，タンパク質）に含まれる「4 元素（炭素，酸素，水素，窒素）」以外の無機成分である（無機質とも称される）.

表1 各ビタミンの生理作用と欠乏症状

	種類	生理作用	欠乏症状
水溶性 ビタミン	ビタミンB₁ (チアミン)	糖質代謝，神経・消化器・心臓の機能維持	脚気，多発性神経炎
	ビタミンB₂ (リボフラビン)	電子伝達系，酸化還元反応	口角炎，舌炎，皮膚炎
	ビタミンB₆ (ピリドキシン)	脂質・タンパク質代謝	脂漏性皮膚炎，多発性神経炎
	ビタミンB₁₂ (シアノコバラミン)	赤血球の生成，葉酸代謝，タンパク質の生成	悪性貧血，亜急性連合性脊髄変性症
	ナイアシン (ニコチン酸アミド)	酸化還元反応	ペラグラ，胃炎
	葉酸	ヘモグロビンの生成，核酸の生成	巨赤芽球性貧血
	パントテン酸	糖質・脂質・タンパク質代謝	皮膚炎
	ビオチン	糖質・脂質・タンパク質代謝	皮膚炎，嗜眠，免疫能低下
	ビタミンC (アスコルビン酸)	コラーゲンの生成	壊血病
脂溶性 ビタミン	ビタミンA	成長促進，上皮組織の維持，視覚機能，生殖機能，免疫機能，制がん作用	夜盲症，成長抑制，眼球乾燥，免疫能低下，生殖機能低下
	ビタミンD	カルシウムとリンの吸収，骨形成	クル病，骨軟化症
	ビタミンE	生体膜の維持，抗酸化作用	筋萎縮，不妊症
	ビタミンK	血液凝固因子生成，骨形成	血液凝固異常，骨形成不全，肝障害

- 13種類存在するミネラルは，1日あたりの必要摂取量が100 mg以上の多量ミネラル(ナトリウム，カリウム，カルシウム，マグネシウム，リンの5種類)と，それが100 mg未満の微量ミネラル(鉄，亜鉛，銅，マンガン，ヨウ素，セレン，クロム，モリブデンの8種類)に大別される．たとえば，1日あたりの必要摂取量はナトリウムが約1,300〜2,300 mg(60〜100 mEq)，カリウムが約1,500〜2,300 mg(40〜60 mEq)である．
- 主なミネラル(多量ミネラル)の生理作用を表2としてまとめた．
- ナトリウムとカリウムの血中濃度は，アルドステロンによって調節される．アルドステロンの分泌により尿細管におけるナトリウムの再吸収が高まり，同時にカリウムの再吸収が低下する．
- カルシウムの血中濃度は，副甲状腺ホルモン(パラトルモン)により高まり，カルシトニンにより低下する．

7 生体内の水分平衡

- 健常状態にある場合，水分平衡として水分摂取量と水分排泄量のバランスがとれるように(両者が等しくなるように)自ずと調節されている．
- 1日あたりの水分必要量は，① $\{30\sim40\ \mathrm{mL/kg}\times$体重$(\mathrm{kg})\}$ mL/日，② $\{1\ \mathrm{mL/kcal}\times1$日あたりの必要エネルギー量$(\mathrm{kcal})\}$ mL/日，③ $\{1,500\ \mathrm{mL/m^2}\times$体表面積$(\mathrm{m^2})\}$ mL/日などとして算出される．

表2 主なミネラルの生理作用

種類	生理作用
ナトリウム	細胞外液の浸透圧調節 神経・筋の興奮性維持
カリウム	細胞内液の浸透圧調節・酸塩基平衡調節 神経・筋の興奮性維持
カルシウム	筋の収縮 骨・歯の形成 酵素の活性化 血液凝固
マグネシウム	神経・筋の機能維持（抑制） 骨・歯の形成 酵素の活性化
リン	エネルギー授受（ATP） 骨，歯の形成 核酸の構成成分 細胞膜の構成成分（リン脂質）

- 成人における1日あたりの水分摂取量は一般的に，食物から800〜1,000 mL，飲水として500〜1,500 mL，代謝水（好気的解糖によって産生される水分）が250〜300 mLとなる．
- 一方で，1日あたりの水分排泄量は，尿として500〜1,600 mL，糞便中に150〜200 mL，不感蒸泄（汗，皮膚からの蒸散，呼気中の水分）として900〜1,000 mLとなる．ただし，尿量や不感蒸泄量は，身体状態によって大きく変動する．

● 文献
1) 馬場重樹, 他：栄養素の役割. 久保俊一, 他（総編集）：リハビリテーション医学・医療における栄養管理テキスト. pp 28-32, 医学書院, 2022
2) 神谷貴樹：三大栄養素の代謝と機能. 佐々木雅也（編）：栄養療法ハンドブック. 改訂第2版, pp 12-15, 南江堂, 2019

（角田　亘）

9 周術期の栄養管理

- 手術患者を安全に，早期回復させるには，術前から術後にかけての栄養管理が重要である．
- 周術期の栄養療法に関しては，これまで多くの科学的根拠が示され，欧州臨床栄養代謝学会（The European Society for Clinical Nutritional and Metabolism, ESPEN）[1]，米国静脈経腸栄養学会（American Society for Parenteral and Enteral Nutrition, ASPEN）[2]，日本静脈経腸栄養学会（Japanese Society for Parenteral and Enteral Nutrition, JSPEN）[3]からガイドラインが公表されている．
- 術後の合併症を防ぎ早期回復を促進するために，これまでさまざまな研究が行われ，それらの成果をまとめて取り入れた患者管理法が推奨されている．
- 欧州の ESPEN が推奨する管理法は「ERAS（Enhanced Recovery After Surgery）」と命名され，同様の管理法は米国の ASPEN により「Fast Track」と呼ばれている．また，わが国の JSPEN は，「Essential Strategy for Early Normalization after Surgery with patient's Excellent satisfaction（ESSENSE）」と命名されている．これらにより手術関連死亡率・合併率は低下している．
- 周術期管理法において，これらの生体侵襲反応の軽減，身体活動性の早期自立，栄養摂取の早期自立，周術期不安軽減と回復意欲などがポイントとなる栄養に関する項目が多く，周術期において栄養管理がいかに重要であるかが示されている．
- 周術期栄養管理のプロトコールでは，患者の初診時から入院，手術，退院までの一連の周術期管理を多職種のチーム医療で実施することが重要で，管理栄養士や看護師との連携が必要である．
- 超高齢社会になり，栄養障害を伴う高齢者の手術が増加しており，周術期の綿密な栄養管理の計画実施が肝要となっている．

1 術前の栄養管理

- 術前の栄養状態は，手術成績ならびに術後合併症，さらには生存期間に大きな影響を与える．
- ERAS の術前栄養に関する項目として，周術期の経口摂取，術前夜・当日朝の炭水化物液の経口摂取がある[4]．
- 術前に栄養スクリーニングを含む栄養評価を実施し，患者の術前栄養を把握することが重要である．特に，厳格に食事制限されている糖尿病患者や高齢者は，摂取栄養量が必要栄養量に達していないことがしばしばあり，糖尿病専門医や管理栄養士と連携して適切な栄養評価と栄養療法を行わなければならない．

表1　ESPEN が推奨する術前栄養スクリーニング NRS 2002

		軽度	中等度	高度
		スコア1	スコア2	スコア3
栄養状態	BMI 食事摂取量（1週間摂取量） 体重減少（≧5%）	>20.5 50～70% 3か月	18.5～20.5 25～50% 2か月	<18.5 <25% 1か月
疾患手術重症度		軽度	中等度	高度
年齢		>70歳		

▶術前の栄養スクリーニング

- 栄養スクリーニングは，患者の栄養リスクを抽出し，栄養療法を行うべきか否かの判断を行うことが目的である．最も代表的な術前栄養スクリーニングは，ESPEN が推奨する NRS 2002（Nutritional Risk Screening Score）が使用される（表1）．これは，体重減少，BMI，食事摂取量，病気の重症度，年齢の5項目で判定され，スコアが3点以上はリスクありと判断される．

▶術前の栄養評価

- 術前の栄養評価の目的は，手術侵襲に耐えうる身体であるか否かを判定することである．そのため，身体測定，臨床検査，摂食嚥下機能の評価などから総合的に行う必要がある．
- 近年，周術期ならびに生存期間の予後不良因子としてサルコペニアが注目されている．サルコペニアは加齢に伴う骨格筋量の低下を意味し，握力，歩行速度，筋量により診断する Asian Working Group for Sarcopenia（AWGS）[5]（2019年に改訂版「AWGS 2019」）が広く普及している（⇒ 86 頁参照）.
- 術前に正確な栄養評価を行い，必要に応じて栄養療法を行うことで，手術成績の向上が期待できる．

▶術前栄養療法

- ERAS では術前に絶飲食をしないことを推奨している．術前の絶食を避けることでインスリン抵抗性が低下し術後高血糖を回避でき，手術患者の術前・術後の QOL が高まるとされている[4].
- ERAS では手術前日の夕食まで通常の食事を行ったうえで，術前炭水化物液の摂取を推奨している．
- わが国では，炭水化物液に代わって，経口補水液（OS-1）による術前経口補水療法により術前輸液を廃止する報告がある[6].　このように，栄養障害のない患者において，手術前の絶食期間を避けることが重要である．
- 術前に栄養障害があると，術後合併症ならびに手術関連死のリスクが高くなる．そのため，栄養障害がある場合，術前栄養療法を行うことで，合併症発症率は低下する．
- 術前の栄養療法において，生理的な機能を回復させるのに4～7日間，体内のタンパク質を回復

させる場合は 7～14 日間の栄養療法期間が必要である[1].

- 腸管を使用した栄養管理を行うことで，感染防御能改善と早期回復を図る．術前炭水化物液経口摂取では患者の口渇・不安が軽減されるとともに，糖代謝の改善や筋萎縮の予防も期待できる．
- 術前の栄養療法は経口摂取が望ましい．管理栄養士による外来栄養指導により食生活の是正を行うことが重要である．すなわち，タンパク質やエネルギーの補強が行えるように，糖尿病であれば血糖管理できるように栄養指導が必要である．
- 通常の食事摂取が困難で栄養摂取が必要な場合は，経口的栄養補助（oral nutrition supplements；ONS）として経腸栄養剤や濃厚流動食の摂取が必要である．一方，消化管通過障害がある場合は，静脈栄養が余儀なくされることもある．

② 術後の栄養管理

- 手術侵襲により，術後はエネルギー消費量が増大し，骨格筋タンパク質や脂肪の分解が亢進する．インスリン抵抗性の状態となり高血糖が生じやすくなる．このような術後変化に対応し手術侵襲から早期に回復するために適切な栄養管理が大切になる．

▶ ERAS における術後の栄養プロトコール

- ERAS の概念が普及するまでは，術後腸管機能の回復を考慮し，また消化管吻合の負担を軽減して縫合不全などの合併症発症を予防する目的で，術後の経口摂取開始は慎重になされてきた．
- 手術直後には経鼻胃管を留置して持続点滴のもと絶飲食とし，排ガスがみられた後に経鼻胃管を抜去して少量の飲水を開始するのが標準的な術後栄養管理であった．
- ERAS による術後の早期回復を目指したプログラムでは，術後経口栄養をできるだけ早く開始し，手術ストレスに関連した異化亢進や消化管機能障害を起こす要因を排除することが推奨されている[4].
- 一般的に，術後の ONS または食事の経口摂取は術直後から可能である．大腸がんの手術では，多くの病院で術後数時間で経口摂取により ONS が開始され，術当日もしくは術後 1 日目から常食が提供されている．
- 従来の術後食は，重湯，3 分粥，5 分粥，7 分粥，全粥，普通食といったステップを踏む形式であったが，これを有用とするエビデンスは乏しかった．
- 一方，胃切除術や膵頭十二指腸切除術の診療ガイドラインでは，いずれも術後に制限のない普通食の早期経口栄養が推奨されている．ただし，経口摂取が順調に進まない場合は，慎重に食事を進める必要があると記載されている[7, 8].

▶ 術後経腸栄養管理

- 頭頸部がんや消化管がんの術後や摂食嚥下障害がある場合は，経口摂取が困難であり術後 24～36 時間以内の早期経腸栄養開始が有用である．
- 経腸栄養は，静脈栄養に比べ，腸管粘膜の萎縮予防，免疫能の維持による bacterial translocation の回避，代謝反応の亢進抑制，胆汁うっ滞の回避，消化管の生理的機能の維持，などに利点があ

る．また，カテーテル関連の感染症がなく長期管理が可能である．

- 周術期に長期の絶食期間が必要な場合や，経口摂取量が必要エネルギー量の 50％に達しない状態が続く場合は，腸管を使用した経腸栄養が原則である．

▶術後静脈栄養

- 上述したように術後の栄養投与経路は，経口栄養・経腸栄養が第一選択である．
- 術後のイレウス，腸管の虚血，消化管出血，重度の下痢などにより消化管が使用できず，長期絶食あるいは必要エネルギー量の 50％以下の状態が続く際は経静脈栄養が優先される．
- 経静脈栄養は消化管を使用しないので，腸粘膜の萎縮に伴いバリア機能が失われ，bacterial translocation を生じるリスクが高い．また，カテーテルによる血流感染症から敗血症が生じるリスクもあり，注意が必要である．

▶膵切除術後の長期栄養管理

- 膵切除術後には，膵外分泌機能の低下による脂肪性下痢や膵頭神経叢郭清による神経性下痢などの合併症が生じる．術後の ADL が低下し，再発予防のための術後補助化学療法の遅延・中止の原因となる．
- このような重篤な下痢に対しては，高力価膵消化酵素補充薬（リパクレオン®）や止痢薬の投与を早期から行い，排便コントロールを行うことが重要である．
- 膵切除術後の長期栄養管理において重要なことは，耐糖能異常と非アルコール性脂肪性肝疾患（nonalcoholic fatty liver disease；NAFLD）の対策である．膵切除術後は，高頻度に糖尿病の発症ならびに増悪を認めるため，糖尿病専門医や管理栄養士と連携して継続的な血糖コントロールが重要である．
- 膵切除術後の NAFLD は，術後摂取障害や脂肪吸収障害により肝臓での脂肪酸欠乏状態が惹起され，糖質から脂肪酸合成が増加して肝細胞内に中性脂肪が蓄積することで生じる．NAFLD に対しては，高力価膵消化酵素補充薬の投与が有用である[9~12]．

文献

1) Weimann A, et al：ESPEN Guidelines on Enteral Nutrition：Surgery including organ transplantation. Clin Nutr 25：224-244, 2006
2) ASPEN Board of Directors and the Clinical Guidelines Task Force. Guidelines for the use of parenteral and enteral nutrition in adult and pediatric patients. JPEN J Parenter Enteral Nutr 26：1SA-138SA, 2002
3) 日本静脈経腸栄養学会（編）：静脈経腸栄養ガイドライン．第 3 版，照林社，2013
4) Fearon KC, et al：Enhanced recovery after surgery：A consensus review of clinical care for patients undergoing colonic resection. Clin Nutr 24：466-477, 2005
5) Akishita M, et al：Sarcopenia in Asia. This supplement was published with the support of Nutritional Center for Geriatrics and Gerontology. Geriatr Gerontol Int 14(Suppl 1)：1-7, 2014
6) Taniguchi H, et al：Preoperative fluid and electrolyte management with oral rehydration therapy. J Aneth 23：222-229, 2009
7) Lassen K, et al：Guidelines for perioperative care for pancreaticoduodenectomy：Enhanced recovery after surgery （ERAS) Society recommendations. Clin Nutr 31：817-830, 2012
8) Mortensen K, et al：Consensus guidelines for enhanced recovery after gastrectomy：Enhanced recovery after surgery （ERAS) society recommendations. Br J Surg 101：1209-1229, 2014

9) 伊佐地秀司：膵機能低下と NAFLD/NASH 発生―膵頭十二指腸切除例の危険因子解析と治験経験から．酸化ストレスと肝疾患 8：119-129，2012

10) Nagai M, et al：Effects of pancrelipase on nonalcoholic fatty liver disease after pancreaticoduodenectomy. J Hepatobiliary Pancreat Sci 21：186-192, 2014

11) Satoi S, et al：Do pancrelipase delayed-release capsules have a protective role against nonalcoholic fatty liver disease after pancreatoduodenectomy in patients with pancreatic cancer？ A randomized controlled trial. J Hepatobiliary Pancreat Sci 23：167-173, 2016

12) 羽鳥　隆，他：膵切除後の脂肪肝の予防と治療．クリニシアン 60：778-782，2013

（廣野誠子）

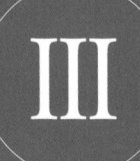

周術期のリハビリテーション診療の実際

1 受診時からのリハビリテーション診療（診断・治療・支援）の流れ

- 消化器外科の手術には，良性疾患に対する手術，悪性疾患に対する手術，移植術などがあり，手術は待機手術と緊急手術に大別される．また，悪性疾患に対する手術では，術前・術後に補助化学療法や放射線療法を行う場合もある．
- したがって，リハビリテーション科受診時からのリハビリテーション診療（診断・治療・支援）の流れは，疾患（悪性疾患の場合には進行度），予定手術術式，手術日程・時間，予定麻酔法，術前・術後補助化学療法や放射線療法の有無によって大きく異なる．
- ただし，どのような疾患に対する手術であっても，術前にリハビリテーション科医の診断（診察・評価・検査），術後のリハビリテーション科医による定期的な診察と早期離床は必須である．
- 本項では，消化器がんのうち食道がんを中心に周術期のリハビリテーション診療（診断・治療・支援）の実践的な流れを提示する（図1）．

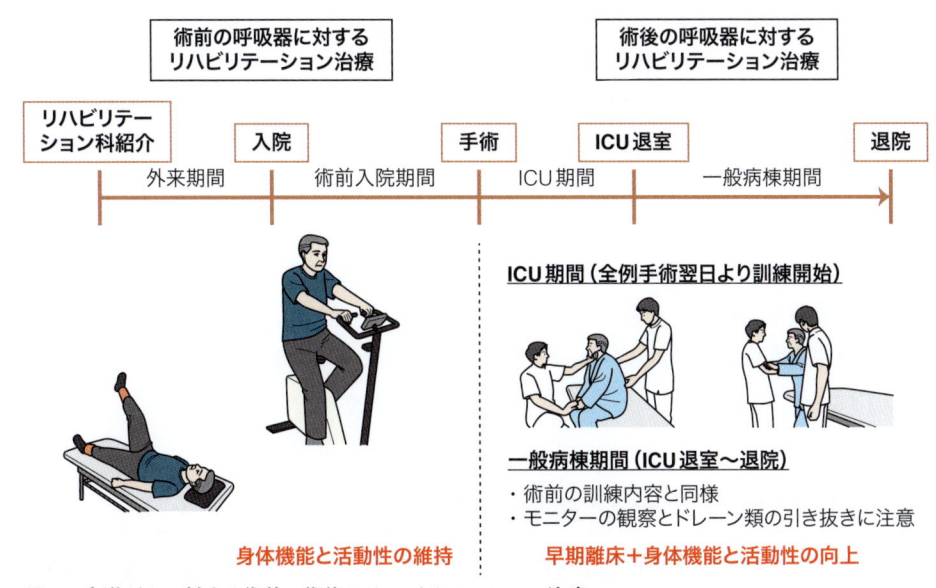

図1 食道がんに対する術前・術後のリハビリテーション治療

〔酒井良忠：がん．久保俊一，他（総編集）：総合力がつくリハビリテーション医学・医療テキスト．p548，日本リハビリテーション医学教育推進機構，2021 より〕

① 術前の診断（診察・評価・検査）

- 消化器外科で診断が確定して手術が予定された場合には，速やかに消化器外科医からリハビリテーション科医に院内紹介してもらう．
- まず，リハビリテーション科医が身体機能や社会的背景を含めた診察を行う．その際，疾患の進行度や消化器外科における治療方針なども確認する．
- たとえば食道がんでは c Stage Ⅱ，Ⅲ（Ⅱ期，Ⅲ期）と診断された場合に，術前の化学療法を行うことがある．
- 術前化学療法を行う前に身体機能を評価したうえで術前の運動療法を主体としたリハビリテーション治療を行う．患者の運動療法は，術後の早期離床や ADL の回復に有効であり，社会復帰が容易になること，早期社会復帰に直結することの理解を促す．

② 術前の化学療法中のリハビリテーション治療

- 術前化学療法は入院して実施されることが多いため，化学療法実施計画を確認して，入院日に再診察を行う．
- 再診察後は療法士への指示のためにリハビリテーション処方を作成し，運動療法を中心とした術前リハビリテーション治療を開始する．
- 保険診療上は 2010 年にがん患者リハビリテーション料が算定可能となった．
- がん患者リハビリテーション料は，がん治療のために入院している患者に対して，がんやがんの治療により生じた疼痛・筋力低下などによる二次障害を予防し，運動機能や生活機能の低下を防ぐことを目的としている．
- 2020（令和2）年度の診療報酬改定では，従来8つあったがん患者リハビリテーション料の算定患者要件が2つにまとめられた．がんの種類や手術方法にかかわらず，手術，骨髄抑制をきたしうる化学療法，放射線治療などが行われているか，もしくはその予定の場合はすべて適用となった．
- がん患者リハビリテーション料は入院患者のみ算定が可能であり，外来患者は算定できない．外来におけるリハビリテーション治療に関する保険診療については検討が必要である．
- がん患者リハビリテーション料の算定にはリハビリテーション総合実施計画書を毎月作成する必要がある．処方後は早期に多職種によるカンファレンスを行い，リハビリテーション総合実施計画書を作成する．
- 入院中は，リハビリテーション科医による定期的な診察を行い，運動療法を中心としたリハビリテーション治療を実施する（図2）．
- 術前化学療法期間中は定期的に身体機能評価を行うことが望ましい．少なくとも入院後と退院前には必ず行う．

③ 術後のリハビリテーション治療

- 術前化学療法が終了し，手術目的で入院する際には，改めて消化器外科医からリハビリテーション科医に院内紹介してもらい，化学療法の効果や手術日程，術式などの情報を共有する．
- その後，再診察し，患者に早期離床の重要性を再度説明して，改めてリハビリテーション処方を

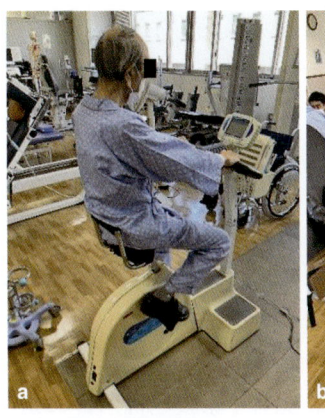
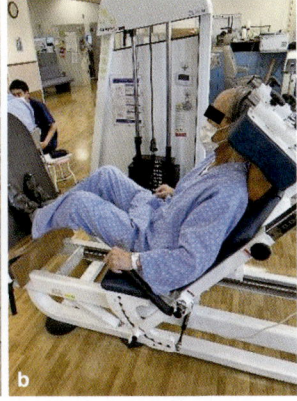

図2　術前化学療法中のリハビリテーション治療（運動療法）
a：持久力訓練，b：筋力増強訓練．

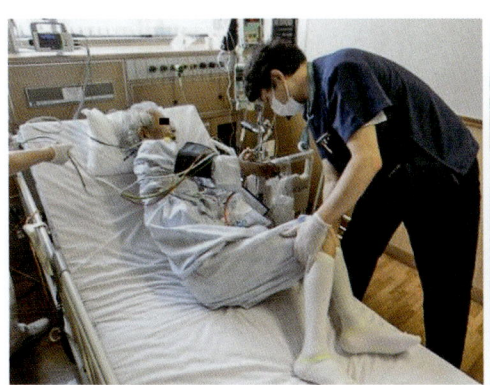
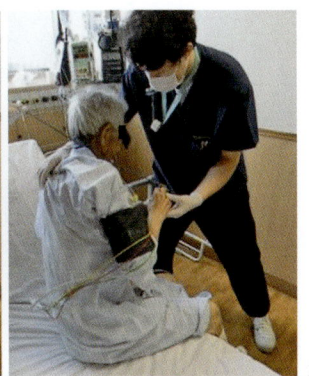

図3　術後の早期離床

作成する．

- 食道がんでは手術の約1週間前および手術後に，呼吸器の訓練を行うことで，術後経過が良好になることが医学的に期待できる場合には，呼吸器リハビリテーション料で算定することも可能である．
- 呼吸器リハビリテーション料は，消化器領域では食道がんのほか，胃がん，肝臓がん，大腸がん，膵がんで算定可能である．
- 呼吸器リハビリテーション料で算定する場合には，リハビリテーション実施計画書またはリハビリテーション総合実施計画書の作成が必要である．
- 術翌日には必ずリハビリテーション科医が診察し，術式・手術時間・麻酔時間・出血量・輸血量・輸液量，バイタルサイン，各種のモニター・ライン・投与薬などを確認する．
- バイタルサインが安定していれば，術後1日目から離床を開始する（図3）．
- 離床後，病棟内歩行が可能となれば，リハビリテーション室で運動療法（訓練）を行う．
- リハビリテーション室ではエルゴメーターでの持久力訓練や下肢の筋力増強訓練を開始し，退院まで連日継続する．その間の定期的な診察が必要である．

❹ リハビリテーション支援

- 手術によって身体機能が低下している場合，退院後の生活で介助が必要な場合がある．特に高齢者では問題になる．
- 退院後，高齢者では介護保険による通所リハビリテーションや訪問リハビリテーションを受けることが可能である．退院後に介護の必要性が予想される患者では，入院中に要介護認定の申請を行い，介護認定が出たら，介護サービスの中でリハビリテーションマネジメントの導入を検討する．
- 身体障害者手帳を有する患者では障害者総合支援法の下でサービスを受けることも可能である．
- 患者の身体機能や社会的背景などを考慮し，患者や家族（介護者）に退院後の自主訓練の方法や介助方法の指導を行う．また，住環境の調整などの支援も必要に応じて行う．
- がん患者は，身体症状のみならず精神心理面など，多岐にわたる問題を抱えていることが多く，これらの問題は患者の QOL に影響を及ぼす．
- リハビリテーション科医は，がん患者の問題を多面的に捉え，医療チームを構成する各職種の専門性を生かしながら患者の QOL 改善に取り組む．

🔹**文献**
1) 酒井良忠：がん．久保俊一，他(総編集)：総合力がつくリハビリテーション医学・医療テキスト．日本リハビリテーション医学教育推進機構，2021
2) 日本食道学会(編)：食道癌診療ガイドライン 2022 年版．第 5 版，金原出版，2022

（三上幸夫）

2 インフォームド・コンセント

- リハビリテーション科医は診察を含め，患者の活動に関する診断を行い，専門の職種とともにリハビリテーション治療計画を立案し，リハビリテーション支援についても検討する．患者にはリハビリテーション診療（診断・治療・支援）の流れを説明する．
- がん患者には，術後の早期離床などをリスクと思い込んでいる場合もある．周術期のリハビリテーション治療の意義や有効性を丁寧に説明する．
- 術前から積極的にリハビリテーション治療に取り組めるように，わかりやすくその内容を説明し理解を得ることが重要である．
- がんが告知されている場合，精神的に不安定となり，活動性が低下する傾向がある．気持ちを前向きにさせるコミュニケーションが大切である．
- 活動性の低下や手術侵襲は持久力や筋力などを低下させ，身体機能に悪影響があること，術後に喀痰が増加して誤嚥性肺炎のリスクが高まること，などを説明する．
- 術後の離床までの期間が長引くと呼吸や循環など身体機能の回復が遅れるというリスクが理解されると，術翌日からの座位・起立・歩行訓練がスムーズに実施できる．
- 周術期に医師をはじめとする多職種の医療チームが最善を尽くすことを伝える．

1 リハビリテーション実施計画書・総合実施計画書の作成

- 疾患別リハビリテーション治療の実施にあたっては，医師は定期的な機能の評価・検査などをもとに，その効果判定を行い，リハビリテーション実施計画書をリハビリテーション開始後原則として7日以内，遅くとも14日以内に作成する．
- 医師はリハビリテーション実施計画書の作成時およびその後3か月に1回以上，リハビリテーション実施計画書の内容を患者またはその家族等に説明のうえ，交付するとともに，その写しを診療録に添付する．
- リハビリテーション実施計画書の作成前に疾患別リハビリテーション治療を実施する場合には，実施するリハビリテーション治療について医師の具体的な指示があった場合に限り，該当する疾患別リハビリテーション料を算定できる．
- リハビリテーション総合計画評価料は，定期的な医師の診察および運動機能検査または作業能力検査などの結果に基づき医師，看護師，理学療法士，作業療法士，言語聴覚士，社会福祉士などの多職種が共同してリハビリテーション総合実施計画書を作成し，これに基づいて行ったリハビリテーション治療の効果，実施方法などについて共同して評価を行った場合，月に1回算定できる（図1）．

(別紙様式23)

リハビリテーション総合実施計画書

計画評価実施日　年　月　日

患者氏名:	男・女	生年月日（明・大・昭・平）　年　月　日（　歳）	利き手	右・右（矯正）・左
主治医	リハ担当医	PT	OT	ST	看護	SW等

原因疾患（発症・受傷日）	合併疾患・コントロール状態（高血圧、心疾患、糖尿病等）	廃用症候群　軽度　中等度　重度 起立性低血圧 静脈血栓	リハビリテーション歴

日常生活自立度：　○J1 ○J2 ○A1 ○A2 ○B1 ○B2 ○C1 ○C2　認知症である老人の日常生活自立度判定基準：　○I ○IIa ○IIb ○IIIa ○IIIb ○IV ○M

評価項目・内容〔コロン（：）の後に具体的内容を記入〕

心身機能・構造

- 意識障害：（3-3-9：　）
- 認知症：
- 知的障害：
- 精神障害：
- 中枢性麻痺
  （ステージ・グレード）　右上肢：　右手指：　右下肢：
  左上肢：　左手指：　左下肢：
- 筋力低下（部位、MMT：
- 不随意運動・協調運動障害：
- 知覚障害（ 視覚、 表在覚、 深部覚、 その他：　）
- 音声・発話障害（ 構音障害、 失語症）（種類：　）
- 失行・失認：
- 摂食機能障害：
- 排泄機能障害：
- 呼吸・循環機能障害：
- 拘縮：
- 褥瘡：
- 疼痛：

基本動作
- 立位保持（装具：　）　手放し、 つかまり、 不可
- 平行棒内歩行（装具：　）　独立、 一部介助、 全介助
- 訓練室内歩行（装具：　）　独立、 一部介助、 全介助

活動

自立度 / ADL・ASL等	日常生活（病棟）実行状況：「している"活動"」 自立・監視・一部介助・全介助・非実施	使用用具 杖・装具	姿勢・実行場所 介助内容 等	訓練時能力：「できる"活動"」 独立・監視・一部介助・全介助・非実施	使用用具 杖・装具	姿勢・実行場所 介助内容 等
屋外歩行	○○○○○	杖・装具：		○○○○○	杖・装具：	
階段昇降	○○○○○	杖・装具：		○○○○○	杖・装具：	
廊下歩行	○○○○○	杖・装具：		○○○○○	杖・装具：	
病棟トイレへの歩行	○○○○○	杖・装具：		○○○○○	杖・装具：	
病棟トイレへの車椅子駆動（昼）	○○○○○	装具：		○○○○○	装具：	
車椅子・ベッド間移乗	○○○○○	装具：		○○○○○	装具：	
椅子座位保持	○○○○○	装具：		○○○○○	装具：	
ベッド起き上がり	○○○○○			○○○○○		
食事	○○○○○	用具：		○○○○○	用具：	
排尿（昼）	○○○○○	便器：		○○○○○	便器：	
排尿（夜）	○○○○○	便器：		○○○○○	便器：	
整容	○○○○○	移動方法・姿勢：		○○○○○	移動方法・姿勢：	
更衣	○○○○○	姿勢：		○○○○○	姿勢：	
装具・靴の着脱	○○○○○	姿勢：		○○○○○	姿勢：	
入浴	○○○○○	浴槽：		○○○○○	浴槽：	
コミュニケーション						

活動度　日中臥床： 無 有（時間帯：　理由：　）
日中座位： 椅子（背もたれなし） 椅子（背もたれあり） 椅子（背もたれ、肘うけあり） 車椅子 ベッド上 ギャッチアップ

参加

職業（ 無職 病欠中 休職中 発症後退職 退職予定　）
（職種・業種・仕事内容：　）
経済状況（　）
社会参加（内容・頻度等）
余暇活動（内容・頻度等）

心理

障害の受容（ ショック期 否認期 怒り・恨み期 悲観・抑うつ期 解決への努力期 受容期　）
機能障害改善への固執（ 強い 中程度 普通 弱い　）
依存欲求（ 強い 中程度 普通 弱い　）
独立欲求（ 強い 中程度 普通 弱い　）

環境

同居家族：
親族関係：
家屋：
家屋周囲：
交通手段：

第三者の不利

発病による家族の変化
- 社会生活：
- 健康上の問題の発生：
- 心理的問題の発生：

図1　リハビリテーション総合実施計画書

基本方針	本人の希望
リスク・疾病管理（含：過用・誤用）	家族の希望
リハビリテーション終了の目安・時期	外泊訓練の計画

	目標（到達時期）	具体的アプローチ
参加（主目標）	退院先（ 自宅 親族宅 医療機関 その他 復職（ 現職復帰 転職 不可 その他： （仕事内容：　） 通勤方法の変更　無 有： 家庭内役割： 社会活動： 趣味：	
活動（すべて実行状況）	自宅内歩行　不可 自立 介助： （装具・杖等：　） 屋外歩行　不可 自立 介助： （装具・杖等：　） 交通機関利用　不可 自立 介助： （種類：　） 車椅子　不要 電動 手動（使用場所：　） （駆動　自立 介助）（移乗　自立 介助：　） 排泄　自立：形態　洋式 和式 立ち便器 その他 介助： 食事　箸自立 フォーク等自立 介助： 整容　自立 介助： 更衣　自立 介助： 入浴　自宅浴槽自立 介助： 家事　全部実施 非実施 一部実施： 書字　自立 利き手交換後自立 その他： コミュニケーション　問題なし 問題あり：	
心身機能・構造	基本動作（訓練室歩行等） 要素的機能（拘縮・麻痺等）	
心理	機能障害改善への固執からの脱却：	
環境	自宅改造　不要 要： 福祉機器　不要 要： 社会保障サービス　不要 身障手帳 障害年金 その他： 介護保険サービス　不要 要：	
第三者の不利	退院後の主介護者　不要 要： 家族構成の変化　不要 要： 家族内役割の変化　不要 要： 家族の社会活動変化　不要 要：	

退院後又は終了後のリハビリテーション計画（種類・頻度・期間）	備考

本人・家族への説明：　年　月　日	本人サイン		家族サイン		説明者サイン	

（リハビリテーション実施計画書及びリハビリテーション総合実施計画書記入上の注意）
1. 日常生活自立度の欄については、『障害老人の日常生活自立度（寝たきり度）判定基準』の活用について（平成3年11月18日　老健第102-2号）厚生労働大臣官房老人保健福祉部長通知によるランクJ1,J2,A1,A2,B1,B2,C1又はC2に該当するものであること。
2. 認知症である老人の日常生活自立度判定基準の欄については、『「認知症である老人の日常生活自立度判定基準」の活用について』（平成5年10月26日　老健第135号）厚生省老人保健福祉局長によるランクI, IIa, IIb, IIIa, IIIb, IV又はMに該当するものであること。
3. 日常生活（病棟）実行状況：「している"活動"」の欄については、自宅又は病棟等における実生活で実行している状況についてであること。
4. 訓練時能力：「できる"活動"」の欄については、機能訓練室又は病棟等における訓練・評価時に行うことができる能力についてであること。

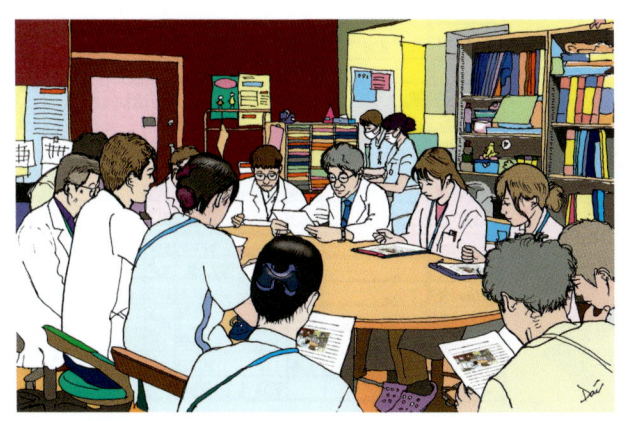

図2　多職種カンファレンス

- 医師およびその他の専門職は，共同してリハビリテーション総合実施計画書を作成し，その内容を患者に説明のうえ交付するとともに，その写しを診療録などに添付する．
- リハビリテーション実施計画書はリハビリテーション総合実施計画書で代用することができる．ただし，初回と，その後3か月ごとのリハビリテーション総合実施計画書は，（リハビリテーション実施計画書を兼ねるため）医師による説明が必要である．
- がん患者のリハビリテーション治療を行う際には，医師の診察結果に基づき，医師，看護師，理学療法士，作業療法士，言語聴覚士，社会福祉士などの多職種がカンファレンスを実施し（図2），共同してリハビリテーション総合実施計画書を作成する．
- がん患者のリハビリテーション治療の開始時およびその後3か月に1回以上，患者またはその家族などに対してリハビリテーション治療の実施計画の内容を説明し，その要点を診療録などに記載する．
- 2022（令和4）年度診療報酬改定により，計画書に患者自ら署名することが困難であり，かつ，遠方に居住しているなどの理由により患者の家族等が署名することが困難である場合には，リハビリテーション治療を患者に対して初めて実施する場合を除き，家族等に情報通信機器等を用いて計画書の内容などを説明したうえで，説明内容およびリハビリテーション治療の継続について同意を得た旨を診療録に記載することにより，患者またはその家族等の署名を求めなくてもよくなった．ただし，その場合であっても，患者またはその家族等への計画書の交付は必要である．

❷ 術前の化学療法入院時のインフォームド・コンセント

- 術前の化学療法・放射線療法では入院となることが多い．その場合はがん患者リハビリテーション料に基づいたリハビリテーション治療を行うことになる．
- 術前の化学療法中は疲労感が増加し，筋力・持久力（運動耐容能）・QOLなどが低下するため，リハビリテーション治療に積極的になれない場合も多い．「がんのリハビリテーション診療ガイドライン 第2版」で，化学療法中の運動療法はこれらを改善するため，グレードAと強く推奨されていることも説明しながら意欲が高まるように努める．
- 化学療法中はさまざまな副作用が現れることがある．特に，頻度が高く注意が必要な骨髄抑制についても説明する．

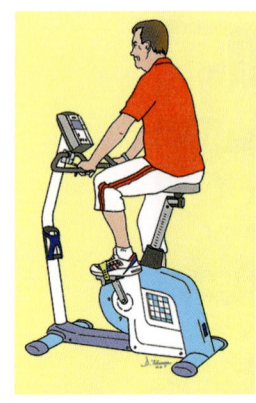

図3　外来での自主訓練の指導
・体力評価に基づいた運動療法の指導
・術後に必要となる呼吸方法の指導
・運動療法を継続させるためのチェックシートの活用

- 化学療法開始から 1〜2 週間に血球減少が起こり，血小板数が低下すると易出血性を生じる．また，好中球の減少により感染のリスクが高いときは個室管理となる．過度な筋力増強訓練は避けること，十分な感染対策を行うこと，などを説明する．
- 個室管理や無菌室管理となった場合でも，ベッド上での限定的な訓練ばかりでなく，リスク管理のもと持久力訓練や筋力増強訓練ができる環境設定を行うことを説明する．

❸ 術前の外来通院時のインフォームド・コンセント

- 術前の化学療法を行わない場合や化学療法のインターバル期間には，外来での疾患別リハビリテーション治療は，合併症がある場合を除き原則算定できない．
- したがって，外来で自宅での自主訓練を指導する必要がある（図 3）．
- 全身を診察したうえで下肢エルゴメーターを用いた持久力測定などを行い，個別の運動プログラムを作成して指導する．特に高齢者では，客観的なデータによる評価が大切である．
- チェックシートに運動内容を毎日記録させ，入院日に提出してもらうなどの工夫をする．予定手術では手術まで時間的な余裕がある．この期間にしっかり自主訓練を行うか否かで術後の回復過程が大きく左右される．
- 指導を行っても自主訓練をしない場合も少なからずある．運動療法の重要性をしっかり説明するとともに，自主訓練を継続させる工夫を行う．

❹ 入院時のインフォームド・コンセント

- 入院日には改めて早期離床の必要性をしっかりと説明し，リハビリテーション治療の具体的内容と治療期間の概要を説明して同意を得る．

　説明のポイント

- 仰臥位が続くと背側の肺領域のうっ血，肺胞圧迫，分泌物貯留が生じ，下側肺障害を合併する．貯留した分泌物が排出されなければ，細菌が増殖し沈下性肺炎を起こす原因となる．

- 座位では腹腔臓器が下がり胸郭拡張性と横隔膜の運動自由度が高まることで，臥位よりも換気に有利となる．
- 循環血液量は1日臥床することで5〜10%，20日で15%減少する．
- 安静臥床が原因である循環血液量の減少は離床を進めることで改善する．
- 手術後は多職種が協働して早期離床のため，翌日から端座位・立位・歩行訓練を進める．

（三上幸夫）

3 術前のリハビリテーション診断（評価・検査）

- ヒトの「活動」に着目し，情報収集，身体診察，各種の評価・検査を行って，総合的に活動の予後を予測していくのがリハビリテーション診断である．
- 患者の情報収集は診察の前から始まる．情報収集は診断の第一歩である．そこに問診，身体診察と各種の評価と検査の結果が加わって診断に至る（図1）．
- リハビリテーション診断における診察のポイントは，「全身を診る」ことである．
- 局所の症状に目が行きがちであるが，運動療法は可能なのか，どれだけ負荷をかけられるのか，を決めるためには全身状態を把握する．
- 具体的には，持久力や筋力を生理学的検査などの客観的な方法で評価する．
- 障害の重複がある場合には，治療方針を立てる際にそれぞれの障害をしっかり把握する必要がある．
- 既往歴や併存症についても十分把握しておく．また，消化器外科の周術期でのリハビリテーション治療ではリスクが高くなることを念頭におく．そのため，リスク評価は診断に欠かせない．
- リハビリテーション診断をもとに活動の問題点を抽出し，治療ゴールを設定したうえで治療計画を立て，リハビリテーション処方が行われる（図2）．

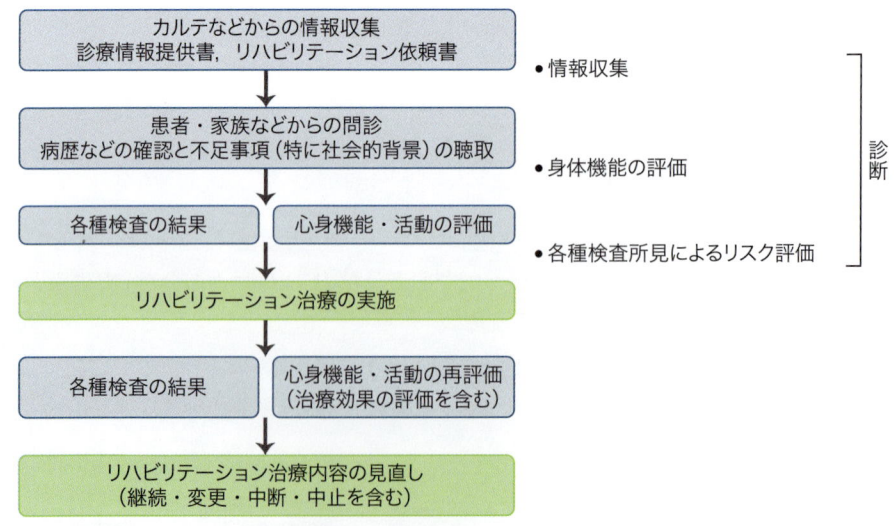

図1 周術期リハビリテーション診断に必要な項目

〔三上靖夫，他：リハビリテーション医学・医療に必要な基礎医学，評価・検査（診断）．久保俊一，他（総編集）：総合力がつくリハビリテーション医学・医療テキスト．p31，日本リハビリテーション医学教育推進機構，2021 より〕

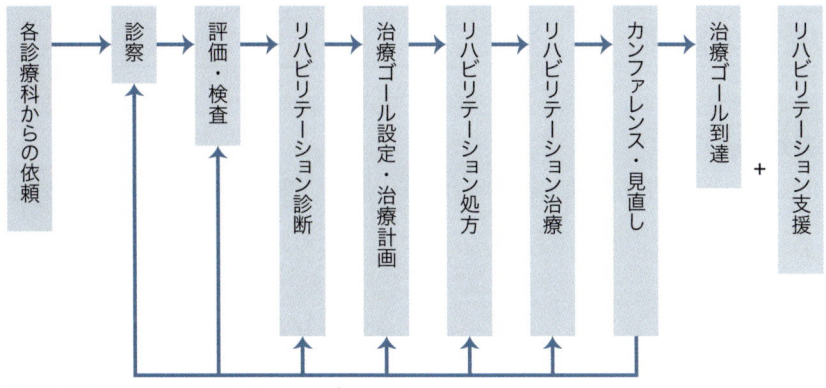

図 2　周術期リハビリテーション診療の流れ

〔角田　亘，他：リハビリテーション診療の概要．久保俊一（総編集）：リハビリテーション医学・医療コアテキスト．第 2 版，p67，医学書院，2022 より〕

- 理学療法士・作業療法士・言語聴覚士への指示書であるリハビリテーション処方に沿って訓練が行われる．行き詰まったときや，予測よりも早く目標に達したときには，再度評価を行って，治療ゴールの再設定や治療計画の練り直しを行う．この診療の流れのなかで，診断は重要な役割を果たす．

① 消化器がん（食道がん）の状況・既往歴

- この項では食道がんを対象とする．他の部位のがんについては第 5 章を参照されたい．
- 術前に疾患の病態と消化器外科での治療方針を確認する．
- 食道がんでは日本食道学会編集の『食道癌取扱い規約 第 12 版』と『食道癌診療ガイドライン 2022 年版 第 5 版』が出版されており，これらを参照する．
- 食道がんの組織分類型は，扁平上皮がんが約 90％で，腺がんは約 7％である．
- 食道がんでは，約 20％に重複がんが発生する．食道がんの重複がんとして多いのは，胃がん，頭頸部がん，大腸がん，肺がんなどである．食道がんでは重複がんがないかどうかも確認する必要がある．
- 進行度分類は，治療方針を決めるときに用いる．「臨床的進行度分類」と，切除した病変を病理診断し，実際のがんの広がりを評価する「病理学的進行度分類」がある．また，扁平上皮がんと腺がんでは進行度分類が異なる．
- 進行度分類で，日本食道学会による分類と国際的な分類（UICC による分類）が併用されている．
- 『食道癌診療ガイドライン 2022 年版 第 5 版』には臨床的進行度（ステージ）分類と全身状態の評価による食道がんの標準的な治療方針が示されている．
- 術前の化学療法・放射線療法の有無，手術術式・日時・予定時間・麻酔法，術後補助化学療法の有無について，消化器外科医と情報を共有する．
- 高齢者では既往歴・併存症について十分に確認する．また，重複障害をしっかり把握する．
- 食道がんでは摂食嚥下障害のため，二次性サルコペニアが生じやすい．
- 術前の化学療法・放射線療法が行われている場合は，貧血などに注意が必要で，血液生化学検査所見で見落としのないようにする．

❷ 心身機能の評価

- 意識，運動，感覚，言語，認知・高次脳機能，心肺，摂食嚥下，排尿，歩行などの心身機能の評価法を示す（表1）．
- 特に消化器がんの手術は侵襲度が高い場合が多いので，術前の運動機能や心肺機能は必ず評価する．

▶ECOG の PS・サルコペニア・ロコモティブシンドローム（ロコモ）の評価

［PS］

- 消化器がんにおける全身状態の評価には Eastern Cooperative Oncology Group（ECOG）の performance status（PS）が用いられる．PS は治療方針にも深く関係する（表2）．

［サルコペニア］

- アジア人向けの Asian Working Group for Sarcopenia（AWGS）が 2019 年に公表したサルコペニアの診断基準を示す（図3）．
- この基準は，骨格筋量の測定装置を持たないかかりつけ医や地域の医療現場での診断を可能にするため，簡便な内容になっている．そして，近くに専門施設がある場合は紹介し，確定診断を受けることを推奨している．
- 確定診断に用いる握力や歩行速度のカットオフ値はアジア人のエビデンスを使用している．

［ロコモ］

- ロコモは運動器に障害が起こり，移動機能が低下している状態を示す．
- ロコモかどうかは，年齢にかかわらず，①立ち上がりテスト，②2ステップテスト，③ロコモ25 の 3 つのテスト「ロコモ度テスト」で判断する（図4，表3）．
- ロコモ度 1 は，①どちらか一方の片脚で 40 cm の高さから立ち上がれないが，両脚で 20 cm の台から立ち上がれる，②2ステップ値が 1.1 以上 1.3 未満，③ロコモ 25 の結果が 7 点以上 16 点未満，のいずれか 1 つでもあてはまる場合であり，移動機能の低下が始まっている状態である．
- ロコモ度 2 は，①両脚で 20 cm の高さから立ち上がれないが，30 cm の台から立ち上がれる，②2ステップ値が 0.9 以上 1.1 未満，③ロコモ 25 の結果が 16 点以上 24 点未満，のいずれか 1 つでもあてはまる場合であり，移動機能の低下が進行している状態である．
- ロコモ度 3 は，①両脚で 30 cm の台から立ち上がれない，②2ステップ値が 0.9 未満，③ロコモ 25 の結果が 24 点以上，のいずれか 1 つでもあてはまる場合であり，移動機能の低下が進行し社会活動に支障をきたしている状態である．

▶ADL・QOL・患者背景

- リハビリテーション診断では，ADL の評価は不可欠である．
- Barthel 指数は主に脳血管障害で用いられてきた ADL 評価法である．大まかではあるが簡便であり，看護・介護の領域で広く使われている．
- 機能的自立度評価法（FIM）は国内のみならず，世界で広く使われている評価法であり，日常生活における実際の状況を観察して，「している」ADL を評価する．7 歳以上のすべての障害を対象とし，医療従事者以外でも評価が可能であり認知機能に関する項目もある．

表1　代表的な心身機能の評価法

意識
JCS (Japan coma scale), GCS (Glasgow coma scale)

運動機能
①関節可動域：四肢・体幹の関節可動域，②筋力：四肢・体幹の MMT，③麻痺：運動麻痺の有無と程度（脳血管障害後片麻痺では Brunnstrom ステージ），④協調運動：失調の有無と程度，⑤筋緊張：痙縮と固縮（改訂 Ashworth スケール；MAS），⑥不随意運動：不随意運動の種類と程度

感覚機能（疼痛を含む）
表在感覚・深部感覚・二点識別覚，VAS (visual analogue scale), NRS (numerical rating scale)

言語機能
①失語症：SLTA, WAB 失語症検査，②構音障害：発話明瞭度

認知機能・高次脳機能
①認知機能：WAIS, WISC, HDS-R, MMSE, ②記憶：WMS-R, RBMT, S-PA, 三宅式記銘力検査, Benton 視覚記銘検査, ③注意：PASAT, TMT, 標準注意検査法 (CAT), ④遂行機能：WCST, BADS

心肺機能
①肺機能検査，②運動負荷試験，③修正 Borg 指数

摂食嚥下機能
①簡易検査：反復唾液嚥下テスト・改訂水飲みテスト，②嚥下内視鏡検査，③嚥下造影検査

排尿機能
①排尿の理学所見，②排尿の画像診断：造影検査 (IP, CG, UG), ③尿流動態検査

成長・発達
主な反射，反応，粗大運動や尺度よる発達状態

障害者心理
障害の受容過程，心理状態

姿勢・動作
Romberg 試験，FRT, Berg balance scale, TUG

歩行
10 m 歩行テスト，6 分間歩行テスト，歩行周期

MMT：manual muscle test, SLTA：standard language test of aphasia, WAB：Western aphasia battery, WAIS：Wechsler adult intelligence scale, WISC：Wechsler intelligence scale for children, HDS-R：Hasegawa dementia rating scale-revised, MMSE：mini mental state examination, WMS-R：Wechsler memory scale-revised, RBMT：Rivermead behavioural memory test, S-PA：standard verbal paired-associate learning test, PASAT：paced auditory serial addition test, TMT：trail making test, CAT：clinical assessment for attention, WCST：Wisconsin card sorting test, BADS：behavioural assessment of the dysexecutive syndrome, IP：intravenous pyelography, CG：cystography, UG：urethrography, FRT：functional reach test, TUG：timed up and go test
〔日本リハビリテーション医学会：リハビリテーション科専門研修カリキュラム（http://www.jarm.or.jp/member/system/document/new_system/member_system_guideline20151120-1.pdf）より（2024 年 9 月閲覧）〕

- QOL（生活の質）の評価は，人生の視点を重視している．
- かつて医療は救命が使命であり生命の維持に視点があったが，1940 年代に生活の視点として ADL が重視されるようになり，1970〜80 年代に QOL の視点が注目されるようなった．
- 対象とする疾患や障害を特定しない QOL の包括的尺度として，SF-36 や EQ-5D が広く使われている．

表2 Eastern Cooperative Oncology Group（ECOG）の performance status（PS）score（日本語版）

Score	定義
0	全く問題なく活動できる. 発病前と同じ日常生活が制限なく行える.
1	肉体的に激しい活動は制限されるが，歩行可能で，軽作業や座っての作業は行うことができる. 例：軽い家事，事務作業
2	歩行可能で自分の身の回りのことはすべて可能だが作業はできない. 日中の50％以上はベッド外で過ごす.
3	限られた自分の身の回りのことしかできない. 日中の50％以上をベッドか椅子で過ごす.
4	全く動けない. 自分の身の回りのことが全くできない. 完全にベッドか椅子で過ごす.

〔Common Toxicity Criteria, Version2. 0 Publish Date April 30, 1999
http://ctep.cancer.gov/protocolDevelopment/electronic_applications/docs/ctcv20_4-30-992.pdf（2024年9月閲覧）
JCOG ウェブサイト：https://jcog.jp/assets/C_150_0050.pdf（2024年9月閲覧）より〕

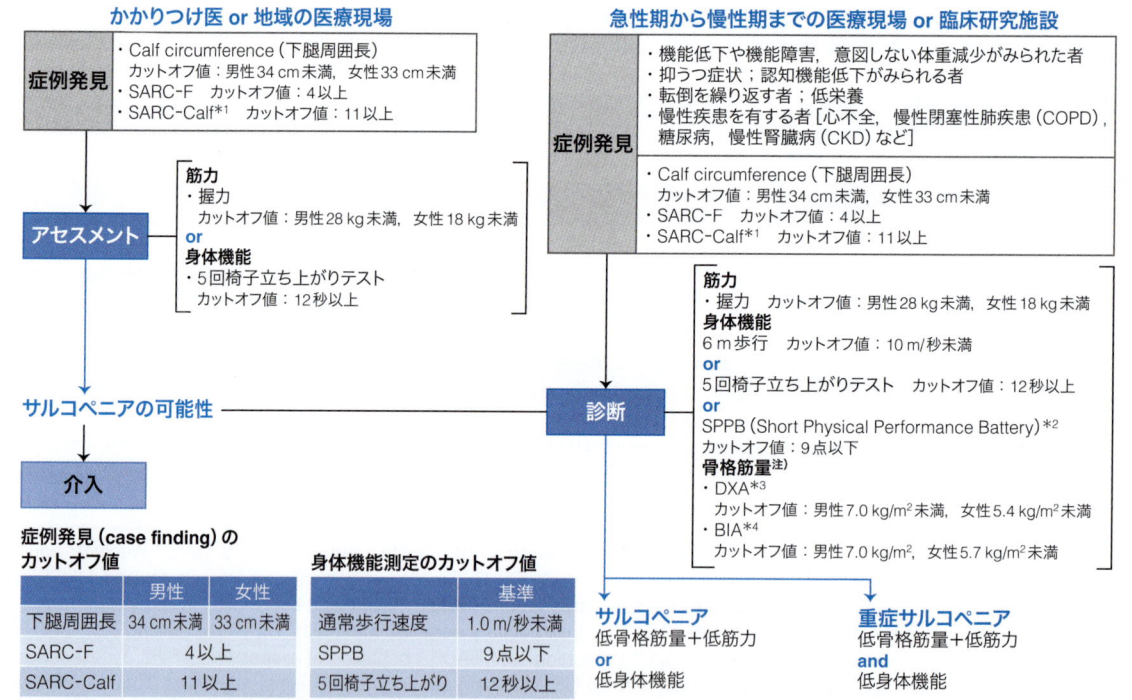

注）骨格筋量については，BMIで補正するFNIH（Foundation for National Institutes of Health）基準も使用可能となっている（ただしDXAのみ）．カットオフ値：男性0.789 kg/BMI未満，女性0.512 kg・BMI未満
*1 SARC-Calf：下腿周囲長とSARC-Fを組み合わせた指標で，下腿周囲長がカットオフ値の場合にスコアを10追加して評価する.
*2 SPPB（Short Physical Performance Battery）：簡易身体機能バッテリーで，測定項目はバランステスト，歩行テスト，椅子立ち上がりテストの3つからなる．各テストを合計し，0〜12点で評価する. 0〜6点：低パフォーマンス，7〜9点：標準パフォーマンス，10〜12点：高パフォーマンス
*3 DXA：Dual-energy X-ray Absorptiometry　*4 BIA：Bioelectrical Impedance Analysis

図3 AWGS 2019 サルコペニア診断基準

（Chen LK, et al：Asian working group for sarcopenia：2019 consensus update on sarcopenia diagnosis and treatment. J Am Med Dir Assoc 21：300-307.e2, 2021 より）

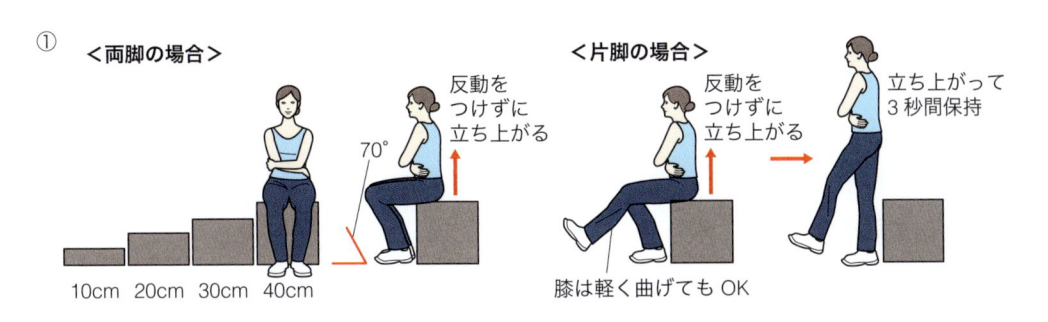

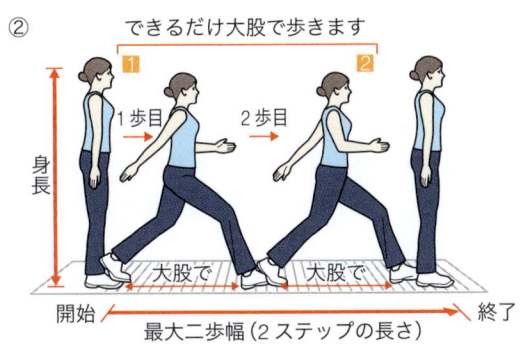

図4　ロコモ度テスト（①立ち上がりテスト，②ステップテスト）

表3　ロコモ度テスト（③ロコモ25）

以下の25問について5段階（0〜4点）で集計し総得点で評価する．配点については引用元を参照されたい．

この1か月のからだの痛みなどについてお聞きします．

1. 頚・肩・腕・手のどこかに痛み（しびれも含む）がありますか．
2. 背中・腰・お尻のどこかに痛みがありますか．
3. 下肢（脚のつけね，太もも，膝，ふくらはぎ，すね，足首，足）のどこかに痛み（しびれも含む）がありますか．
4. ふだんの生活でからだを動かすのはどの程度つらいと感じますか．

この1か月のふだんの生活についてお聞きします．

5. ベッドや寝床から起きたり，横になったりするのはどの程度困難ですか．
6. 腰掛けから立ち上がるのはどの程度困難ですか．
7. 家の中を歩くのはどの程度困難ですか．
8. シャツを着たり脱いだりするのはどの程度困難ですか．
9. ズボンやパンツを着たり脱いだりするのはどの程度困難ですか．
10. トイレで用足しをするのはどの程度困難ですか．
11. お風呂で身体を洗うのはどの程度困難ですか．
12. 階段の昇り降りはどの程度困難ですか．
13. 急ぎ足で歩くのはどの程度困難ですか．
14. 外に出かけるとき，身だしなみを整えるのはどの程度困難ですか．
15. 休まずにどれくらい歩き続けることができますか（もっとも近いものを選んでください）
16. 隣・近所に外出するのはどの程度困難ですか．
17. 2kg程度の買い物（1リットルの牛乳パック2個程度）をして持ち帰ることはどの程度困難ですか．
18. 電車やバスを利用して外出するのはどの程度困難ですか．
19. 家の軽い仕事（食事の準備や後始末，簡単なかたづけなど）は，どの程度困難ですか．
20. 家のやや重い仕事（掃除機の使用，ふとんの上げ下ろしなど）は，どの程度困難ですか．
21. スポーツや踊り（ジョギング，水泳，ゲートボール，ダンスなど）は，どの程度困難ですか．
22. 親しい人や友人とのおつき合いを控えていますか．
23. 地域での活動やイベント，行事への参加を控えていますか．
24. 家の中で転ぶのではないかと不安ですか．
25. 先行き歩けなくなるのではないかと不安ですか．

（日本整形外科学会：ロコモティブシンドローム予防啓発公式サイト　ロコモオンライン）

- 術前のリハビリテーション診断では患者背景を聴取することが大切である.
- ライフスタイル, 習慣, 生育歴, 教育歴, 職業などの個人の生活や人生に関わる背景や, 家庭や職場, 学校などの身近な環境や社会的な環境などを評価する.

③ リスク評価

- リスク評価はリハビリテーション診断において重要である.
- 特に, 消化器外科周術期は病状が急激に変化することもあり, リスク診断が欠かせない.
- 手術によるさまざまな機能障害, 化学療法や放射線治療による神経障害, 不動による合併症に伴う機能障害などが生じうる.
- リスクの診断では患者をよく知ることが大切である. すなわち評価を十分に行い, カルテの記載事項をしっかりと把握して医療チームのメンバーと共有しておく. 併存症と合併症の状況をよく知っておくことで, リハビリテーション治療中に起こりうる合併症を想定することができ, 対応が可能となる.

文献

1) 角田　亘, 他:リハビリテーション診療の概要. 久保俊一(総編集):リハビリテーション医学・医療コアテキスト. 第2版, p67, 医学書院, 2022
2) 国立がん研究センター:がん情報サービス.
https://ganjoho.jp/public/cancer/esophagus/treatment.html(2024年9月閲覧)
3) Common Toxicity Criteria, Version2.0 Publish Date April 30, 1999
http://ctep.cancer.gov/protocolDevelopment/electronic_applications/docs/ctcv20_4-30-992.pdf(2024年9月閲覧)
4) Chen LK, et al:Asian working group for sarcopenia:2019 consensus update on sarcopenia diagnosis and treatment. J Am Med Dir Assoc 21:300-307.e2, 2020
5) ロコモチャレンジ協議会:ロコモ ONLINE. https://locomo-joa.jp/check/test/(2024年9月閲覧)
6) 日本整形外科学会(監):ロコモティブシンドローム診察ガイド 2021. 文光堂, 2021

(三上幸夫)

4 術前のリハビリテーション治療

- 術前のリハビリテーション治療の主な目的は，術後の呼吸器合併症を予防すること，術前から持久力と筋力を強化し，術前に予備能を蓄え，術後早期に元の生活に復帰できる身体をつくることである.
- 術前の運動耐容能が高いほど術後の呼吸器合併症が少ないことや，手術関連死亡率が低いことが明らかにされている[1~5].
- 術前には，状態不安（特定の場面・出来事・対象物に対して抱く一時的な不安反応）が高まるとされている[6]. 術前の心肺機能向上のための持久力訓練や筋力増強訓練は状態不安を抑えることができる[7].
- 術前に活動量が増えると，消費カロリーも増加する. 栄養管理をしっかりと行う. 訓練直後のタンパク質補給なども大切である.
- 術前初回は，周術期のリハビリテーション治療について丁寧に説明を行い，患者のアドヒアランスを高めることが重要である.

1 外来でのリハビリテーション治療

- リハビリテーション科で診察を行い，全身状態と生活背景を考慮した個別のリハビリテーションプログラムを作成し指導を行う. 自宅でも自主訓練が継続して行えるよう，チェック表を作成してプログラムの具体的な内容を記載し手渡す.

呼吸器の合併症を予防する訓練

❶排痰訓練とうがい・口内清潔保持
- 術後は創部痛のため，咳を我慢したり喀痰に難渋したりすることがある. 術前から痛みの少ない咳の仕方やハフィングなど喀痰方法を指導しておく（図1, 2）.
- 肺炎予防のため，洗面所で手を洗うたびにうがいを習慣づけたり，口腔内を清潔に保つことを指導する.

❷運動負荷を加えた呼吸器の訓練
- 呼吸器の訓練において，安楽な姿勢で換気量だけを増加させる療法では，過換気によるアルカローシスが出現するため短時間しか行えない. 歩行などの運動負荷を行いながら，呼吸数と換気量を増やして訓練する方法も指導する.

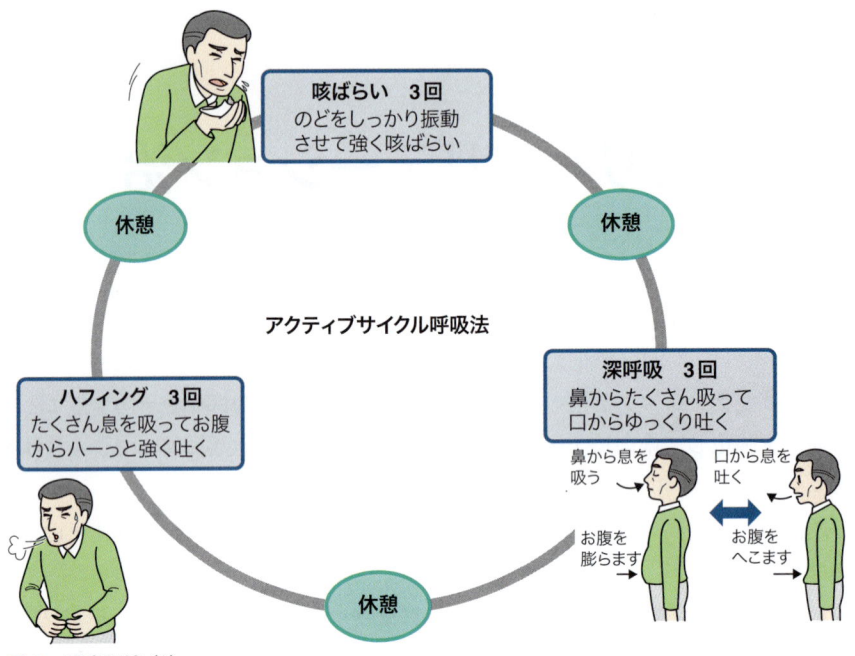

図1 排痰訓練（1）

〔岡崎達馬，他：肺炎．久保俊一，他（総編集）：内部障害のリハビリテーション医学・医療テキスト．p128，医学書院，2022 より〕

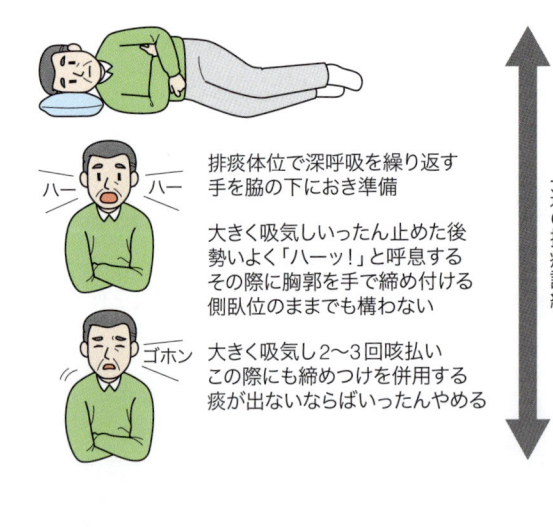

排痰体位で深呼吸を繰り返す
手を脇の下におき準備

大きく吸気しいったん止めた後
勢いよく「ハーッ！」と呼息する
その際に胸郭を手で締め付ける
側臥位のままでも構わない

大きく吸気し2〜3回咳払い
この際にも締めつけを併用する
痰が出ないならばいったんやめる

一連の排痰訓練

図2 排痰訓練（2）

ハフィング（中図）はある程度中枢側にある痰に限り有効である．修正体位ドレナージなどで中枢に誘導後，協力が得られるならばハフィングに移行する．

座位または側臥位で前かがみとなり，最大吸気の後に数秒息を止めた後，勢いよく「ハーッ！」と呼息しつつ，脇に回した両手で胸郭を締めつける．必要に応じて介助者が胸郭を圧迫してもよい．そして大きく咳払いをして喀出できれば成功となる．

咳払いは負担が大きいので連続では数回内にとどめ，十分な休養を挟み1日に2〜3回行う．

〔久保俊一，他（総編集）：総合力がつくリハビリテーション医学・医療テキスト．日本リハビリテーション医学教育推進機構，2021より〕

▶運動療法

❶持久力訓練（有酸素運動）

- 心肺機能を向上させる持久力訓練（有酸素運動）では，最大酸素摂取量（$\dot{V}O_{2max}$）を測定し，患者の全身状態に応じて，$\dot{V}O_{2max}$ の 40〜85％の負荷で 20 分以上行うのが一般的である．
- $\dot{V}O_{2max}$ を測定できない場合は，簡易的に HR_{max} を「220−年齢」から求め，予備心拍数法（Karvonen の式）を用いる．
- 「目標 HR＝（HR_{max}−安静時 HR）×（目的至適運動強度）＋安静時 HR」
- 自覚的運動強度の指標として，Borg 指数を用いる．Borg 指数 13 が無酸素性作業閾値（anaerobic

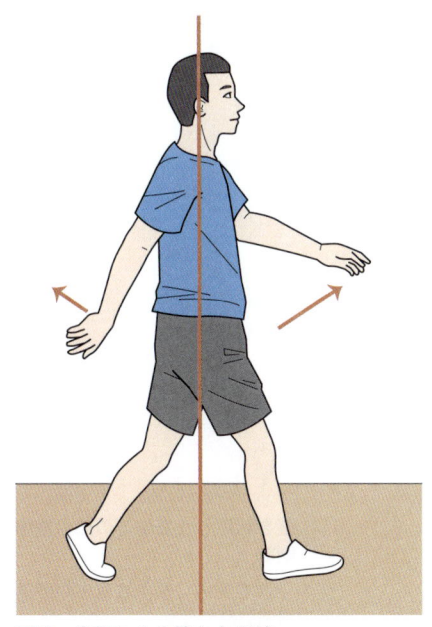

図3　歩行による持久力訓練

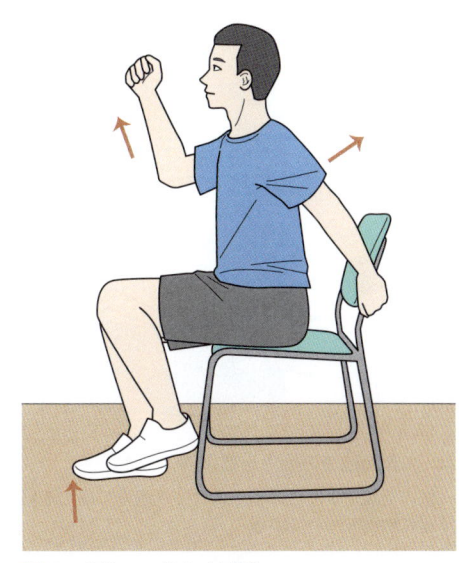

図4　座位での持久力訓練

threshold；AT）での運動負荷強度に相当するため，Borg 指数 12～16 で実施する．

- 主観的運動強度（rating of perceived exertion；RPE）の 12～13 から開始し，最終的に 15～16 を目標とする．
- プログラムの処方は，頻度（F：frequency）・強度（I：intensity）・持続時間（T：time or duration）・種類（T：type of exercise）を規定し進めていく（FITT の法則）．
- 一定負荷に加え，数分の高強度運動をはさみながら繰り返すインターバルトレーニングも推奨されている．
- 歩行による持久力訓練では姿勢を正し，腕を振って少し大股で歩く．持久力向上だけでなく，腹筋や大殿筋などの抗重力筋の筋力増強訓練にもなる（図3）．コースに坂道を取り入れると負荷を増加させることができる．
- 関節痛や，立位での長時間の活動が困難な場合は，椅子に座り腕を振って足踏みをすることでも効果が得られる（図4）．スマートフォンのメトロノームアプリなどを利用し 60 bpm ほどでリズミカルに行うよう指導する．

❷筋力増強訓練

- 自重で行う方法と重錘や器具を用いる方法がある．
- 入院中は抗重力筋を使う機会が激減するため，術前から股関節・膝関節周囲筋の筋力増強を図る．

側臥位・立位での訓練　（図5, 6）

- 中殿筋は加齢とともに萎縮を起こしやすい抗重力筋で，歩行時のバランスにも影響する．入院中の安静によりさらに筋力低下が危惧されるため，術後点滴しながら安全に歩行するためにも術前から鍛えておく．側臥位や立位で筋力増強訓練を行う．立位では壁を利用する．

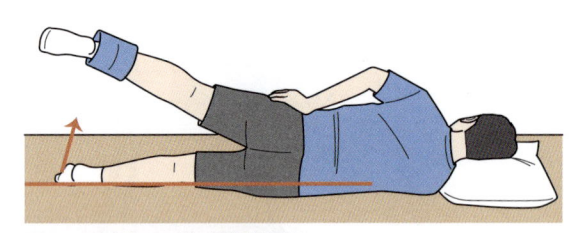

図5　側臥位での筋力増強訓練
一側の下肢を後上方に挙上させて中殿筋の筋力増強訓練を行う.
下腿に重錘を用いている.

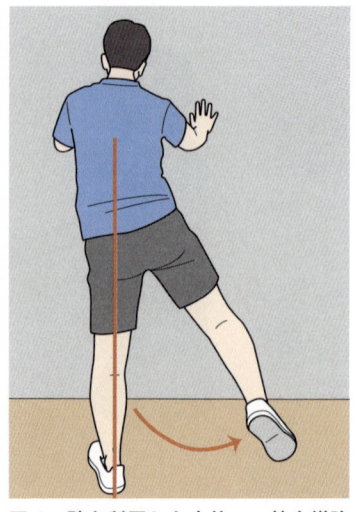

図6　壁を利用した立位での筋力増強訓練
一側の下肢を側方に挙上させて中殿筋の筋力増強訓練を行う.

スクワット（図7, 8）

- 背筋を伸ばし，股関節と膝関節がしっかり屈曲するよう意識させる.
- 手に鉄アレイやペットボトルを把持できれば，負荷量を増やすことができる.
- 背筋を伸ばし，膝が前に出すぎないように股関節と膝関節を屈伸させる.

段差昇降訓練（図9）

- 自宅の階段や，玄関の段差を利用して抗重力筋を鍛えることができる. 安全のため，手すりや壁を支えにして行う.

❷ 手術前入院中のリハビリテーション治療

▶機器を使った運動負荷

- 手術前に入院してから手術までの期間は短いが，療法士が患者に合わせた負荷設定ができるため集中的なリハビリテーション治療が行える.
- 機器を使って最大筋力を強化できる（図10）.
- 心肺機能の持久力訓練（有酸素運動）は脈拍の変化を確認しながらエアロバイクやハンドエルゴメーターなどで負荷を調節して行う（図11, 12）.
- 可能であれば午前と午後の2回実施する. 病棟でもスクワットなどの大殿筋の筋力増強訓練を自主訓練として実施する.

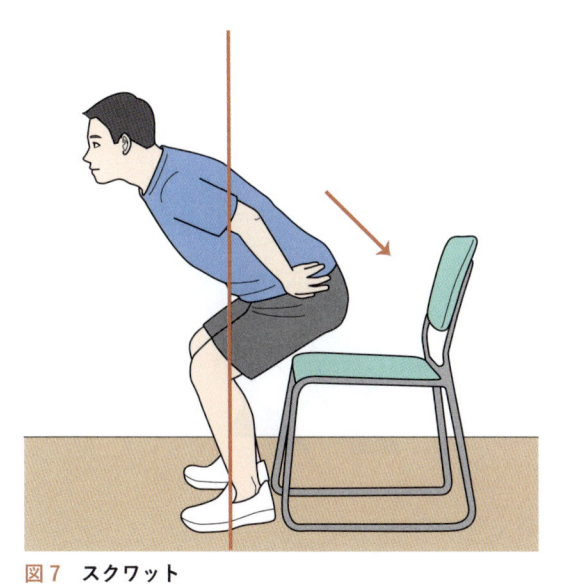

図7 スクワット

鼠径部に親指を当て挟むように屈伸する.

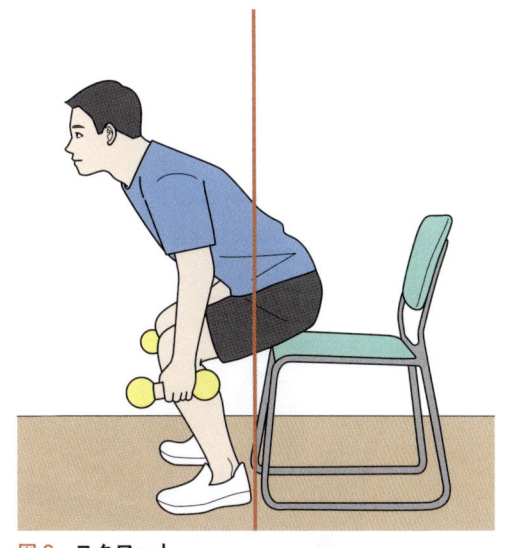

図8 スクワット

鉄アレイを把持して負荷量を増やしている.

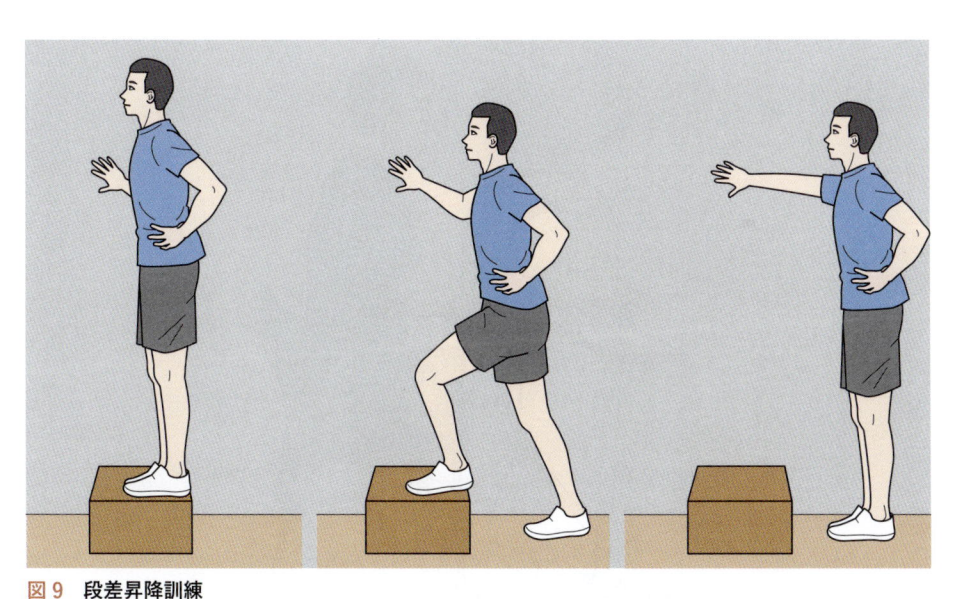

図9 段差昇降訓練

ステップ台を用いた段差昇降訓練.

▶術前の ADL 指導

❶術後を想定した離床訓練

- 術後は，立ち上がりや歩行よりも起き上がり時に疼痛を訴えることが多い.
- 体幹の回旋や伸張をできるだけ避けて ADL 訓練を行う．術後は身体的・精神的に余裕がなくなる．術前から疼痛を回避できる動作習得はスムーズな離床に直結する.
- 電動ベッドによるリモコンを使った起き上がり動作は腹部への負担も少なく，患者自身でコントロールできる利点がある.

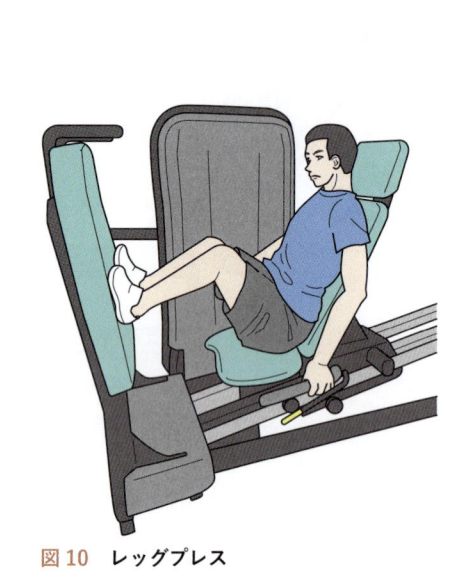

図10　レッグプレス

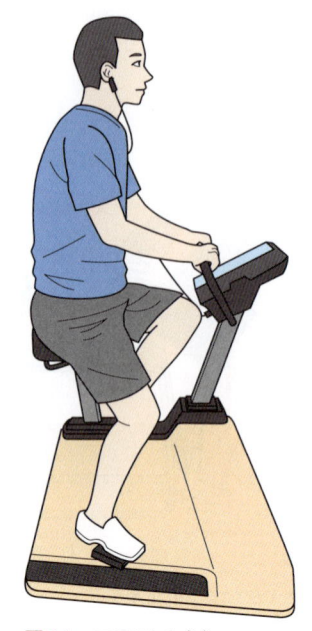

図11　エアロバイク

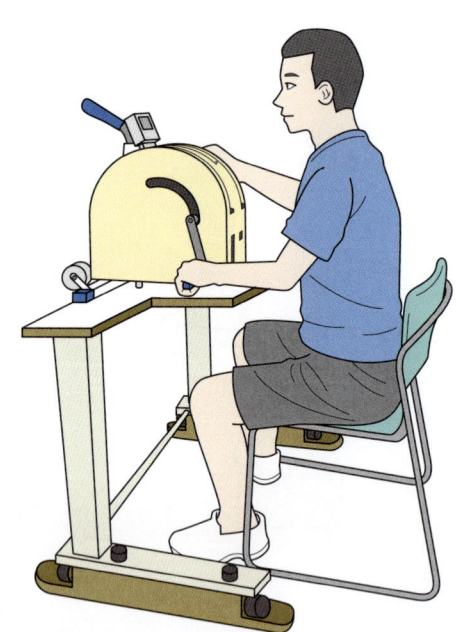

図12　ハンドエルゴメーター

- 立ち上がる前に，ベッドの高さを少し上げておくと，スムーズに起立できる．
- PCA（patient controlled analgesia）ポンプで疼痛緩和ができることを伝え，不安を軽減しておく．

❷術後の疼痛を想定した歩行訓練（図13）

- 前胸部，腹部に術創部がある場合，背中を丸めた姿勢のほうが疼痛が少ない．
- 疼痛が強い場合には支柱の持ち手を少し高くし，両手で把持させると安楽に歩行ができる．よい

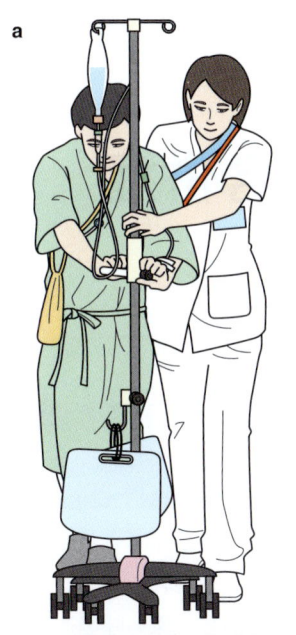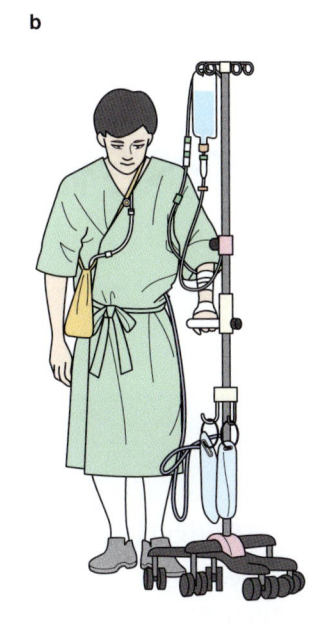

図 13　疼痛を想定した歩行訓練
a：創部痛が強い時期，b：創部痛が軽減してきたら．

姿勢で歩かなければと思いがちであるが，前傾姿勢でゆっくり歩く訓練から開始する．
- 疼痛が軽度の場合は，片手で把持し，通常に近い歩行姿勢とする．

文献

1) Nagamatsu Y, et al：Preoperative evaluation of cardiopulmonary reserve with the use of expired gas analysis during exercise testing in patients with squamous cell carcinoma of the thoracic esophagus. J Thorac Cardiovasc Surg 121：1064-1068, 2001

2) Nagamatsu Y, et al：Preoperative spirometry versus expired gas analysis during exercise testing as predictors of cardiopulmonary complications after lung resection. Surg Today 34：107-110, 2004

3) Nagamatsu Y, et al：Expired gas analysis during exercise testing prepneumonectomy. Surg Today 35：1021-1025, 2005

4) 永松佳憲, 他：運動負荷呼 気ガス分析による食道癌患者の術前心肺機能同時評価. 日胸外会誌 42：2037-2040, 1994

5) Beckles MA, et al：The physiologic evaluation of patients with lung cancer being considered for resectional surger. Chest 123：105-114, 2003

6) Auerbach SM：Trait-state anxiety and adjustment to surgery. J Consult Clin Psychol 40：264-271, 1973

7) 小池有美, 他：胸部食道癌患者に対する術前心肺機能強化トレーニング効果に関する前向き研究. 日消外会誌 43：487-494, 2010

（小池有美・三上幸夫）

5 注意すべき術後の合併症

A 呼吸器

- 周術期では，麻酔薬や術後の創部痛による横隔膜機能不全，離断された肋間筋や腹筋群などの呼吸筋の収縮力低下，臥床による下側肺の低換気，肺実質や胸郭のコンプライアンス低下，線毛運動障害による気道内分泌物のクリアランスの低下などから，深い呼吸運動や排痰などが抑制される．
- 肺活量・機能的残気量の低下や無気肺，換気/血流比不均等による低酸素血症が引き起こされる．（第Ⅱ章 3「周術期の循環・呼吸生理の基礎」，⇒ 33 頁参照）．
- 術中から術後にかけて新たに発生した，気管支炎・肺炎の呼吸器感染症，呼吸不全，急性呼吸窮迫症候群（acute respiratory distress syndrome；ARDS），胸水，無気肺，気胸，気管支攣縮，慢性閉塞性肺疾患（chronic obstructive pulmonary disease；COPD）などは術後肺合併症（postoperative pulmonary complication）と呼ばれる．
- 術後肺合併症は消化器がんの胸腹部手術では 2〜30％に発生する．
- 胸腹部手術後の周術期死亡の原因の 45.5〜55.0％を占め，術後の入院日数の長期化や医療費の増加に最も影響を及ぼす．
- 術前から術後肺合併症の危険因子を同定して，術前・術後早期に予防対策を講じ，術後肺合併症の発生を未然に防ぐことが重要である．
- 術後肺合併症が発生した場合は重症化を防ぎ，後遺症を最小限にする．

1 術後呼吸不全

- 術後呼吸不全とは，術後肺合併症のなかで，①術後 48 時間以内に抜管できないもの，もしくは②抜管後に再挿管が必要となったもの，と定義されており，術後肺合併症が遷延・重症化した病態である．
- 術後呼吸不全の 26％が 30 日以内に死亡し，35％に肺炎，10％に急性腎不全，6％に心筋梗塞，3％に深部静脈血栓症または肺塞栓がみられたが，術後呼吸不全を起こさなかった場合の合併症は 2％未満であったと報告されている．
- 術後呼吸不全は呼吸器に限らず多臓器に影響を及ぼし，生命予後を不良にする．また，消化管の縫合不全，腹膜炎などからの多臓器不全では，多臓器不全の 1 つとして呼吸不全を発症することがある．

表1 **VAP の予防**

VAP バンドル	
I	手指衛生を確実に実施する
II	人工呼吸器回路を頻回に交換しない
III	適切な鎮静・鎮痛をはかる.特に過鎮静を避ける
IV	人工呼吸器からの離脱ができるかどうか,毎日評価する
V	人工呼吸中の患者を仰臥位で管理しない

② ARDS

- ARDS とは,敗血症や外傷,大手術などの侵襲後に肺に炎症が惹起され,微小血管の透過性が亢進し非心原性肺水腫を起こす病態の総称である.消化器外科領域においても,腹膜炎に伴う敗血症や腹部外傷,高侵襲手術後に発症しうる.
- Berlin 定義により ARDS の診断基準が明確化された.急性発症(何らかの侵襲または呼吸器症状の新たな発生もしくは増悪から 1 週間以内の発症),胸部画像(胸水,無気肺,結節のみでは説明できない両側性陰影),肺水腫の原因(心不全または輸液過剰のみでは説明できない肺水腫),酸素化障害の 4 項目からなる.酸素化障害により下記の通り分類される.

  軽　症:200 mmHg $<$ PaO_2/F_IO_2 $\leqq$ 300 mmHg(PEEP/CPAP $\geqq$ 5 cmH$_2$O)
  中等症:100 mmHg $<$ PaO_2/F_IO_2 $\leqq$ 200 mmHg(PEEP $\geqq$ 5 cmH$_2$O)
  重　症:PaO_2/F_IO_2 $\leqq$ 100 mmHg(PEEP $\geqq$ 5 cmH$_2$O)

- 発症後の死亡率は,原因,重症度にもよるが 30〜58% とされる.
- 「人工呼吸関連肺炎予防バンドル 2010 改訂版(略:VAP バンドル)」(表1)に準じた予防対策や,肺保護換気戦略に基づいた一回換気量・吸気プラトー圧を制限した人工呼吸器管理,低用量副腎皮質ステロイドが推奨されている.

③ 人工呼吸器関連肺炎

- VAP(ventilator-associated pneumonia;VAP)とは,人工呼吸開始後 48 時間以降に発症した肺炎であり,発症率は 1.3 例/1,000 患者・日,致死率は 6〜30% とされている.
- 主な原因は人工呼吸器の回路汚染,口腔・咽頭・上気道の細菌を含んだ分泌物の微小誤嚥,消化管内容物の逆流などである.不潔な操作,摂食嚥下機能障害,消化管の異常により助長される.
- 発熱,白血球数の増加,低酸素血症の悪化,膿性分泌物の増加がみられ,胸部 X 線における浸潤影により VAP の存在が疑われる.無気肺,肺塞栓症,肺水腫との鑑別が困難なことも多い.
- VAP は挿管期間が延びるごとに発症率が増加するため,早期抜管を図るとともに,VAP バンドルに基づき,挿管と同時に予防対策を行うことが重要である(表1).

④ 血気胸,膿胸,乳び胸

- 食道手術後は胸腔ドレーンの排液の性状,量に注意する.
- 血性排液,膿性排液,エアリーク,大量の漿液性排液を認める場合,再出血や感染,縫合不全,

胸管の損傷による血胸，膿胸，気胸，乳び胸が疑われる．

- これらは，血液・リンパ液の喪失や敗血症による循環動態の悪化，拘束性換気障害による呼吸状態の悪化，タンパク漏出による栄養状態・免疫能の低下などを引き起こす．
- 診断目的で胸腔ドレーンを挿入するが，ドレナージ・脱気・肺の再膨張などを促す治療にもなる．
- 絶食・中心静脈栄養・胸腔ドレナージによる保存的治療が行われる．再手術が必要になることもある．

⑤ 気管支喘息の急性増悪，気管支攣縮

- 気管支喘息は，好酸球性気道炎症，気道過敏性亢進，可逆性気道狭窄を特徴とし，喘鳴や呼吸困難，咳などの症状が変動して現れる．
- 周術期では，気管支喘息患者の 1.7％に気管支攣縮を認め，生命を脅かしうる．特に，重症例や症状コントロール不良，最近の発作歴，1 秒量の低下がある場合は気管支攣縮のリスクが高い．
- 術前に気管支喘息の良好なコントロールと呼吸機能の改善が得られるまで十分な治療を行うこと，周術期に気管支収縮を引き起こしうる薬剤を避けること，が重要である．
- 短時間作用型β_2刺激薬，ステロイド，テオフィリン薬，酸素療法などの治療にもかかわらず，低酸素血症や意識障害を伴う急激な CO_2 の上昇がみられれば，人工呼吸器管理が行われる．

⑥ COPD の増悪

- COPD は，タバコ煙を主とする有害物質を長期に吸入曝露されることなどにより生じる慢性肺疾患であり，末梢気道病変と気腫性病変がさまざまな割合で複合的に関与し気流閉塞が起こる．
- COPD では喀痰排出力が低いため，術後に無気肺や肺炎を合併しやすい．また，COPD の増悪により息切れの増加，咳や痰の増加，胸部不快感・違和感の増強を認める．
- ABC アプローチ〔抗菌薬 (antibiotics)，気管支拡張薬 (bronchodilators)，ステロイド薬 (corticosteroids)〕が必要となる．
- 酸素療法を行う場合，CO_2 ナルコーシスに注意し，低濃度から酸素投与を開始する．
- 高 CO_2 血症が増悪した場合は非侵襲的・侵襲的陽圧換気療法が，痰の喀出が困難な場合は穿刺キットを用いた輪状甲状靱帯間膜穿刺や気管切開が選択される．

⑦ 危険因子（個人因子）

- American Society of Anesthesiologists Physical status Classification System (ASA-PS) 分類 (表 2) は米国麻酔科学会における全身状態分類である．6 クラスに分類する．
- 術前の ASA-PS は予後や術後肺合併症と相関する．具体的には，喫煙，肥満，COPD，心臓・腎臓・肝臓・脳疾患，重度の全身疾患などがあげられており，それぞれ術後肺合併症の危険因子となる．
- 喫煙，COPD に関しては，術前からの肺機能低下があり，術後肺合併症のリスクが高くなる．
- 肥満，腹水に関しては，胸郭コンプライアンス低下や横隔膜運動の阻害により機能的残気量が低下し，術後肺合併症のリスクが高くなる．

表 2　米国麻酔科学会における全身状態分類（American Society of Anesthesiologists Physical Status Classification System：ASA-PS 分類）

クラス	定義	例	死亡率（%）	術後肺合併症発症率（%）
I	手術の原因以外は健常	現在喫煙していない，酒を飲まないか少しだけ飲むなど．	0.1	1.1
II	軽度の全身疾患のある患者	現在喫煙者，酒をよく飲む，妊娠，肥満（30＜BMI＜40），コントロール良好な糖尿病/高血圧，軽度の肺疾患など．	0.7	5.4
III	重度の全身疾患のある患者	コントロール不良の糖尿病/高血圧，COPD，高度肥満（BMI≧40），活動性肝炎，アルコール依存または中毒，ペースメーカー，中程度の EF 低下，定期的に透析を受けている末期腎不全，3 か月以上経過した以下の既往（心筋梗塞，脳血管障害，TIA，冠動脈疾患/ステント留置）など．	3.5	11.4
IV	常に生命を脅かす重度の全身疾患を有する患者	最近 3 か月未満の心筋梗塞，脳血管障害，TIA，冠動脈疾患/ステント留置，進行中の心虚血や重度の弁膜症，高度の EF 低下，ショック，敗血症，DIC，定期的に透析されていない急性腎不全や末期腎不全など．	18.3	10.9
V	手術なしでは生存不可能な瀕死状態の患者	腹部/胸部動脈瘤破裂，重症外傷，圧排所見のある頭蓋内出血，重大な心臓病変または多臓器不全に陥っている腸管虚血など．	–	–
VI	脳死状態臓器移植ドナー		–	–

COPD：慢性閉塞性肺疾患，EF：駆出率，TIA：一過性脳虚血発作，DIC：播種性血管内凝固症候群

〔ASA physical status classification system.　American Society of Anesthesiologists. https://www.asahq.org/standards-and-practice-parameters/statement-on-asa-physical-status-classification-system より（2024 年 9 月閲覧）〕

- 肥満がリスクとなる閉塞性睡眠時無呼吸症候群は術後呼吸不全の危険因子とされている．
- 心臓疾患，腎臓疾患，敗血症に関しては，肺水腫，胸水，ARDS をきたすとともに，全身のホメオスタシスの低下により術後肺合併症のリスクが高くなる．
- 高齢，脳血管障害を含む脳神経疾患，低栄養，要介助状態に関しては，加齢・脳血管障害・サルコペニアなどによる摂食嚥下障害の原因となるため，誤嚥の危険性が高まる．
- 特に，咽頭・喉頭の感覚障害により不顕性誤嚥をきたしている場合，唾液，痰・食塊を喀出できないため術後肺合併症のリスクが高くなる．
- 感染に対する抵抗力が低下しているため，誤嚥が術後肺合併症につながりやすい．
- 胃食道逆流-胃酸の誤嚥による化学的肺炎（Mendelson 症候群）のリスクが高くなる．

⑧ 危険因子（手術関連）

- 手術部位と横隔膜との距離が近ければ近いほど術後肺合併症のリスクが高い．胸部や上腹部の食道がん，胃がん，肝がん，胆管がん，膵がんなどでリスクが高くなる．
- これらのがんの手術では手術日から概ね 1 週間前から術後に呼吸器の機能訓練を行った場合，呼吸器リハビリテーション料の算定が認められている．
- 食道がんでは高齢者や喫煙者が多く，術前から呼吸機能が低下していることが多い．また，術前からの通過障害による低栄養や術前の化学放射線療法による易感染性も存在する．術後肺合併症の危険因子を有することが多い．

表3 術後肺合併症発症リスク分類（ARISCAT preoperative pulmonary risk index）

危険因子	オッズ比 （95％信頼区間）	スコア
年齢（歳） 　≦50 　51～80 　＞80	1 1.4 (0.6～3.3) 5.1 (1.9～13.3)	0 3 16
術前の酸素飽和度（SpO_2） 　≦96％ 　91～95％ 　≦90％	1 2.2 (1.2～4.2) 10.7 (4.1～28.1)	0 8 24
1か月以内の呼吸器感染	5.5 (2.6～11.5)	17
術前貧血（Hb≦10 g/dL）	3.0 (1.4～6.5)	11
手術部位 　末梢 　上腹部 　胸部	1 4.4 (2.3～8.5) 11.4 (1.9～26.0)	0 15 24
手術時間 　≦2時間 　2～3時間 　＞3時間	1 4.9 (2.4～10.1) 9.7 (2.4～19.9)	0 16 23
緊急手術	2.2 (1.0～4.5)	8

Hb：ヘモグロビン

術後肺合併症リスク	合計点数	術後肺合併症発症率（％）
低	＜26	1.6
中	26～44	13.3
高	≧45	42.1

（Canet J, et al：Prediction of postoperative pulmonary complications in a population-based surgical cohort. Anesthesiology 113：1338-1350, 2010 より）

- 術後は，胸部の操作による横隔膜や肋間筋の障害や胸郭のコンプライアンス低下が起こりやすく，喉頭挙上が阻害されるため摂食嚥下障害を認めることも多い．
- 反回神経麻痺を合併した場合，誤嚥のリスクは高まる．術後肺合併症のリスクは消化器外科領域で特に高く 17～60％以上とされる．
- 長時間手術，緊急手術では術後肺合併症のリスクが高くなる．
- 経鼻胃管の長期留置により術後肺合併症のリスクが高くなる．一方，選択的使用では合併症の発症率が低くなる．
- 長時間作用型の筋弛緩薬が使用され，筋弛緩作用が残存すると術後肺合併症の発症頻度が高くなる．
- 腹腔鏡下手術は開腹手術より低侵襲なため，疼痛の軽減や出血量の減少とともに術後肺合併症のリスク軽減が期待される．ただし，低侵襲手術は合併症の併発リスクが高い場合にも適応があるため，術後肺合併症の頻度は必ずしも低いとはいえない．

表4　術後呼吸不全発症リスク分類（Arozullah respiratory failure index）

術前の予測因子	スコア
手術	
腹部大動脈瘤	27
胸部	21
脳神経外科，上腹部，末梢血管	14
頚部	11
緊急手術	11
Alb＜3.0 g/dL	9
BUN＞30 mg/dL	8
日常生活に介助が必要	7
COPD の既往	6
年齢	
≧70 歳	6
60〜69 歳	4

Alb：アルブミン，BUN：尿素窒素，COPD：慢性閉塞性肺疾患

クラス	合計点数	術後呼吸不全の発症率（％）
1	≦10	0.5
2	11〜19	1.8
3	20〜27	4.2
4	28〜40	10.1
5	＞40	26.6

（Arozullah AM, et al：Multifactorial risk index for predicting postoperative respiratory failure in men after major noncardiac surgery. Ann Surg 232：242-253, 2000 より）

❾ 術後肺合併症リスク評価ツール

- リスク評価ツールとして，Assess Respiratory Risk in Surgical Patients in Catalonia（ARISCAT）preoperative pulmonary risk index があり（**表3**），7つの危険因子を用いて術後肺合併症発症リスクを，低リスク（1.6％），中リスク（13.3％），高リスク（42.1％）に分類している．
- 術後の呼吸不全の発症リスクに関しては Arozullah respiratory failure index がある（**表4**）．7つの術前の予測因子を用いた分類である．術後呼吸不全の発症率をクラス1（0.5％），クラス2（1.8％），クラス3（4.2％），クラス4（10.1％），クラス5（26.6％）に分類している．

❿ 術前からの対策

- 近年，術前に行うリハビリテーション治療の重要性が注目されている．「がんのリハビリテーション診療ガイドライン 第2版」では，消化器がんで腹部手術を行う予定の患者に対して，術前に運動療法，呼吸器の訓練を行うことが提案されている．
- 筋力増強訓練，心肺機能の持久力訓練（有酸素運動），呼吸器の訓練などにより身体活動や呼吸機能を術前から高く保つことで，術後肺合併症の発症率が低下したという報告が増えている．

表5 人工呼吸器管理（ABCDEFGH バンドル）

ABCDEFGH バンドル		
A	spontaneous awakening trials	毎日の鎮静覚醒トライアル
B	spontaneous breathing trials	自発呼吸トライアル
C	choice	鎮静鎮痛薬の適切な選択
D	delirium	せん妄のモニタリングと管理
E	early mobility	早期離床
F	family involvement	家族を含めた対応
G	good handoff communication	良好な申し送り伝達
H	handout materials on PICS-PICS-F	PICS や PICS-F についての書面での情報提供

PICS：post-intensive care syndrome, PICS-F：PICS family

- 術前からリハビリテーション治療に関して説明し，深呼吸や排痰法などを指導することで，術後早期からスムーズにリハビリテーション治療を実施することが可能となる．
- 喫煙は術後肺合併症の危険因子であり，早期の禁煙が望ましい．ただし，合併症の予防に必要な禁煙期間に関しては一定の見解は得られていない．
- 口腔ケアは誤嚥性肺炎などの呼吸器合併症を予防する効果が示されている．周術期においても術前からの口腔ケアにより術後肺炎の頻度が減少することが明らかにされており，がんなどの周術期に対しては，周術期等口腔機能管理料の算定が術前・術後とも認められている．
- 摂食嚥下障害を認める場合には術前から間接法・直接法による摂食嚥下訓練を行う．術後の誤嚥予防につながる．

⑪ 術中・術後の対策

- 呼吸器合併症の予防策を単独で行うのではなく，複数の予防策をひとまとめにバンドルとして行うことで効果が期待できる．ABCDEFGH バンドルは人工呼吸器装着患者の管理を包括的に改善するために提唱された基本的治療方針である（表5）．VAP バンドルは VAP 予防に提唱されたバンドルであり（表1），ABCDEFGH バンドルとの共通項目に加え，外部環境からの感染に対する予防項目が設定されている．
- 人工呼吸器管理中から体位ドレナージや胸郭可動性の維持を図り，抜管直後から排痰補助やスクイージングを行う．
- 早期離床により無気肺のリスクを軽減するとともに，抗重力位の運動負荷により早期に身体機能の改善を図る．「ARDS 診療ガイドライン 2021」では，早期からのリハビリテーション治療開始（72 時間以内）は条件つきで推奨されている．
- 抜管，覚醒後早期に摂食嚥下障害を評価することが望ましい．反復唾液嚥下テストや改訂水飲みテストなどの適切なスクリーニング検査を行い，発声時の湿性嗄声や嚥下後の呼吸数増加があれば不顕性誤嚥を疑う．必要な場合は，嚥下内視鏡検査・嚥下造影検査などで精査する．

（中村智之・美津島隆）

B 血栓症

- 肺血栓塞栓症（pulmonary thromboembolism；PTE）と深部静脈血栓症（deep vein thrombosis；DVT）は関連した一連の病態であることから，静脈血栓塞栓症（venous thromboembolism；VTE）と総称される．
- DVT は，消化器外科手術後の合併症として特に重要である．DVT から PTE を発症した場合には急変から死に至ることもあり，院内死亡率は 14%と報告されている．また，死亡例の 40%以上が発症 1 時間以内の突然死であることから，PTE の原因である DVT の発症予防策を講じることが不可欠である．

① DVT

- 末梢静脈系は表在静脈，深部静脈，穿通枝（表在静脈と深部静脈を連絡する）からなり，静脈還流に重要な静脈弁を有している．
- 表在静脈は皮膚の下の比較的浅いところに存在する．深部静脈は筋内や筋間など，深い部位に存在する．
- 上肢静脈系は下肢静脈系より表在静脈が発達しており，静脈還流は主に表在静脈によりなされる．そのため DVT は，上肢では生じにくく，その 90%以上は下肢および骨盤部の静脈で発生する．
- 下肢 DVT では，膝窩静脈より中枢側である近位型と末梢側である遠位型に分類される（図1）．

▶ 成因・危険因子

- 静脈血栓の形成には，静脈の血流停滞，静脈の内皮障害，血液の凝固亢進の 3 つの成因（Virchow の 3 徴）があるとされる．
- 消化器外科手術における DVT のリスク評価では，手術の種類と患者背景が重要である．
- 日本では「肺血栓塞栓症および深部静脈血栓症の診断，治療，予防に関するガイドライン」が上梓されており，リスクレベルが低リスク，中リスク，高リスク，最高リスクの 4 段階に分類されている（表1, 2）．それぞれのリスクレベルに応じた予防法がある．
- 消化器外科においては，40 歳以上のがん患者のリスクレベルは高リスクであり，DVT の既往や血栓性素因の有無によっては最高リスクとなる．

▶ 症状・診断

- 多くの DVT は，まず遠位型 DVT として発生する．大部分は無症状であり，多くは数日のうちに自然消失する．
- 約 30%は数週間以内に膝窩静脈より中枢側に進展し，近位型となる．近位型では静脈還流障害により浮腫などの症状が生じやすくなる．
- 消化器外科手術後には体液管理や低栄養に起因する浮腫を呈することも多い．浮腫が生じた場合

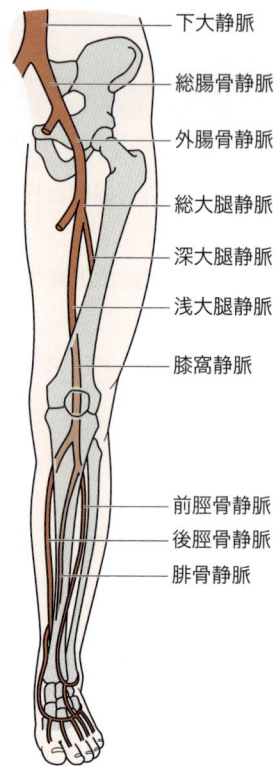

図1 下肢の深部静脈

下大静脈
総腸骨静脈
外腸骨静脈
総大腿静脈
深大腿静脈
浅大腿静脈
膝窩静脈
前脛骨静脈
後脛骨静脈
腓骨静脈

表1 各領域の VTE のリスクの階層化

リスクレベル	一般外科・泌尿器科・婦人科手術
低リスク	60 歳未満の非大手術 40 歳未満の大手術
中リスク	60 歳以上，あるいは危険因子のある非大手術 40 歳以上，あるいは危険因子のある大手術
高リスク	40 歳以上のがんの手術
最高リスク	VTE の既往あるいは血栓性素因のある大手術

総合的なリスクレベルは，予防の対象となる処置や疾患のリスクに，付加的な危険因子を加味して決定される．付加的な危険因子を持つ場合にはリスクレベルを 1 段階上げることを考慮する．
大手術の厳密な定義はないが，すべての腹部手術あるいはその他の 45 分以上要する手術を大手術の基本とし，麻酔法，出血量，輸血量，手術時間などを参考として総合的に評価する．

表2 VTE の付加的な危険因子の強度

危険因子の強度	危険因子
弱い	肥満 エストロゲン治療 下肢静脈瘤
中等度	高齢 長期臥床 うっ血性心不全 呼吸不全 悪性疾患 中心静脈カテーテル留置 癌化学療法 重症感染症
強い	VTE の既往 血栓性素因 下肢麻痺 ギプスによる下肢固定

血栓性素因：アンチトロンビン欠乏症，プロテインC 欠乏症，プロテインS 欠乏症，抗リン脂質抗体症候群など

〔日本循環器学会．肺血栓塞栓症および深部静脈血栓症の診断，治療，予防に関するガイドライン（2017 年改訂版）．https://www.j-circ.or.jp/cms/wp-content/uploads/2017/09/JCS2017_ito_h.pdf. 2024 年 9 月閲覧より〕

表3 DVT の臨床的リスク評価 (Wells score)

	点数
活動性のがん (治療中, 6 か月以内の治療や緩和治療を含む)	＋1
完全麻痺, 不全麻痺あるいは最近のギプス装着による下肢の固定	＋1
臥床安静 3 日以上または 12 週以内の全身麻酔もしくは部分麻酔を伴う大手術	＋1
下肢深部静脈の走行に沿った圧痛	＋1
下肢全体の腫脹	＋1
腓腹部 (脛骨粗面の 10 cm 下方) の左右差＞3 cm	＋1
症状のある下肢の圧痕性浮腫	＋1
表在静脈の側副血行路の発達 (静脈瘤ではない)	＋1
DVT の既往	＋1
DVT と同等もしくはそれ以上の可能性のある他の診断がある	－2

臨床的可能性：低確率 0, 中確率 1〜2, 高確率 3 以上

に最も注意しなければならない術後合併症は DVT であり, 急速に発生した浮腫, 片側性の浮腫で下腿周径差が 3 cm 以上であれば要注意である.

- 疼痛, 色調変化, 皮下静脈の怒張などが臨床所見としてあげられるが, 不明瞭でわかりにくいことも少なくない.
- 疼痛は, 大腿, 膝窩, 下腿部の把握痛がよく知られているが, Homans 徴候 (膝関節を伸展し軽く押さえながら足関節を背屈すると腓腹部に疼痛を生じる) も参考となる.
- 色調変化は, 静脈血流の停滞が主な原因であるため暗赤色を呈することが多いが, やや明るめの色調など個人差がある.
- 皮膚炎などの炎症性疾患との鑑別も必要となる. 静脈うっ滞の場合は下肢を挙上すると色調が薄くなり, 立位で下肢を下垂すると色調が増強するなどの変化を生じることが多い. 炎症性疾患では挙上による色調変化はあまりみられないことが鑑別点である.
- 危険因子や臨床所見から臨床的可能性を評価することは有用である. Wells score がある (表3).
- DVT を除外診断するために最も有用な検査は, DVT の血液の D ダイマー測定である. カットオフ値 (検査キットにより確認が必要で, 通常は 1 μg/mL) 以下である場合 (陰性) には高い確率で除外することができる.
- 一方, D ダイマーが高値であっても確定診断することはできない. D ダイマーは手術後には高値となることが多いため, 偽陽性の可能性を念頭に置く.
- DVT が疑われた場合は, 下肢静脈エコーまたは造影 CT を行う.
- 下肢静脈エコーは無侵襲であり, 簡便でスクリーニングに適している. 大腿や膝窩部では感度・特異度ともに非常に良好であるが, 腸骨や下腿では描出しにくい場合もある.
- 下肢静脈エコーでの評価が困難な場合に造影 CT を行う.
- 手術後の状況に応じてエコーと造影 CT を組み合わせて診断精度を上げる工夫を行う.

表4 一般外科・泌尿器科・婦人科手術（非整形外科）患者における VTE のリスクと推奨される予防法

リスクレベル	推奨される予防法
低リスク	早期離床および積極的な運動
中リスク	早期離床および積極的な運動 弾性ストッキングあるいは IPC
高リスク	早期離床および積極的な運動 IPC あるいは抗凝固療法[*,†]
最高リスク	早期離床および積極的な運動（抗凝固療法[*]と IPC の併用） あるいは（抗凝固療法[*,†]と弾性ストッキングの併用）

[*]：腹部手術施行患者では，エノキサパリン，フォンダパリヌクス，あるいは低用量未分画ヘパリンを使用．予防の必要なすべての高リスク以上の患者で使用できる抗凝固薬は低用量未分画ヘパリン．最高リスクにおいては，低用量未分画ヘパリンと IPC あるいは弾性ストッキングとの併用，必要ならば，用量調節未分画ヘパリン（単独），用量調節ワルファリン（単独）を選択する．
エノキサパリン使用法：2,000 単位を 1 日 2 回皮下注（腎機能低下例では 2,000 単位 1 日 1 回投与を考慮），術後 24〜36 時間経過後出血がないことを確認してから投与開始（参考：わが国では 15 日間以上投与した場合の有効性・安全性は検討されていない）．低体重の患者では相対的に血中濃度が上昇し出血のリスクがあるので，慎重投与が必要である．
フォンダパリヌクス使用法：2.5 mg（腎機能低下例は 1.5 mg）を 1 日 1 回皮下注，術後 24 時間経過後出血がないことを確認してから投与開始（参考：わが国では腹部手術では 9 日間以上投与した場合の有効性・安全性は検討されていない）．体重 40 kg 未満，低体重の患者では出血のリスクが増大する恐れがあるため，慎重投与が必要である．
[†]：出血リスクが高い場合は，抗凝固薬の使用は慎重に検討し IPC や弾性ストッキングなどの理学的予防を行う
〔日本循環器学会．肺血栓塞栓症および深部静脈血栓症の診断，治療，予防に関するガイドライン（2017 年改訂版）．https://www.j-circ.or.jp/cms/wp-content/uploads/2017/09/JCS2017_ito_h.pdf. 2024 年 9 月閲覧より〕

🟢 予防

- まず，リスクレベルを評価する（**表1**）．
- 予防法には大きく分けて非薬物療法と薬物療法（抗凝固療法）がある（**表4**）．
- 非薬物療法には，早期離床，積極的な運動療法，弾性ストッキングの使用，間欠的空気圧迫法（intermittent pneumatic compression；IPC）などがある．これらの最大の利点は，抗凝固薬を使用しないため出血による合併症が起こらないことである．

離床

- 早期離床は最も重要であり，すべてのリスクレベルに対して推奨される．
- 単にベッドから起き上がりベッドサイドに座ったり車いすに移乗したりしても，そのままでは，下肢は心臓より低い位置で静脈還流は促進されず，静脈うっ滞も軽減されない．
- 離床では，身体を自ら動かすこと，すなわち立って歩くことが重要である．歩行による下肢の筋ポンプ作用により静脈還流が改善する．
- 術後，全身状態不良などのため離床が進まないことがある．DVT 発症が高リスクの状態であり，下肢を挙上させるとともに下肢の運動療法を行う．

運動療法

- 下肢挙上により静脈還流が促進されうっ血が軽減する．静脈圧迫を回避するため，枕や座布団など表面の柔らかいものを使用して，下肢をベッドから 10〜15 cm 程度挙上する．必要に応じて膝を軽度屈曲位として機能肢位（良肢位）に保つ．

- 静脈うっ滞に対する筋ポンプ作用,静脈還流促進のため足関節底背屈訓練を行う.自動運動のほうが他動運動よりも静脈還流を促進する効果が高い.
- 自主訓練が可能であれば,足関節自動底背屈運動を自主的に実施するように指導する.
- 全身状態が不良あるいは意識障害のある場合,麻痺を合併する場合などで自動運動が困難な場合には,股関節,膝関節,足関節を中心に他動運動を行う.

弾性ストッキング

- 弾性ストッキングは簡便かつ比較的安価で使用できる利点があり,広く用いられている.最大の特徴は末梢側から中枢側に漸減的に圧迫する機能を有していることである.下肢の静脈径を減少させることで血流速度を高め,静脈還流を増加させることにより静脈うっ滞を減少させる.
- 浮腫などによる受動的な静脈拡張を防ぐことで内皮障害を予防し,凝固因子の活性化を抑制する.そのため,リスクに応じて終日装着することが推奨される.
- 装着する場合には適正なサイズを選択することが重要である.緩いと効果が出ないこと,しわにより血流が阻害されたり皮膚の発赤や水疱形成が生じること,過度の圧迫により総腓骨神経麻痺やコンパートメント症候群のリスクがあることなどに注意する.

IPC

- IPC では下肢に巻いたカフ(フットポンプ)に空気を間欠的に送り込むことにより,末梢側から中枢側に受動的に静脈還流を促進し静脈うっ滞を減少させる.
- 弾性ストッキングよりも予防効果は高く,また出血リスクが高い場合でも安全に使用することができる.よく使用されるのは下腿型や足底型である.
- 一方,すでに DVT の存在が確認されている患者では,IPC の使用により血栓を遊離させ,PTE などさらに重篤な合併症を生じる可能性があるため,原則的に使用禁忌である.
- 薬物療法(抗凝固療法)では DVT 予防に対する有効性は非常に高いものの,出血リスクがあるためリスクとベネフィットを検討し使用する(表 4).

▶治療

- DVT の治療で最も重要なことは PTE への移行を防ぐことである.
- 遠位型 DVT では血栓も小さく,近位型に比べて PTE のリスクも低い.数週間以内に中枢側への進展がなければその後の進展リスクは低いため,抗凝固薬による薬物療法を行わず,下肢静脈エコーによる経過観察を行うことが多い.
- がんが存在する場合,血栓の進展リスクには注意が必要である,中枢側への進展の徴候がみられたら抗凝固療法を検討するが,術後の出血リスクも慎重に判断する.
- 近位型 DVT では,血栓が遊離した場合に PTE を発症する可能性が高くなる.基本的には早期に抗凝固療法を開始する.
- 発症早期には抗凝固薬として未分画ヘパリンの使用が多い.血液検査で APTT を測定し,基準値の 1.5〜2.5 倍になるように投与量を調整する.
- 未分画ヘパリンは半減期が短く,投与を中止すれば比較的迅速に作用は消失する.また,硫酸プロタミンによる中和も可能である.そのため状態の不安定な急性期の治療に適している.
- 未分画ヘパリンの使用では,投与後にヘパリン起因性血小板減少症(HIT)の合併に注意が必要である.

- 諸外国で使用されている低分子ヘパリンは半減期が長く，1日1〜2回の固定用量での投与で効果が持続し，モニタリングも不要なため簡便性も高い．しかし，日本では腹部手術患者におけるVTEの発症抑制のための予防投与としてのみ保険適用が認められており（**表4**），DVTの治療薬としては使用することはできない．
- 同様に，低分子ヘパリンと類似した抗凝固作用を持つ合成選択的第Ⅹa因子阻害薬としてフォンダパリヌクスがある．VTEの治療に対する保険適用があり，1日1回の皮下投与で，モニタリングも不要である．未分画ヘパリンやワルファリンと同等の効果と安全性を有しているが，未分画ヘパリンより高価である．
- その後，経口治療薬に移行する際はワルファリンや経口凝固治療薬（DOAC）が使用される．ワルファリンでは開始量から維持量に移行するまで数日を要するが，PT-INR 1.5〜2.5で調整する．DOACは，ただちに抗凝固作用が発揮され，採血による用量調節の必要もなく，薬剤相互作用が少ないなどの利点がある．
- いずれの抗凝固治療においても出血リスクがあるため，術後の観察をしっかり行う．また，転倒や外傷には特に注意する必要がある．
- 抗凝固治療が実施できない場合には，遊離血栓が肺に至ることを防止するため下大静脈フィルターが留置されることもある．
- 長期間のフィルター留置ではPTEの発症率は低下するものの，DVTの再発，フィルターの破損，静脈損傷，などの合併症が起こりうるため，永久留置は推奨されず回収可能できるフィルターが主に使用されている．

▶ DVT存在下のリハビリテーション治療

- 「肺血栓塞栓症および深部静脈血栓症の診断，治療，予防に関するガイドライン」では，以下のように記載され，リハビリテーション治療の実施を推奨している．
- DVTの急性期には，抗凝固療法と歩行などの運動療法により血栓を遊離させてPTEが生じる危惧があり，未分画ヘパリンの持続点滴のためベッド上安静が多く選択されてきた．
- しかし，抗凝固療法を施行していれば早期に歩行訓練を行っても，PTE発症のリスクは増大しない．むしろ，DVTの血栓進展は減少し，疼痛も改善する．
- 下肢疼痛が強くないこと，巨大な浮遊血栓を伴わないこと，一般状態が良好なこと，などの条件がそろえば，患者をベッド上安静にせず早期に歩行させることにより，DVTの悪化防止と患者のQOLの向上が期待できる．
- Liuらは，標準的な抗凝固療法を実施された13件の研究，3,269名を対象として，新たなPTEの発生，既存のDVTの進行，DVTに関連した死亡に関するメタ解析を行っている．安静臥床群と早期離床群の間に有意差はなかった．QOLの向上が期待できる早期離床が望ましい．
- 現在，DVTが存在しても早期離床を行う意義の理解は進んでいるが，遊離血栓のリスクやイベント発生率を過小に評価してはならない．リハビリテーション治療中に突然の血圧低下や低酸素血症を生じた場合には，PTE発症の可能性を常に念頭に置き，迅速な対応を行う必要がある．
- 下肢マッサージなど血栓遊離を誘発しかねない方法は行うべきではない．
- DVT存在下での離床に際しては，米国理学療法士協会のガイドラインが具体的であり参考となる（**図2**）．しかし，ガイドラインに準じて実施するための背景は各国，各施設，また個々の患

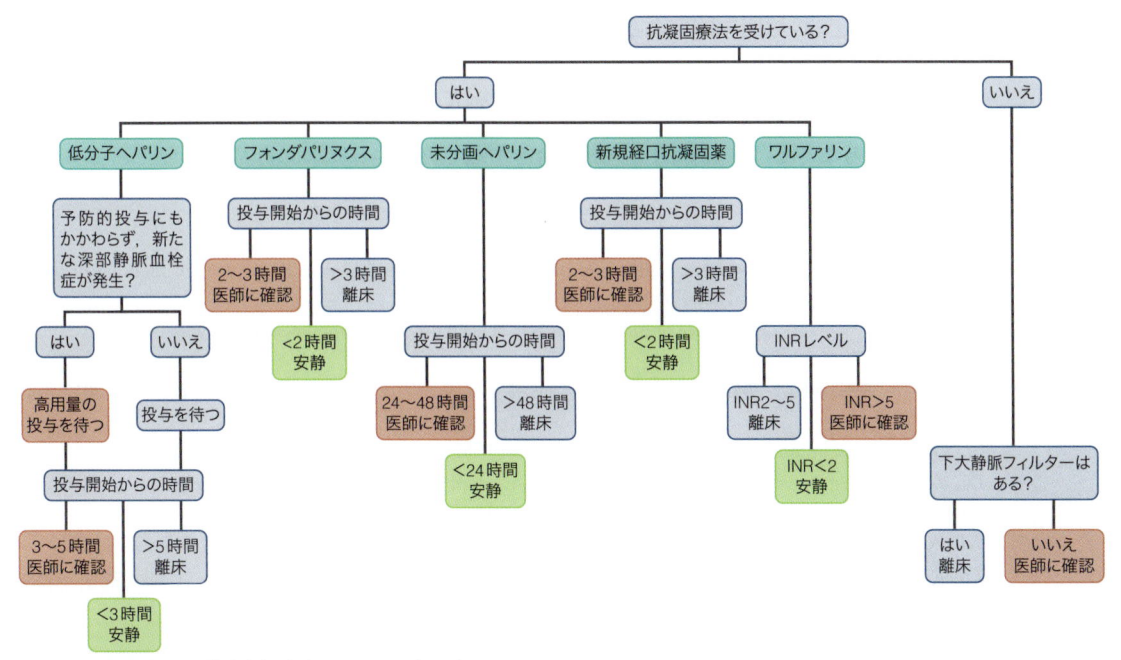

図2　DVT 存在下で離床を行うためのアルゴリズム
（百崎　良：米国理学療法士協会の深部静脈血栓症診療ガイドライン．Jpn J Rehabil Med 58：752-759，2021 より）

者の状態により異なっていることに注意する．また，成人患者を対象としたものであり，妊娠中の女性や小児へは対応していないこと，PTE や上肢 DVT は対象としていないことに留意する．

❷ 肺血栓塞栓症

- PTE とは，DVT などにより生じた血栓塞栓子により肺動脈が閉塞する疾患である．
- 塞栓源の約 90％は下肢，あるいは骨盤内の静脈で形成された血栓であり，DVT 患者の 10〜20％が PTE を発症するといわれている．
- PTE は致死率が高く，非常に緊急性の高い合併症である．

▶ リハビリテーション治療中に生じた PTE への対応

- PTE に特異的な症状はないが，主要症状として呼吸困難，胸痛，頻呼吸のいずれかが 97％の割合で生じるとされる．
- 発症は，起立・歩行・排尿・排便・体位変換などの時に生じる．したがって，リハビリテーション治療中には特に注意が必要である．
- 症状や状況から PTE が疑われる場合には，至急パルスオキシメーターで SpO_2 を測定し，90％以下に低下する場合，酸素投与を実施する．頻呼吸であるにもかかわらず酸素化が不良の場合は PTE を強く疑う．
- 無症候性の PTE もある．高リスクな患者が原因不明の酸素化不良を生じている場合にも可能性を考慮する．

- 造影 CT により PTE の診断を確定する.
- リハビリテーション治療中に PTE を疑う状況が生じた場合は,バイタルサインを測定後,速やかに酸素投与を開始する.致死率が高く,特に発症早期の対応が重要であることから,緊急時迅速な対応が可能となるように具体的な行動内容を記載したマニュアルの作成が必要である.

🫁 文献

1) Yamada N, et al：Triggers of acute pulmonary thromboembolism developed in hospital, with focusing on toilet activities as triggering acts. Int J Cardiol 98：409-411, 2005
2) Ota M, et al：Prognostic significance of early diagnosis in acute pulmonary thromboembolism with circulatory failure. Heart Vessels 17：7-11, 2002
3) 日本循環器学会：肺血栓塞栓症および深部静脈血栓症の診断,治療,予防に関するガイドライン(2017 年改訂版).2018
   https://www.j-circ.or.jp/cms/wp-content/uploads/2017/09/JCS2017_ito_h.pdf(2024 年 9 月閲覧)
4) Liu Z, et al：Bed rest versus early ambulation with standard anticoagulation in the management of deep vein thrombosis：a meta-analysis. PLoS One 10：e0121388, 2015
5) Palla A, et al：The role of suspicion in the diagnosis of pulmonary embolism. Chest 107 Suppl：21S-24S, 1995

（荒川英樹）

C 低栄養

- 術後は生体に侵襲が加わると，糖質・脂質・タンパク質の異化が進み，炎症反応によるエネルギー消費量も増加する．適切な栄養管理がなされないと低栄養になりやすい．
- 食事摂取量が低下しやすい状況も異化を亢進させ，筋量を減少させる．したがって，特に食道がんと胃がんの術後は低栄養になりやすい．
- 基礎疾患や薬剤の影響により術前から低栄養を呈している場合もある．
- 術前に低栄養がある場合には，適切な栄養管理を速やかに行う．

1 手術侵襲による代謝の変化

▶侵襲による糖質・脂質・タンパク質の異化亢進

- 侵襲とは，生体の内部環境の恒常性を乱すような事象を指す．
- 侵襲でのエネルギー代謝は，飢餓状態（短期，長期）とは異なる．
- 侵襲時の生体では発熱，心拍数上昇，尿量減少，高血糖，末梢血中白血球上昇が生じる．
- 侵襲時には糖質や脂質の分解が進み，大量の筋タンパク質が失われる．
- 手術による局所の疼痛刺激が求心性知覚神経を介して大脳/視床下部に伝達され，術後の循環血液量減少や低酸素血症は各受容体を介して視床下部へ伝えられる．
- 視床下部からの情報は，CRF（corticotrophin-releasing factor）により脳下垂体を刺激し ACTH（副腎皮質刺激ホルモン），ADH（抗利尿ホルモン），GH（成長ホルモン）の分泌が促され，腎血流量の低下によりレニン活性は上昇する．
- 一方，脊髄交感神経を介して副腎髄質，交感神経末端からそれぞれアドレナリン，ノルアドレナリンといったカテコラミンが分泌される．
- レニン活性上昇によりアルドステロンが上昇し，ACTH により副腎皮質からコルチゾールが分泌される．
- 分泌されたカテコラミンやコルチゾールにより，グリコーゲンの分解，脂肪・筋タンパク質の分解が促進される．そして，糖新生によりグルコース産生が亢進し，脂肪酸の β 酸化を介してケトン体産生が進む．組織修復や白血球増殖のための材料供給やエネルギー源となる．
- ACTH の上昇は術後 1〜2 日まで継続した後，術前レベルに戻る．
- 侵襲がない状態では，過剰な血中グルコースは内因性インスリンにより肝臓や筋組織にグリコーゲンとして取り込まれるが，侵襲時にはカテコラミンやコルチゾールの影響によりインスリン抵抗性が増加し，高血糖が遷延しやすい状態となる．

▶侵襲によるその他の反応とエネルギー消費量

- 侵襲後の生体では，全身性の炎症反応である SIRS（systemic inflammatory response syndrome）と抗炎症反応である CARS（compensatory anti-inflammatory response syndrome）が惹起される．
- SIRS は炎症性サイトカイン（pro-inflammatory cytokine：TNF-α，IL-1，IL-6 など）による高サ

イトカイン血症（hypercytokinemia）であり，侵襲によって過剰な炎症が生じた状態である．

- CARS は，上記の炎症性サイトカインに拮抗する形で産生される抗炎症性サイトカイン（anti-inflammatory cytokine：IL-4，IL-10，IL-11，TGF-β）や炎症性サイトカイン拮抗物質（sTNFR，IL-1ra）が全身的に優位になった状態である．
- CARS では抗炎症性サイトカインの産生過剰により免疫系が抑制され，感染に対する生体防御機構が低下している（immunoparalysis）ため，感染が難治化・重症化するリスクが高い．
- 侵襲後の生体では血液凝固線溶系の変化も起こる．
- 侵襲局所において産生される組織因子によって凝固系が活性化され，フィブリン血栓の形成，血小板凝集の亢進などが起こり，過凝固状態（hypercoagulable state）になる．
- 好中球と血小板の相互作用により NETs（neutrophil extracellular traps）が形成されると，histone などを介した血管内皮細胞障害による臓器障害の可能性が生じる．
- 侵襲があるとエネルギー消費量は増加する．急性炎症により白血球産生が増加すると，36〜115 kcal/日のエネルギー消費が増加するとの報告がある．
- 必要エネルギー消費量は Harris-Benedict の式で求めた基礎エネルギー消費量（basal energy expenditure；BEE）に活動係数とストレス係数を乗して推定するのが一般的である（⇒ 62 頁，図3参照）．BEE は間接的に測定された安静時エネルギー消費量（resting energy expenditure；REE）と相関する．
- 活動係数はベッド上安静 1.2，ベッド外活動あり 1.3 である．
- ストレス係数は，小手術 1.1，手術 1.2，感染 1.2，敗血症 1.4，骨折 1.2，多発外傷 1.4，広い熱傷 1.5 である．

② 栄養管理（栄養評価と栄養療法）

▶栄養評価

- 食欲低下の有無に関係なく，栄養の状態を定期的にチェックする．

▶摂取経路の選択

- 経口での食事摂取量が低い場合にはその原因を明らかにする．食事内容の変更や補助食品・栄養剤の投与を検討する．
- 腸管が使用可能で，摂食嚥下障害による誤嚥のリスクが高い場合は，経鼻的に挿入した胃チューブからの経腸栄養が検討される．
- 腸管が使用不可能な場合，激しい下痢や腹部膨満などがあり経腸的な栄養投与だけでは十分な栄養を投与しきれない場合は静脈栄養が検討される．
- 静脈栄養では，中心静脈カテーテルを留置する中心静脈栄養とする．
- 静脈栄養は，低濃度糖加アミノ酸輸液と脂肪乳剤を併せて投与することで 1,000 kcal/日，アミノ酸 60 g の投与が可能となる．

▶ 術前

- 術前のしっかりとした栄養管理（栄養評価と栄養療法）により，栄養状態をできるだけ改善して手術に臨む必要がある．待機手術が予定され低栄養のリスクがある場合には，1〜2週間の栄養療法を行う必要がある．
- 前悪液質の時期から運動療法や栄養療法を中心とした集学的アプローチが必要である．
- 術前の化学療法（neo-adjuvant chemotherapy；NAC）では通常，手術まで3か月の期間がある．高頻度に悪心・嘔吐が生じるため，この期間の栄養管理は大切である．
- 低栄養に影響する薬剤の使用がないかチェックをする．サイアザイド利尿薬・アンギオテンシンⅡ受容体拮抗薬（ARB）・アンギオテンシン変換酵素阻害薬（ACE）・カリウム保持性利尿薬では亜鉛欠乏が，アセチルコリンエステラーゼ阻害薬では悪心・嘔吐・下痢による体重減少が，プロトンポンプ阻害薬ではビタミン B_{12} 欠乏が，スタチン系薬剤ではコエンザイム Q_{10} の減少（抗酸化物質の減少がミオパチーの原因となる）が，長期にわたる高用量アスピリンではビタミン C 欠乏（胃粘膜菲薄化につながる）が，メトホルミンではビタミン B_{12} 欠乏が生じる可能性があり，低栄養を招くおそれがある．

▶ 術後

- 術後経口摂取が不十分で栄養不良が危惧される場合は，術後早期から積極的な栄養療法が必要である．
- 少量ずつ食べる，よく噛むなど摂取方法を指導する．
- 術後の栄養療法の基本は，早期の経口摂取再開と不足分の経腸的な栄養投与である．
- 経口・経腸的に投与量が不足する場合は，静脈栄養が必要になる．
- 術後2〜3日までは必要栄養量のすべてを無理に投与する必要はない．徐々に栄養の投与量を増やし，5〜6日目くらいを目途に必要量を充足できるようにする．
- 侵襲初期における過剰な栄養により糖毒性やオートファジー障害が引き起こされる可能性があり，感染の助長や細胞障害の修復遅延のおそれが生じる．
- 7日目以降の栄養投与量は，エネルギー：25〜30 kcal/kg/日，タンパク質（アミノ酸）：1.2〜2.0 g/kg/日，脂肪：投与エネルギーの20〜30%を目安とする（**図1**）．
- 窒素が有効にタンパク合成に利用されるには，窒素1gに対して150〜200 kcalのエネルギーが適当量とされている．アミノ酸6.25 gに窒素1 gが含まれる．
- 免疫調整栄養剤として，アルギニン，グルタミン，ω3系脂肪酸〔EPA（エイコサペンタエン酸），DHA（ドコサヘキサエン酸）〕があり，アルギニン，グルタミンは免疫能強化，ω3系脂肪酸は抗炎症作用の効果が期待される．
- 栄養療法にあたっては，リフィーディング症候群（refeeding syndrome；RFS）にも注意する．
- RFSでは，飢餓状態の代謝に対して大量の糖質を急速投与することで低リン血症が起こり，筋力低下，呼吸不全，心不全に加えて痙攣や昏睡が生じる．

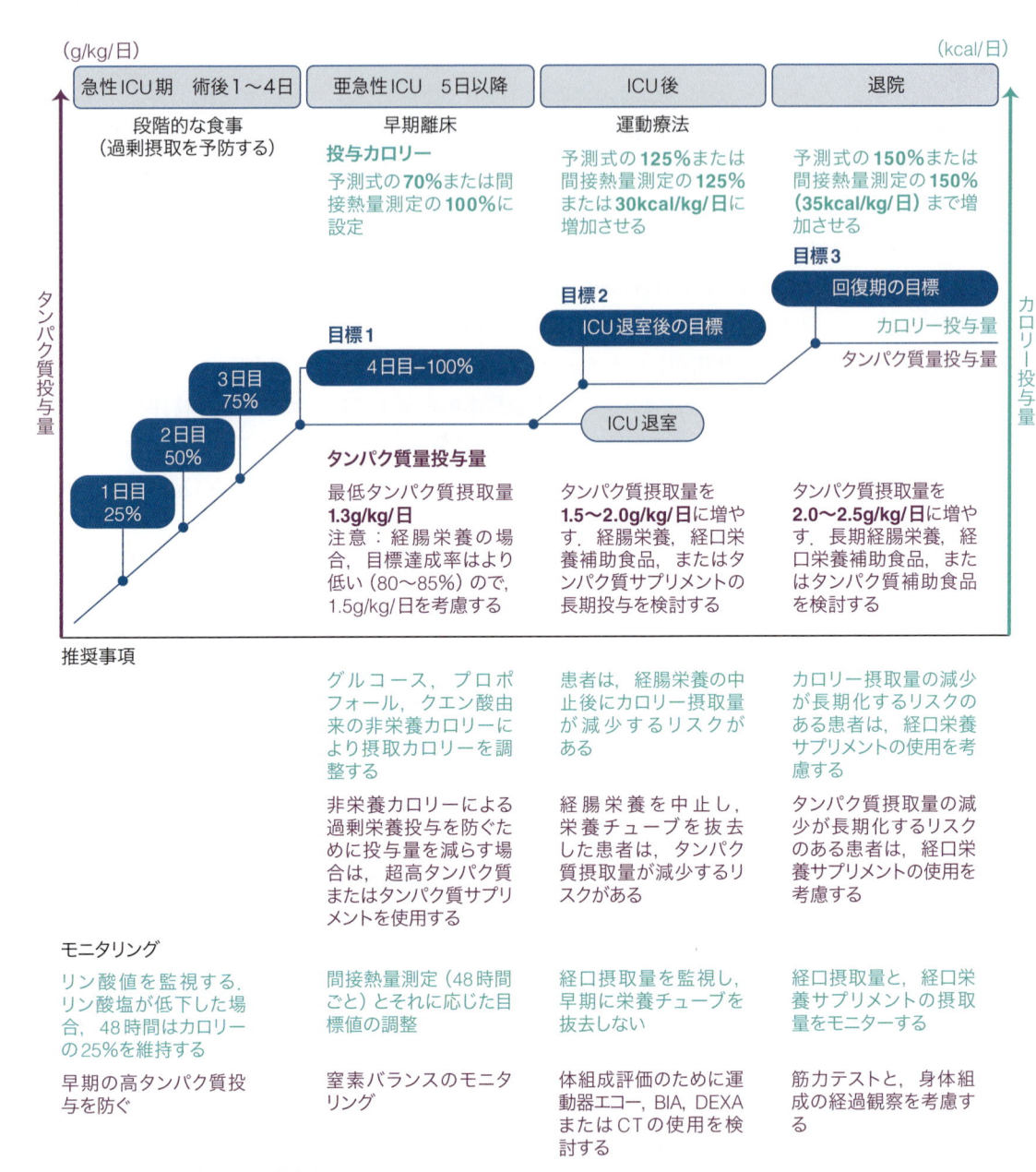

図1　消化器外科手術後の栄養療法

（van Zanten ARH, et al：Nutrition therapy and critical illness：practical guidance for the ICU, post-ICU, and long-term convalescence phases. Critical Care 23：368, 2019 より）

③ 各消化器がんにおける留意点

▶食道がん

- 食道は細長い管腔臓器のため，進行食道がんの場合は容易に狭窄して閉塞をきたす．経口摂取が障害される結果，低栄養や体重減少をきたすことが多い．
- 化学療法や化学放射線療法の副作用によりさらなる経口摂取不良となるため，栄養の経路はでき

るだけ経腸栄養が望ましい.

▶胃がん

- 胃切除術後障害には，ダンピング症候群，腸閉塞，逆流性食道炎，輸入脚症候群，輸出脚症候群，吻合部潰瘍，貧血，骨粗鬆症，胆石症，残胃胃炎などがある.
- 胃全摘術後は，炭水化物（糖質）の吸収は比較的良好に保たれるが，脂質やタンパク質の吸収は低下し，ビタミンB_1・B_{12}，脂溶性ビタミン（A，E，D），葉酸，亜鉛，鉄欠乏も生じる.
- ビタミンB_{12}や鉄の吸収阻害は，それぞれ巨赤芽球性貧血，鉄欠乏性貧血を引き起こす.
- ビタミンE低下では神経障害，ビタミンB_1低下ではウェルニッケ脳症や神経障害がみられる.
- カルシウムは上部小腸で吸収されるが，胃酸分泌が低下しているとその吸収は減少する. 活性型ビタミンDは腸管からのカルシウム吸収効率を高めているため，胃切除後はカルシウムの吸収障害が生じやすい.
- 胃切除後に起こりやすい体重減少には，胃から分泌されるグレリン（食欲亢進や脂肪蓄積作用がある）の欠乏が関係している可能性がある.
- 術式により食塊は十二指腸を介さなくなるため，セクレチン（膵液分泌促進作用），コレシストキニン（胆嚢収縮，膵液分泌促進作用）などの消化管ホルモンの作用が消失する.

▶膵がん

- 術後の合併症には，膵液瘻・神経性の下痢・胃内容排泄遅延・出血・感染などに加え，膵頭十二指腸切除による胆汁漏・胆管炎がある.
- 糖尿病の素因がある場合には，糖尿病が発症する可能性が高くなり，もともと糖尿病がある場合は悪化することが多い.
- 亜鉛やビタミンDの不足に対しては術前に補正しておくべきである.

▶肝がん

- 術後合併症には，胆汁漏，肝不全，出血がある.

▶大腸がん

- 術後合併症には，腸閉塞，縫合不全，創部感染，排便習慣の変化（下痢や便秘）などがある.
- 大腸切除による栄養吸収の低下はほとんどない.

④ 低栄養と運動療法

- 低栄養状態であっても離床を促す. 認知機能低下，骨粗鬆症，関節拘縮，心機能低下，肺活量低下などを予防することができるためである. バイタルサインなど全身状態が落ち着いていれば，座位，立位，歩行など，積極的な離床を進めていく.

- ベッドサイドで行われる離床または運動療法は，それほど多くのエネルギーを消費することはない．低栄養に対して離床や運動療法を実施しない理由はない．
- 手術法，病勢による代謝状態，運動療法の内容などによりエネルギー消費量は異なる．消費量に見合った栄養療法を個別に行っていく．
- 運動時間が長い場合，強度が高い場合には，エネルギー消費量やタンパク質摂取量に特に注意を払う．
- 運動療法直後にタンパク質を摂取するなど，効率のよい摂取のタイミングを工夫する．
- 低栄養がある場合，他動運動，自動介助運動，自動運動，抵抗運動などの運動の種類と負荷で内容を調整する．
- 筋力は不動により 10〜15%/週程度減少するが，最大筋力の 20〜30%の筋収縮があれば筋力は維持される．
- 低栄養の状態で運動療法を実施する際は，筋萎縮や不動による合併症の予防に主眼において，自動運動，自動介助運動，持久力運動，基本動作訓練，歩行訓練，自主訓練を適切に組み合わせていく．

🔖 **文献**

1)　久保俊一，他(総編集)：リハビリテーション医学・医療における栄養管理テキスト．医学書院，2022
2)　Silveira EA, et al：The role of sarcopenic obesity in cancer and cardiovascular disease：a synthesis of the evidence on pathophysiological aspects and clinical implications. Int J Mol Sci 22：4339, 2021
3)　van Zanten ARH, et al：Nutrition therapy and critical illness：practical guidance for the ICU, post-ICU, and long-term convalescence phases. Critical Care 23：368, 2019
4)　田代亜彦，他：手術侵襲による生体反応としての蛋白．エネルギー代謝動態の変動と栄養管理の効果．日消外会誌 25：2574-2579，1992

（上條義一郎）

6 術直後のリハビリテーション診療

A 人工呼吸器の管理

1 呼吸器の解剖と生理

- 気道は，鼻腔から肺胞までを指す．鼻腔・口腔，咽頭，喉頭までが上気道であり，気管，気管支，細気管支までが下気道である．
- 口腔，鼻腔から終末細気管支までは解剖学的死腔と呼ばれ，成人では約 150 mL ある．
- 横隔膜は，第 3・第 4・第 5 頚髄からなる横隔神経に支配され，安静時吸気の 75% 程度を横隔膜が担っている．
- 吸気時は，横隔膜が平坦化して下降することで胸腔が拡張する．
- 胸腔内圧は陰圧であるが，圧がさらに低下することで肺胞に空気が流入する．
- 努力吸気時は，呼吸補助筋である斜角筋，胸鎖乳突筋，大胸筋，僧帽筋も収縮して胸腔がさらに広がる．
- 呼気時は，筋を用いず，横隔膜や外肋間筋を弛緩させることで伸展された肺がもとに戻ろうとする受動的反跳によって行われる．
- 努力呼気時には，内肋間筋も収縮し胸腔がさらに縮小する．加えて，腹直筋，内腹斜筋，外腹斜筋，腹横筋などの腹筋群が収縮すると腹腔内圧が上昇する．これによる横隔膜の挙上も呼気を助ける．

2 呼吸の臨床生理

- O_2 を生体内に取り入れ，CO_2 を体外に放出することを換気という．呼吸で得られた O_2 を肺で血液に取り込むことを酸素化という．
- 吸気中の酸素濃度を吸入酸素濃度（fraction of inspiratory oxygen；F_IO_2）と呼び，室内空気下では F_IO_2 は 0.21（21%）になる．
- 換気が障害されると $PaCO_2$ が上昇し，酸素化が障害されると PaO_2 は低下する．
- 呼吸のために必要なエネルギーを呼吸仕事量という．呼吸仕事量が増加すると，呼吸数の増加，呼吸補助筋の過活動，1 回換気量の低下を認める．
- 換気の評価は，pH と $PaCO_2$ で行う．pH の基準値は 7.35〜7.45 で，$PaCO_2$ は 35〜45 mmHg である．$PaCO_2$ の正常化ではなく，pH の正常化を目標とする．

- 換気に影響を与えるのは，分時換気量である．換気量が増加するほど $PaCO_2$ は低下する．
- 酸素化の評価は，PaO_2，SpO_2 で行う．酸素化の基準値は，PaO_2 が 70 Torr で，SpO_2 は 92〜94％である．
- 酸素化を P/F 比で評価すると把握しやすい．これは PaO_2 を F_IO_2 で割って求められ，値が高いほど酸素化能が良好である．
- 人工呼吸器での酸素化に影響を与えるのは，呼気終末陽圧（positive end expiratory pressure；PEEP）と F_IO_2 である．これらを増加させると酸素化が改善する．

❸ 人工呼吸の概要

- 呼吸状態を改善するには，酸素化や換気といったガス交換の改善と呼吸仕事量の軽減が必要となる．
- 侵襲的な人工呼吸では，気管挿管や気管切開により挿管チューブを留置して人工気道を確保し，ガス交換を改善し，呼吸仕事量を改善させる．
- 非侵襲的陽圧換気療法（noninvasive positive pressure ventilation；NPPV）は，気管挿管や気管切開チューブを留置せずに，鼻マスクまたはフェイスマスクなどを通じて陽圧換気補助を行う．
- 人工呼吸は侵襲的でも非侵襲的でも，確保した気道に陽圧をかけて空気を肺胞に送り込む陽圧呼吸であるため，非生理学的な呼吸である．
- 人工呼吸ではないが，高流量鼻カニュラ（high flow nasal cannula；HFNC）は鼻腔内に加温加湿された高流量の酸素空気混合ガスを投与する方法で，F_IO_2 100％の高濃度まで正確な設定が可能な高流量システムである．
- HFNC では，持続的な高流量によって呼気終末に気道内が陽圧となる PEEP 効果と，呼気終末の肺容積が増加して背側を含めた肺胞リクルートメント効果が得られる．

❹ 人工呼吸器の設定

- 人工呼吸器のモードは大きく 3 つに分けられる．
  ①補助/調節換気（A/C；assist/control）
  ②同期式間欠的強制換気（SIMV；synchronized intermittent mandatory ventilation）
  ③圧支持換気（PSV；pressure support ventilation）
  モードの違いや観察点を表1 に示す．
- 換気様式には，①1 回の換気量（volume）を設定し強制的に送気する従量式強制換気（VCV；volume controlled ventilation），②設定された圧力（pressure）をかけ吸気時間を設定して送気する従圧式強制換気（PCV；pressure controlled ventilation），がある．
- VCV は，リークがなければ一定の換気量は維持される．しかし，設定した気道内圧上限を上回ると一回換気量が低下する．また，気道抵抗が上昇すると，気道内圧が上昇するので注意を要する．
- PCV は，吸気量が肺コンプライアンスや吸気努力に従って変化するため肺組織の障害は少ない．しかし，吸気時間が短いと一回換気量も減少してしまうため，換気量は不安定である．
- 基本となるモードと設定を理解して，各種の人工呼吸器の特殊モードを修得する．

表1 人工呼吸器のモード

換気モード	A/C	SIMV	PSV
換気方法	自発呼吸がない場合，人工呼吸器が設定した換気回数分の強制換気をする	自発呼吸に同調し換気をサポートする．自発呼吸がないか自発呼吸が設定回数より少ないと強制（補助）換気を行う	自発呼吸に合わせて換気をサポートする
注意点	自発呼吸が増加した場合，過換気あるいは呼気終了前に吸気が始まる	設定換気回数以上の自発呼吸が努力性の呼吸になる可能性がある	サポートが少ないので自発呼吸が弱いと呼吸仕事量の増加につながる．自発呼吸がないと無呼吸になる
観察点	・過換気になっていないか ・自発呼吸と同調しているか ・pH の上昇，$PaCO_2$ の低下	・呼吸仕事量が増加していないか ・呼吸補助筋の過活動，呼吸回数 ・自発呼吸と同調しているか	・サポートが不足していないか ・呼吸補助筋の過活動，呼吸回数

AIC：補助/調節換気，SIWV：同期式間欠的強制換気，PSV：圧支持換気

⑤ 人工呼吸器管理における合併症

- 術後の人工呼吸器管理では，気管挿管による人工呼吸を開始して48時間以降に発生する人工呼吸器関連肺炎（ventilator-associated pneumonia；VAP），不適切な人工呼吸器管理によって肺を損傷する人工呼吸器関連肺傷害（ventilator-associated lung injury；VALI）などの合併症を生じうる．
- VAP は，挿管チューブを留置することにより，下気道に細菌が侵入して発症する．VAP を合併すると死亡率増加や在院日数延長をきたすおそれがある．
- VALI は，肺だけでなく多臓器不全をもたらすため死亡率が高くなる．
- 挿管チューブや多くの医療デバイスによって体動制限や安静・臥床による合併症（循環血液量減少，交感神経応答不良，筋力低下，心肺機能低下など）が生じやすい．また，コミュニケーション障害，不安，恐怖感によって精神的ストレスも大きい．
- 人工呼吸では，肺内に直接空気を送りこむ陽圧呼吸という非生理的な呼吸様式となる．そのため，胸腔内が陽圧となり静脈還流量が低下し，心拍出量，1回拍出量が低下する．その状態で離床を行うと血圧低下を引き起こす可能性があり，細心の注意が必要である．
- 人工呼吸器の装着による合併症により，ADL や QOL が著しく低下するばかりでなく，生命予後も悪化する．

⑥ 人工呼吸器管理下でのリハビリテーション治療の意義

- 人工呼吸器管理下であっても，早期からの離床を行うリハビリテーション治療が効果的である．
- 治療の目的は，人工呼吸器の離脱，無気肺の予防・改善，換気血流比不均衡の改善，呼吸器合併症の予防・改善，四肢の関節可動域維持，不動に伴う合併症の予防である．
- リハビリテーション治療のポイントは早期離床である．全身状態に応じて，ベッド上での体位変換，頭部挙上，端座位，立位などの訓練を行う．排痰の促進効果も得られる．
- 人工呼吸器離脱のために呼吸筋を強化する．横隔膜と肋間筋・腹直筋などの呼吸補助筋を可能な限り動かして換気量を増やす．
- 安静の状態で呼吸器の訓練を行うと，換気量だけが増えるため動脈血中の二酸化炭素分圧が低下

し呼吸性アルカローシスに陥る.

- 換気量を継続的に増やし，かつ pH を維持するには運動療法が必要となる．運動療法により筋内に二酸化炭素が産生されると pH が維持されるため，換気を持続的に促進することができる．
- 換気量を増やすことにより末梢気道の痰を排出する効果も期待できる．運動療法には呼吸筋の筋力増強と排痰促進の両方の効果がある．

❼ 人工呼吸器管理下でのリハビリテーション治療の実際

- 術後のリハビリテーション治療を開始するにあたり，術前に得られた情報に加えて，手術所見（切開部位，手術時間，麻酔時間，術中の出血量，輸液・輸血量，尿量），ドレーン挿入部位，硬膜外麻酔の有無，バイタルサイン，血液ガス，喀痰量，水分出納バランス，などを確認して患者の状態とリスクを把握する．
- リハビリテーション治療中は，意識レベル，表情，呼吸状態（胸郭の動きも含む），疼痛の有無，換気状況や分泌物貯留の有無（聴診による），呼吸補助筋を含めた全身の筋の緊張などを確認する．
- 排痰をこまめに行う．疼痛により深呼吸や咳嗽が困難となるため，痰が貯留しやすく無気肺の発生原因となる．
- 疼痛や精神的不安により呼吸補助筋を含めた肩甲帯周囲の筋の緊張が亢進している場合は，電気刺激，温熱療法，運動療法など筋緊張を減弱する処置を行う．
- モニタリングでは，特に呼吸数，一回換気量，分時換気量に注意し，有効な換気量が確保できているか，離床の影響による呼吸状態の変化がないかどうかを観察する．
- 呼吸・循環動態の安定化を確認できれば，意識レベルにかかわらず人工呼吸器管理下で端座位・立位訓練を行う．
- 意識障害がない場合はさらに積極的な立位・歩行訓練，運動療法を行う．
- 人工呼吸器管理下で立位・歩行訓練を行う際には転倒，酸素飽和度低下，血圧変動，ライン類の抜去に注意する．
- 離床を行う前に，人工呼吸器の蛇管やルート類などの位置・長さが十分かどうか確認し整理しておく．
- 腹部，創部，ドレーン排液の量・性状・色調を観察し，術後出血，縫合不全などの合併症の早期発見に努める．
- ドレーンや末梢・中心静脈路などの脱落や閉塞に注意し，ライン類を収めるフックを用意して離床が行いやすい環境を整える．
- ドレーン挿入部の固定性を必ず確認する．また，逆行性感染防止のためドレナージバッグは挿入部より低い位置に置く．
- カフ圧が一定に保たれているかどうかを確認のうえ，離床時に唾液など貯留物の垂れ込みを防ぐためにカフ上部にある分泌物を除去する．
- 気管内吸引および口腔内吸引を行う．
- 医療チームで作業を行うことで，転倒やライン類の抜去を防ぐことができる．
- 術後疼痛は早期離床の阻害要因となる．疼痛管理のもと離床を進めていく．
- 起立性低血圧，肺塞栓の発生に注意する．

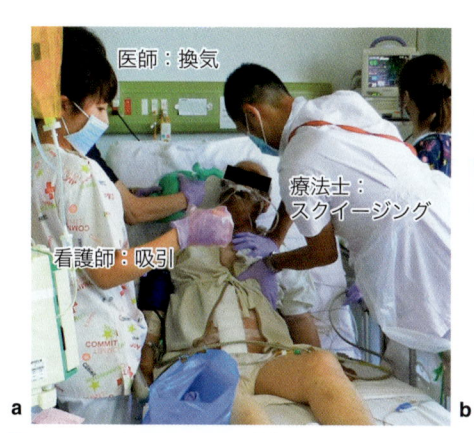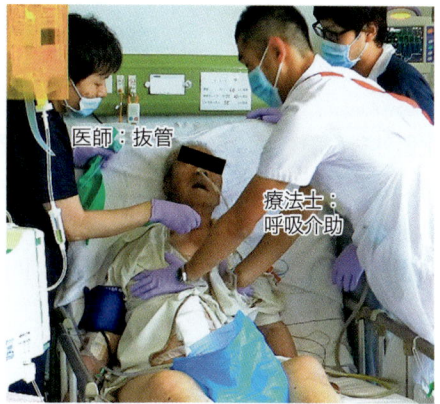

図1　リハビリテーション医療チームによる抜管のサポート

a：抜管前：医師がバッグ換気を行い，療法士がスクイージングで排痰を介助．看護師が痰の吸引を実施．
b：抜管：医師が抜管を行い，療法士が呼吸を介助．

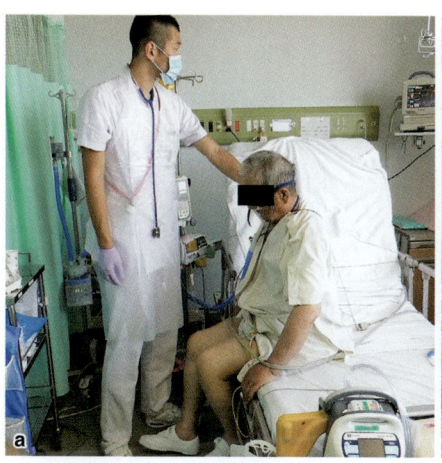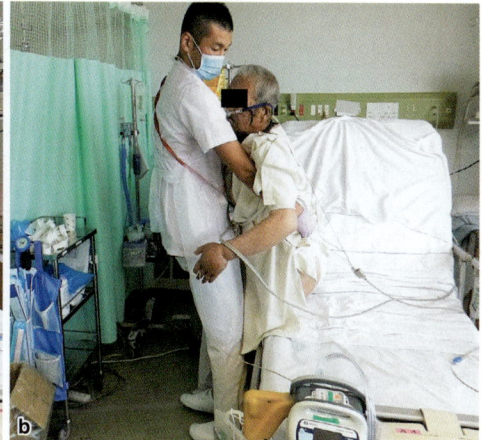

図2　抜管直後の HFNC 管理下でのリハビリテーション治療

a：端座位訓練
b：立位訓練
〔山徳雅人，他：人工呼吸器の管理．久保俊一，他（総編集）：急性期のリハビリテーション医学・医療テキスト．第 2 版，p77，日本リハビリテーション医学教育推進機構，2024 より〕

❽ 再挿管を回避するためのリハビリテーション治療の実際

- 人工呼吸器離脱のためには前述したように運動療法が最も効果的であるが，抜管後もリハビリテーション治療により再挿管を回避することができる．
- 抜管の直前から直後にスクイージングで排痰を介助する（図1）．
- 抜管後に HFNC 管理とし，座位，立位での膝関節屈伸運動を実施する（図2）．
- SpO_2 を維持できれば，HFNC の設定を下げ，開放型酸素マスクなどの酸素療法を経て室内気で管理できる．

（幸田　剣・寺村健三）

B ドレーンの管理

- 消化器外科に限らず，術後にドレーンが留置されていることが多い．ドレーン留置期間は数日から時に数週間にわたることがあり，その間のリハビリテーション治療ではドレーン留置への対応が必要となる．
- リハビリテーション治療を行う際には，ドレーンの種類，留置の目的，留置部位を理解しておくことが必要となる．

1 留置ドレーンの種類

- ドレナージの目的は，①情報的ドレナージ（排液量・性状から縫合不全や術後出血など合併症の有無を把握する），②予防的ドレナージ（感染源となりうる滲出液貯留の予防），③治療的ドレナージ（排膿や洗浄など）に分類される．
- 排液方法によるドレーンの分類として，開放式ドレーン，半閉鎖式ドレーン，閉鎖式ドレーンがあげられる（表1）[1]．
- 開放式ドレーンでは，特にドレーンからの排液量が多い場合，頻回の創処置を要する．逆行性感染の危険性が高まるのみならず，患者，医療従事者にも多大な負担となる．
- ドレーン挿入部周囲の皮膚は絶え間なくドレーンからの排液に曝露されるため，重篤な皮膚汚染やびらんを生じることもある．
- 閉鎖性ドレーンでは，開放性と比較して逆行性感染の防止に有利であるが動きが制御される．早期離床，歩行，経口摂取が遅延する要因となる．
- 半閉鎖式ドレーンでは閉鎖式ドレーンのように動きを制限しないこと，開放式のように頻回の創処置も不要であることが利点となるが，排液によって皮膚貼布部が溶解することがある．また，パウチが脱落して逆行性感染を起こす可能性がある．
- ドレーンチューブの種類として，フィルム型，チューブ型，サンプ型といったものがあり，それ

表1 排液方法によるドレーンの分類

種類	開放式ドレーン	半閉鎖式ドレーン	閉鎖式ドレーン
方法	ペンローズドレーンなど，一端が開放されている管を用いて，ガーゼや吸収性ドレッシング材で覆う	開放式ドレーン同様に，一端が開放されている管を用いて，パウチなどで覆う	ドレーンをチューブで排液バッグに接続し，外界から遮断する 以下の方法がある a) 受動的：自然の圧差や毛細管現象を利用して排液が誘導される．ドレーンに接続した排液バッグは挿入部より低い位置に設置する b) 能動的：低圧持続吸引システムに接続し，陰圧をかけて排液を促す
利点	ドレナージ効果が大きい	ドレナージ効果が大きい	逆行性感染の危険が少ない 排液の性状・量が観察しやすい
欠点	逆行性感染のリスクが高い	パウチの管理に手間，コストがかかる	動きが制限される

（井上昌也：ドレーンの種類と目的別使用法．外科76：710-714，2014より）

表2　ドレーンチューブの種類と特徴

	長所	短所
フィルム型	挿入部位の違和感が少ない 管理が容易 漿液性浸出液のドレナージに優れている	内腔が潰れやすく洗浄が困難 粘稠な排液のドレナージには不適 抜去後の再挿入が困難
チューブ型	内腔の洗浄が容易 抜去後の再挿入が比較的容易 粘稠な排液もドレナージできる	単孔型は屈曲すると内腔が閉塞する
サンプ型	内腔が閉塞しにくい 死腔が生じにくい 粘稠な排液もドレナージができ，排液効率に優れている	周囲組織を吸い込み予期せぬ損傷を起こす可能性がある サンプ中の体動が制限される サンプによる空気の逆流が逆行性感染の原因となる可能性がある

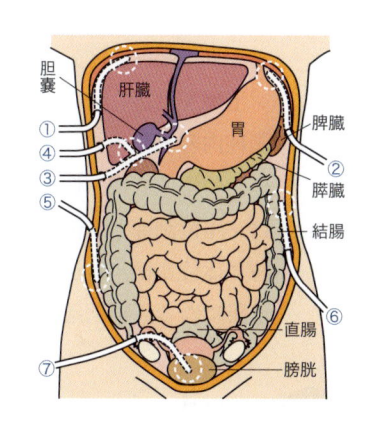

	挿入位置	留置部位	主な術式
①	右横隔膜下	肝右葉と横隔膜の間	肝切除
②	左横隔膜下	脾臓と横隔膜の間	胃切除 脾切除 膵切除
③	ウィンスロー孔	網嚢（大網と小網によって形成される腹部の空間で，胃肝の背側にある空間）の腹膜腔への交通部	肝切除 胃切除（胃全摘，幽門側切除） 胆嚢切除
④	モリソン窩	右腎と壁側腹膜で形成される凹部	胆嚢切除 結腸右半切除
⑤	右傍結腸溝	右結腸外側	結腸右半切除 虫垂切除
⑥	左傍結腸溝	左結腸外側	結腸左半切除 S状結腸切除
⑦	ダグラス窩 直腸膀胱窩	女性は直腸と子宮後面，男性は膀胱と直腸の間	S状結腸切除

図1　ドレーン留置位置と主な術式

それの特徴を理解しておく必要がある（表2）[2]．

- ドレーン留置部位は術式によっておおよそ決まっており（図1），どの術式でどこにドレーンを留置するかを把握しておく．離床の際に起こりうるドレーンチューブの閉塞や抜去などの事故を予防するうえで重要である[3]．

❷ ドレーン留置下でのリハビリテーション治療

- ドレーンが留置されていることで，リハビリテーション治療の適応が制限されることはない．実際には主治医・担当看護師と安静度，全身状態，ドレーンの種類や挿入部位，排液の量などの詳細な情報共有をしたうえで，状況に応じたリハビリテーション治療プログラムを作成していく．

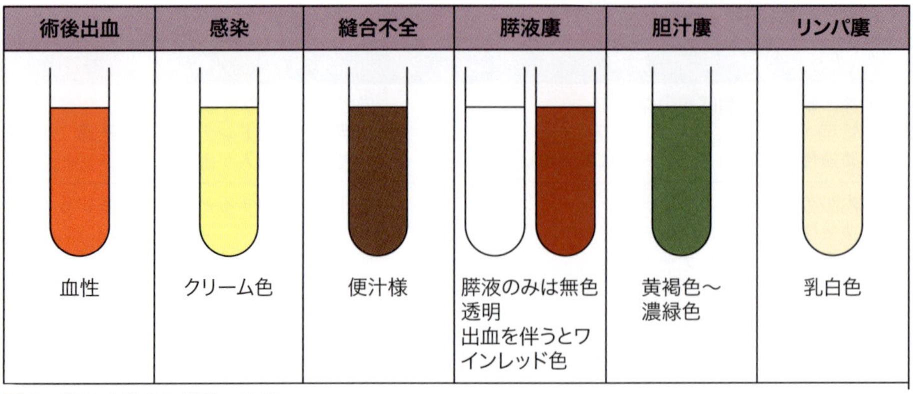

図2 術後合併症と排液の性状

- ドレーン挿入部の疼痛により咳嗽力が低下すると, 術後呼吸器合併症 (postoperative pulmonary complication；PPCs) の発症リスクが生じる. 十分な疼痛コントロールのもとリハビリテーション治療を実施していく.
- 訓練内容として, ベッドサイドでは主に四肢の関節可動域訓練, 呼吸器の訓練, 側臥位から腹臥位への体位変換, 仰臥位から側臥位への体位変換などの訓練を行う. 安静度の制限が軽減されれば, 座位訓練と立位訓練を行っていく.
- 特に体位変換, 寝返り訓練, 座位訓練は, ドレナージを促進させ, 術後の肺炎や腸管蠕動遅延の予防になる. 早期離床につながることから可能な限り積極的に取り入れていく[4].

③ 留置ドレーンの管理

- 留置ドレーンからの日々の排液量を把握しておくことでリスク管理が行える. 排液量が急に増加し, 血性となった場合は術後出血を, 逆に排液量が急に減少した場合にはドレーンの閉塞を考えなければならない.
- 排液の性状も併せて確認することで, 縫合不全, 感染, 膵液瘻など, 急変しうる合併症に気づくことができる. 図2に示すような排液の色と術後合併症の関係を把握しておく.
- 体位変換や移乗時にドレーンが屈曲したり, 引っかかったりしないように注意する. 特に連結される管の本数が多い場合, ドレーンが引っかかるトラブルが起こりやすいので, どこにドレーンが挿入されているかを十分把握する. 可能な限りドレーンを一方向にまとめる工夫をして訓練する必要がある (図3).
- ドレーンにテンションがかかると挿入部の疼痛が生じたり, 抜去につながる. 排液バッグを持って離床介助をする場合は患者との距離を一定に保ち, 不意なふらつき, 姿勢の変化に備える.
- 歩行訓練時は排液バッグを腹帯に入れたり, 点滴棒にかけることにより患者から離さないように工夫する. また, 逆行性感染が起こらないように排液バッグは挿入部より低く保つ (図3, 4).
- 患者が自信を持って積極的に離床できるようになるためには, 患者自身もドレーンの取り扱い方法を十分に理解する必要がある. ドレーン類が絡まらないまとめ方, 排液バッグの位置, 歩行時の工夫などを指導することも重要である.

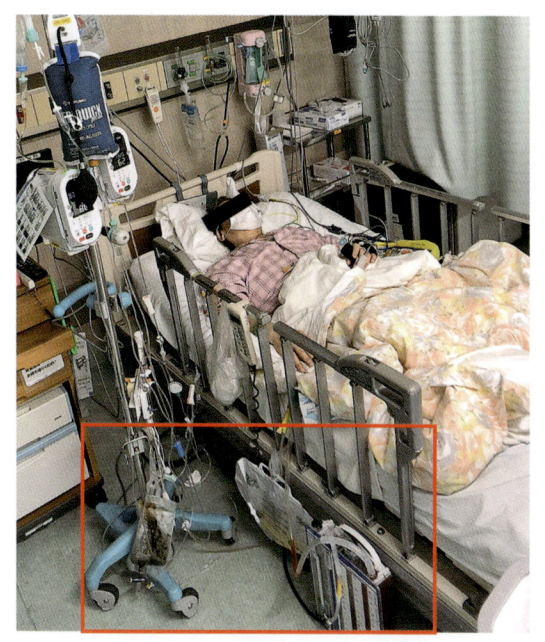

図3　ベッドサイドでの留置ドレーンの管理

ドレーンだけでなく，尿道留置カテーテル，末梢点滴など
も可能な限り同じ側に置き，バッグは挿入位置よりも下方
に設置する．

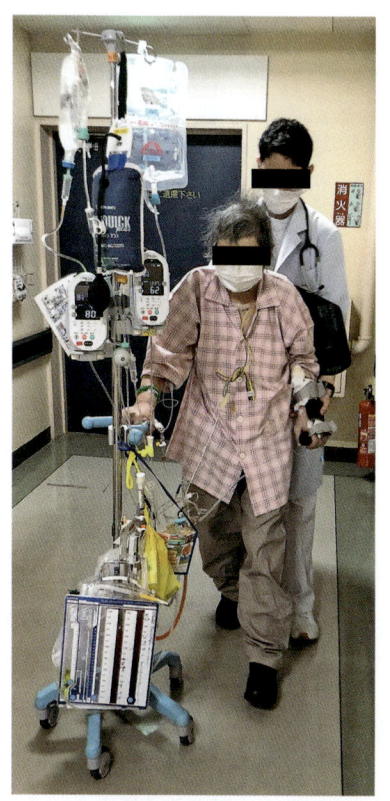

図4　歩行訓練時の留置ドレーンの管理

末梢点滴，チェストドレーン，腹腔ドレー
ンなどは点滴棒にまとめ，後方から急なバ
ランスの崩れに備えている．

🐟 **文献**

1)　井上昌也：ドレーンの種類と目的別使用法．特集 ドレーンは必要か？ 外科 76：710-714, 2014
2)　窪田敬一（編）：最新ナースのための全科ドレーン管理マニュアル．p16，照林社，2005
3)　前田祐三，他：新人さんもらくらくスキルアップ！術後ドレーン排液管理＆固定．まるごとレクチャー．消
　　化器ナーシング 25：42-52，2020
4)　安保雅博，他：ドレーン留置とベッドサイドリハビリテーション．特集 重症患者のベッドサイドリハビリ
　　テーション．J Clinical Rehabilitation 12：26-32, 2003

（山德雅人・佐々木信幸）

C 中心静脈・末梢静脈カテーテルの管理

- 消化器外科の術後において，経腸的な水分・栄養摂取が困難な場合は経静脈栄養が実施される.
- 経静脈栄養とは，静脈内にカテーテルが挿入され，輸液・栄養剤，薬剤が投与されている状態である.
- 一方，消化器外科の術後を含む急性期のリハビリテーション治療で最も頻度が高い合併症は，静脈内カテーテルのトラブルである[1].
- 術後のリハビリテーション治療を積極的に実施すると，ルート管理を適切に行っていても，逆血，静脈炎，点滴漏れ，輸液ポンプのトラブルなどは頻回に起こる. 主治医・リハビリテーション科医・理学療法士・作業療法士・看護師などの多職種連携により，トラブルに対応することが重要となる.

1 中心静脈栄養と末梢静脈栄養の特徴

- 経静脈栄養は，中心静脈栄養と末梢静脈栄養に分類され，術式や患者の状態によって適応が決められる.
- 末梢静脈栄養は，術後の水分・電解質の投与が主目的で，体タンパクの異化に対しては限定的な術後の栄養投与法である. タンパク質やエネルギーの投与は 1,300 kcal/日が限界で，長期間の栄養投与法としては不十分である[2].
- 中心静脈栄養は，2 週間以上の経口・経腸栄養が困難な状態が予測される場合に用いられる栄養投与法であり，経口に近い栄養補給が可能である[2].
- 両者ともに，静脈カテーテルを挿入し，輸液・栄養剤を投与するため，安全なリハビリテーション治療の実施には，その挿入部位，挿入に伴うリスク，輸液・栄養ルートの仕組みなどを理解しておく必要がある.

2 カテーテルの挿入部位とリスク

- 末梢静脈カテーテルは，輸液・栄養剤・薬剤の投与目的に末梢静脈に挿入されるカテーテルである.
- 末梢静脈カテーテルの挿入部位は，上肢の各皮静脈の中から選択される.
- 上肢の各皮静脈がルート漏れ，閉塞，静脈炎などで使用が困難な場合，下肢や頚部の皮静脈が選択される.
- 末梢静脈カテーテルの挿入部位付近の関節運動は，輸液・栄養剤・薬剤の投与状態に影響を与えるため，挿入部位に応じた離床訓練や運動療法を実施する.
- 中心静脈カテーテルの挿入部位は，内頚静脈・鎖骨下静脈・大腿静脈・上腕尺側皮静脈から選択される.
- 内頚静脈は他部位に比べ，穿刺が容易で合併症リスクが低く，選択される頻度が高い. 術後のリハビリテーション治療にも適している.
- 大腿静脈は穿刺が容易であるが，陰部が近いため感染リスクが高い. 股関節の屈曲により大きな影響が出るため，ADL 訓練や運動療法の実施には困難が伴う. 術後のリハビリテーション治療における中心静脈カテーテルの挿入部位としては不適切である.

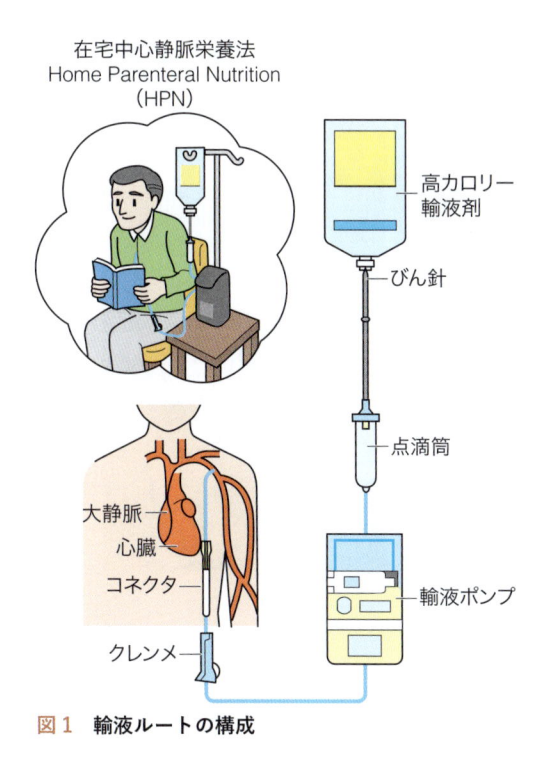

図1　輸液ルートの構成

在宅中心静脈栄養法
Home Parenteral Nutrition
（HPN）

高カロリー輸液剤
びん針
点滴筒
輸液ポンプ

大静脈
心臓
コネクタ
クレンメ

図2　リハビリテーション治療用の点滴台

a：市販の点滴台に延長が可能な付属品（ポール）を取り付ける工夫をしている.
b：最大延長した状態の点滴台.

- 鎖骨下静脈は，最もカテーテルの固定が容易で，感染や血栓のリスクが低くリハビリテーション治療に適しているが，血管の同定が困難で，挿入時の合併症（気胸・血胸）のリスクがある．リハビリテーション治療実施前に挿入状態の確認が必要である.
- 上腕尺側皮静脈に挿入される中心静脈カテーテルは，末梢静脈挿入型中心静脈カテーテル（peripherally inserted central venous catheter；PICC）と呼ばれ，近年選択されることが多くなっている.
- 末梢静脈カテーテルと同じ皮静脈が穿刺部位のため，穿刺が容易で感染・血栓のリスクが低く，固定が容易であり，術後のリハビリテーション治療に適している.

③ 輸液・栄養への活用

- 輸液・栄養ルートは，輸液・栄養剤・薬剤に接続される輸液セットと静脈内に挿入されるカテーテルで構成される.
- 輸液セットは図1のようにびん針，点滴筒，クレンメ，コネクタで構成されている.
- 自然滴下で輸液・栄養剤や薬剤を投与する場合は，クレンメのルートを圧迫する強さで点滴筒の滴下数を調整し，投与速度を決定する．成人用輸液セットは20滴/mL，小児用（微量用）セットは60滴/mLが目安である.
- 自然滴下は，輸液・栄養剤などの本体と心臓や刺入部の高低差を利用しているため，リハビリテーション治療による体位変換などで，高低差が変化すると投与速度が変化する．また，刺入部位から近い関節の運動などでも投与速度に影響を与える.

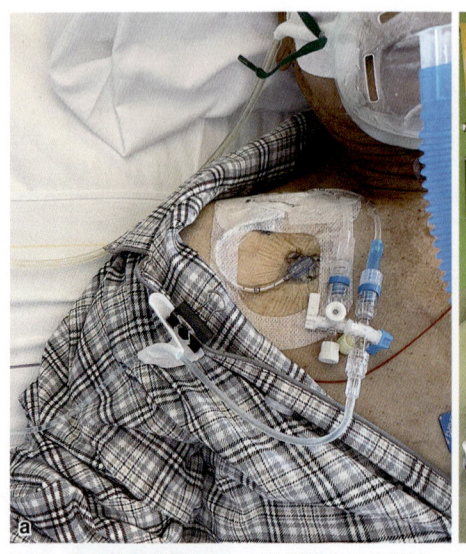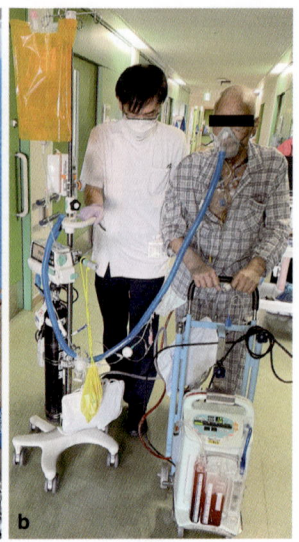

図3　中心静脈栄養カテーテル留置下での訓練
a：鎖骨下静脈に対する中心静脈栄養カテーテルの挿入状態の確認
b：カテーテル留置下での歩行訓練

- 自然滴下の場合，体位変換や運動療法を実施する際は，滴下速度を保持し，逆血を防止するために，図2のような高さが調節できる点滴台が効果的である[3]．
- 自然滴下ではなく，厳密な投与速度を固定するためには，点滴筒とクレンメの間に輸液ポンプが追加される．
- 輸液ポンプは機械的な圧力により，滴下速度が調整（流量誤差：10%）されるため，自然滴下より体位変換や関節運動による滴下速度への影響を受けにくい．
- 輸液ポンプによる輸液・栄養剤や薬剤投与時は，バッテリー低下や気泡混入などのアラームにより動作が停止するため，輸液ポンプのトラブルに対する対応が必要となる．

④ 留置カテーテルのトラブル時の対応

- 中心静脈・末梢静脈カテーテル留置下に術後のリハビリテーション治療を実施する場合，カテーテルの抜去，血管外漏出，輸液ルート損傷，輸液ポンプトラブルなどが起こりうる．
- カテーテル抜去時は刺入部の圧迫止血を行う．
- 血管外漏出や輸液ルート損傷の際は直ちに薬液の投与を止め，ルートの三方活栓や損傷部より近位をクランプすることで空気塞栓を防ぐ．

⑤ 中心静脈カテーテル留置下における訓練の実際

- 中心静脈カテーテル留置下でリハビリテーション治療を開始する前には，全身状態や病態の把握とともに，中心静脈カテーテルの刺入部位の状況を確認する（図3）．
- 刺入部位の汚染や逆血の有無，カテーテルや輸液ルートの固定状態（固定シールやルートの着衣へのクリップでの固定），輸液ルート全体の状況（投与速度や気泡の混入の有無）を確認する．

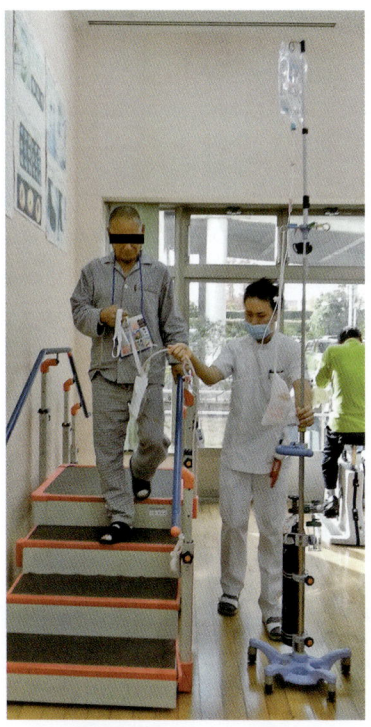

**図4 末梢静脈カテーテル留置下での
リハビリテーション治療**

- 刺入部位や輸液ルートに問題がなければ，座位・立位・歩行訓練を実施する．その際，体位変換・歩行時にカテーテルを含めたドレーン・ルート類を適切に管理し，不要なテンションがかからないように注意する．
- 訓練のインターバルの際や訓練実施後にカテーテルの抜去がないかなどを確認する．

⑥ 末梢静脈カテーテル留置下における訓練の実際

- 末梢静脈栄養カテーテル留置の際には全身状態が安定していることが多い．中心静脈栄養カテーテル留置時に比べ活動量が多くなり，各種の運動療法が可能である．
- 運動療法実施時には，図4のように，心臓より高い位置に輸液・栄養剤本体が位置できるように調整された点滴台を用いる．歩行訓練・階段昇降訓練・自転車エルゴメーターによる訓練などを実施する．

🗨 **文献**
1) Kinoshita T, et al：Investigation of adverse events occurring during rehabilitation in acute care hospital. J Clin Med 11：4706, 2022
2) 信岡隆幸：栄養療法の選択基準．日本臨床栄養代謝学会（編）：JSPEN テキストブック．pp200-207，南江堂，2022
3) 小池有美：点滴ルート管理法の実際．久保俊一，他(総編集)：急性期のリハビリテーション医学・医療テキスト．第2版，pp82-85，日本リハビリテーション医学教育推進機構，2024

（梅本安則）

D 疼痛の管理

① 疼痛の評価

- 痛みの状態や鎮痛薬の効果を判定するためには，痛みを定量的に評価する必要がある．痛みは身体感覚で主観的であるため，定量的評価には痛みの数値化が必要である．
- 痛みの数値化の尺度には，NRS（numerical rating scale）やVAS（visual analogue scale）などがある（図1）．
- NRS は痛みの強さを 0（痛みがない）から 10（想像できる最大の痛み）までの 11 段階で数値化している．
- VAS は痛みの強さを 10 cm の線分で表現する．線分の左端を痛みがない状態，右端を想像できる最大の痛みと定義し，現在の痛みが線上のどの辺りに位置するかを患者に記入させて左端からの長さを測定する．
- 意識障害や経口挿管で人工呼吸器管理中など，痛みの強さを自己申告できない患者の場合には，医療者の観察に基づいた Behavioral Pain Score（BPS）（表1）などの客観的な尺度を使用する．
- 小児用の痛み尺度としては，フェイススケールなどを用いる．フェイススケールは，現在の痛みを笑い顔，普通の顔，しかめっ面や泣き顔などのさまざまな段階の顔を用意して，どれにあてはまるか選ばせるもので，NRS や VAS がわかりにくい小児でも評価しやすい．

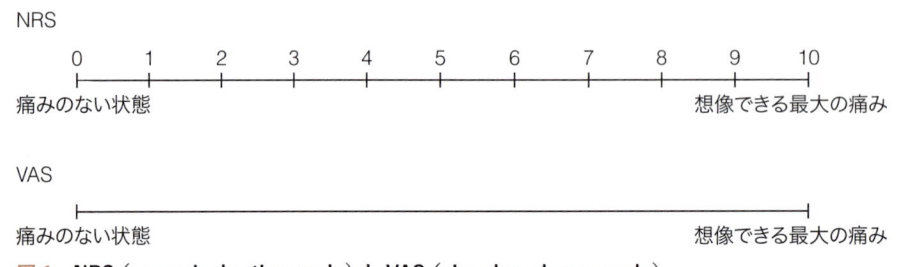

図1　NRS（numerical rating scale）と VAS（visual analogue scale）

表1　Behavioral Pain Score（BPS）

項目	行動	スコア
表情	穏やかな	1
	一部硬い（たとえば，眉が下がっている）	2
	まったく硬い（たとえば，まぶたを閉じている）	3
	しかめ面	4
上肢の動き	まったく動かない	1
	一部曲げている	2
	指を曲げて完全に屈曲	3
	ずっと引っ込めている	4
人工呼吸器との同調性	同調している	1
	時に咳嗽，大部分は同調している	2
	呼吸器とファイティング	3
	呼吸器の調節がきかない	4

② 術後の疼痛管理

- 術後疼痛には，手術に伴う持続的な痛み刺激による中枢神経系の痛覚過敏状態が影響している．
- 全身麻酔中は意識がなく痛みを感じていないように思われがちだが，痛み刺激自体は脳に到達している．そのため，術中に疼痛の軽減を意識した鎮痛薬投与などを行わずに手術を終了した場合，麻酔からの覚醒とともに疼痛が生じる．
- 強い疼痛に対しては多量の鎮痛薬が必要となることから，手術終了前から鎮痛薬を投与しておく．疼痛がない状態で覚醒させることで周術期に必要な鎮痛薬量を軽減する方法（先取り鎮痛）も試みられている．
- 術後の疼痛管理は，急性期と回復期に分けて考える．手術直後から数日間の急性期は持続硬膜外麻酔やオピオイドの経静脈投与を行う．回復期では硬膜外カテーテルや末梢点滴ラインを抜去し，経口鎮痛薬を使用する．

③ 術後の疼痛管理に用いる鎮痛薬

▶オピオイド

- オピオイドは体内のオピオイド受容体に作用して鎮痛作用を発揮する薬剤の総称である．
- 完全作動薬（モルヒネ，フェンタニル，トラマドール，コデイン）と部分作動薬（ブプレノルフィン）があり，完全作動薬は受容体との親和性により強オピオイド（モルヒネ，フェンタニル）と弱オピオイド（コデイン）に分類される．
- オピオイドの副作用には悪心・嘔吐，便秘，過量投与時の呼吸抑制があり，使用には注意を要する．

▶患者自己調節式鎮痛法

- 患者自己調節式鎮痛法（patient controlled analgesia；PCA）は 1980 年頃に実用化された．
- オピオイドの鎮痛効果は用量依存性があるが，血中濃度と鎮痛効果の関係は直線的ではない．オピオイドを少量ずつ投与すると，一定の濃度を超えるまで鎮痛効果が実感できない．このときの濃度を MCP（maximum concentration with pain）という．
- MCP からさらにオピオイドを投与すると鎮痛効果が劇的に増加し，十分な除痛が得られる．この時の濃度を MEAC（minimum effective analgesic concentration）という．
- MEAC は個人差が大きいが，MCP と MEAC 間の差はばらつきが小さいために，少量のオピオイドを患者自身が疼痛に応じて自己判断で投与することで，効率よく血中濃度を維持することができる．
- PCA におけるオピオイド血中濃度と鎮痛効果の関係の模式図を図 2 に示す．オピオイド血中濃度が低下し MEAC を下回った時点で患者自身が投与を行う（図 2 の↑）．投与過剰によってオピオイド血中濃度が副作用域に達することなく，有効域を維持できるようになる．
- 実際に臨床で使用されている PCA の装置を図 3 に示す．中央にある装置によりオピオイドの基本流量を調節できる（図では 1.0 mL/h）．右側がボーラス装置で，図 3 の機種では 1 回のボーラスにより 3 mL の投与が可能である．

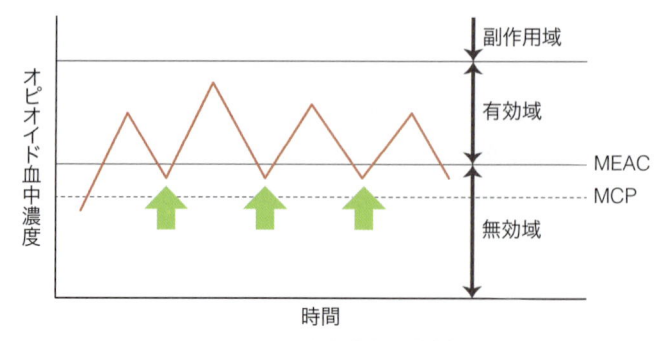

図2　PCA におけるオピオイド血中濃度と鎮痛効果の関係

緑の矢印は投与のタイミングを示している.
MEAC：minimum effective analgesic concentration，　MCP：maximum concentration with pain

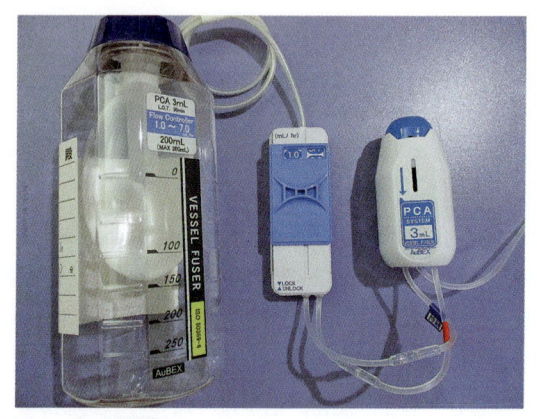

図3　PCA 装置

▶非オピオイド鎮痛薬

- 非ステロイド消炎鎮痛薬（non-steroidal anti-inflammatory drug；NSAIDs）やアセトアミノフェンなどを用いる. いずれも経口製剤や注射剤が広く使用されており，急性期，回復期の双方で使用できる.
- NSAIDs は長期投与で消化性潰瘍や腎機能障害を引き起こすリスクがある. アセトアミノフェンは過量投与により肝機能障害を惹起する可能性があり注意が必要である.

④ 術後疼痛管理とリハビリテーション治療

- 術後のリハビリテーション治療は，疼痛管理を行いながら，術翌日からの早期離床と積極的な運動療法を行うことが望ましい.
- 疼痛により離床や運動療法に消極的とならないように，リハビリテーション治療前に鎮痛薬のボーラス投与や内服などを行うようにする.
- 図4 に PCA 装置を使用した膵尾部切除術翌日の歩行訓練の様子を示す. 患者の腹腔内にはドレーンが留置され，膀胱留置カテーテルも挿入されている. 後方からの歩行器歩行の介助と，ド

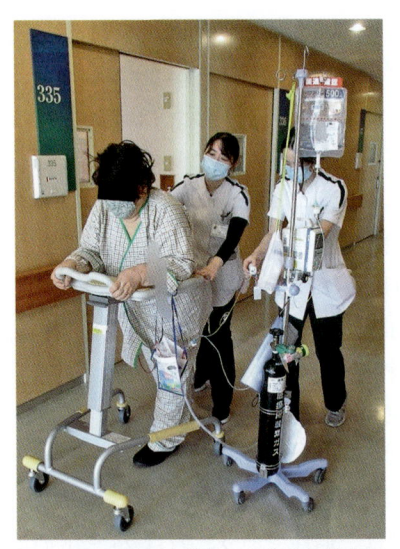

図4　**PCA 装置を使用した術後早期歩行訓練**

レーン・カテーテル類の脱落に注意した管理を行っている.

- PCA のボーラス装置を保持し，患者の訴えに応じてボーラス投与できるように備えながら廊下で歩行訓練をしている.
- 近年，運動による疼痛緩和効果が注目され，運動誘発性鎮痛（exercise-induced hypoalgesia：EIH）と呼ばれている．その機序として，障害された末梢神経，後根神経節，脊髄後角，脳幹など広範な領域における炎症性サイトカイン抑制など多様な因子の変動が考えられている.

📙 **文献**
1)　高橋直人，他：痛みの客観的評価と QOL. Jpn J Rehabil Med 53：596-603, 2016
2)　天谷文昌：急性期疼痛制御. 京府医大誌 128：739-746，2019
3)　出口尚寿，他：糖尿病性末梢神経障害. 日内会誌 108：1538-1544，2019

（河﨑　敬・三上靖夫）

E イレウス・排泄の管理

1 術後イレウス

- イレウス（ileus）とは，腸管内容の肛門側への移動が障害される病態の総称であり，機械的イレウスと機能的イレウスに分類される（表1）.
- 機械的イレウスは，腸管内腔が物理的に閉塞（または狭窄）した状態であり，腸管壁の血行障害の有無で単純性と複雑性（絞扼性）とに分けられる.
- 機能的イレウスは，腸管蠕動が十分でない状態であり，麻痺性イレウスや痙攣性イレウスが含まれる.
- 腹部手術の直後ではすべての消化管運動が麻痺し，数日から1週間かけて小腸，胃，大腸の順に回復する．小腸運動の抑制は一過性であり，胃は24〜48時間以内，大腸機能は48〜72時間以内に回復する.
- 術後イレウス（postoperative ileus）は，手術後3日以上続く麻痺性イレウスとして定義される．術後イレウスの原因には，術中の腸管への接触，炎症，副交感神経の抑制，交感神経の興奮，腸管神経叢の遮断，腸管エネルギーの消失（グルタミン濃度の低下）などがある.
- 術後イレウスの発生頻度は，食道がんや胃がんで1〜2%[1〜3]，大腸がんでは5〜10%とされる[4,5].
- 胃がんに対する胃切除術後では，消化管の運動機能は著しく障害される．特に幽門側胃切除を行った場合，残胃は収縮せずただの導管となる.
- 術後イレウスの治療には，集学的なアプローチが推奨されている[6]（表2）.

▶術後イレウスとリハビリテーション治療

- 術後の早期歩行による腸管運動の改善と術後イレウスの予防効果については，明確には示されていない．術後の早期歩行を含んだERAS（Enhanced Recovery After Surgery；術後回復強化）プロトコールにおいても，術後イレウスに対する抑制効果ははっきりしていない.
- 一方，低強度から中程度の強度の運動療法が，入院期間を短縮し術後の腸管運動を改善させたという報告がある．また，運動療法を含む術前のリハビリテーション治療が術後イレウスの発症率

表1 イレウスの分類

機械的イレウス	機能的イレウス
単純性イレウス 　※腸管壁の血行障害を伴わない 　　・癒着 　　・腫瘍 　　・クローン病 複雑（絞扼）性イレウス 　※腸管壁の血行障害を伴う 　　・腸重積 　　・腸捻転	麻痺性イレウス 　・腹部手術後などの腸管の運動 　　麻痺 　・急性腹膜炎 　・代謝性イレウス 　・薬剤性イレウス 痙攣性イレウス 　・鉛中毒 　・結石発作

表2　術後イレウスの集学的治療

治療法	効果	欠点
経鼻胃管	嘔吐や腹部膨満感の改善	イレウス期間の短縮にはならない 発熱や無気肺の可能性
術後早期栄養療法	腸蠕動運動の促進 入院期間の短縮	決定的なエビデンスはない 患者が食事に耐えられない
腹腔鏡手術	早期腸管機能の回復 入院期間の短縮	適応症例に限る
局所硬膜外麻酔/鎮痛薬	モルヒネ全身投与に比較してイレウス期間の短縮 内臓血流の増加 求心性および遠心性の交感神経抑制入力をブロック 抗炎症作用	カテーテルに関連する合併症
ガムチューイング	イレウス期間の短縮の可能性 簡単で安価	腹腔鏡下結腸切除術に限定された1つの小さな試験のみ
下剤	イレウス期間の短縮の可能性 安価	有効性を証明する臨床データの欠如
NSAIDs	オピオイドの減量 抗炎症薬として使用することで活動を高める可能性	術後出血の増加の可能性 薬剤副作用

表3　排泄障害の分類

尿排泄	排尿障害	残尿，尿閉
	蓄尿障害	頻尿，尿失禁
便排泄	排便障害	便秘，イレウス
	蓄便障害	頻便，便失禁

を低下させたとする報告もある.

❷ 排泄管理

- 排泄には，尿の排泄と便の排泄があり，排泄障害は排尿障害，蓄尿障害，排便障害，蓄便障害とに分けられる（表3）.

▶尿の排泄

- 膀胱には蓄尿機能と排尿機能があり，膀胱排尿筋と尿道括約筋の相反する働きの協調した運動が大きく関わる.
- たとえば，膀胱排尿筋の弛緩と尿道括約筋の収縮が同時に起こることで失禁せずに蓄尿することが可能となる.
- 通常，尿量が150〜250 mLになると尿意（初発尿意）を感じるが，排尿準備ができるまでは膀胱

排尿筋の収縮は抑制され，300〜500 mL（最大尿意）まで蓄尿できる．
- 排尿準備が整うと脳幹橋部の排尿中枢から排尿を促す刺激が発生し，膀胱排尿筋を収縮させると同時に尿道括約筋が弛緩して排尿が始まる．

▶ 術後の尿の排泄障害

- 消化器外科の手術では，術後も膀胱内留置カテーテルが使用されることが多い．周術期の全身管理や安静のために用いられるが，留置期間が長くなると尿路感染症や膀胱機能低下につながるため，なるべく早期に抜去し排尿を自立させる必要がある．
- 腹部手術後では，疼痛のため，腹圧を十分にかけられず排尿困難となることがある．
- 直腸がん手術では，特に直腸切断術や腸骨動脈領域のリンパ節郭清術の術後において，排尿障害を呈することがある．手術操作による骨盤神経叢の損傷が原因である．

▶ 尿の排泄に対するリハビリテーション治療

- 骨盤底筋訓練は，尿道括約筋，肛門挙筋，外肛門括約筋などを鍛えることにより，尿道の閉鎖圧を高め，骨盤内臓器の支持を補強する．腹圧上昇時に反射的に尿道閉鎖圧を高めるため，尿失禁に対し選択される治療法である．効果に関する報告では，訓練の回数，期間，頻度，方法が異なっているため尿失禁改善率 17〜84％とばらつきがある[7]．
- 膀胱訓練は，失禁のない範囲で尿意の有無にかかわらず定時排尿を促す行動療法であり，蓄尿量を改善させることができる．

▶ 便の排泄

- 正常の排便とは，適切な「量」の便（日本人では平均 200 g/日程度）を，適切な「硬さ」で，適切な回数（3 回/日〜3 回/週），適切な「場所」で，適切な「時間」に，「快適」に排泄できることをさす．Bristol Stool Form Scale は，便の形態を 7 つに分類したもので，タイプ 3〜5 が適切な「硬さ」である（図 1）．
- 排便は，仙髄にある排便中枢から骨盤内臓神経を介して反射的に内肛門括約筋（平滑筋）が弛緩する．加えて，便意により意識的に腹筋の収縮（腹圧上昇）と陰部神経を介した外肛門括約筋（横紋筋）を弛緩させる骨盤底筋の協調運動も働く．

▶ 術後の便の排泄障害

- 蓄便障害の代表は便失禁であるが，直腸や肛門手術が原因となることがある．
- 低位前方切除後症候群（low anterior resection syndrome；LARS）は，直腸がんに対する括約筋温存術に伴う頻便・便失禁などの症状を総じた呼称であり，発生頻度は 80〜90％とされている[8]．
- 排便障害の代表は便秘である．腹部手術後では，疼痛のため腹圧を十分かけられず排便困難となる．最大の原因は前述のイレウス（⇒ 134 頁）である．

タイプ1		うさぎのうんち（コロコロ便）	非常に遅い（約100時間）
タイプ2		ぶどうの房（硬い便）	
タイプ3		スイートコーン（やや硬い便）	
タイプ4		ソーセージ（普通便）	消化管の通過時間
タイプ5		チキンナゲット（やや軟らかい便）	
タイプ6		おかゆ（泥状便）	
タイプ7		肉汁（水様便）	非常に早い（約10時間）

図1　Bristol Stool Form Scale

（O'Donnell LJ, et al：Detection of pseudodiarrhoea by simple clinical assessment of intestinal transit rate. BMJ 300：439-440, 1990, Longstreth GF, et al：Functional bowel disorders. Gastroenterology 130：1480-1491, 2006 より）

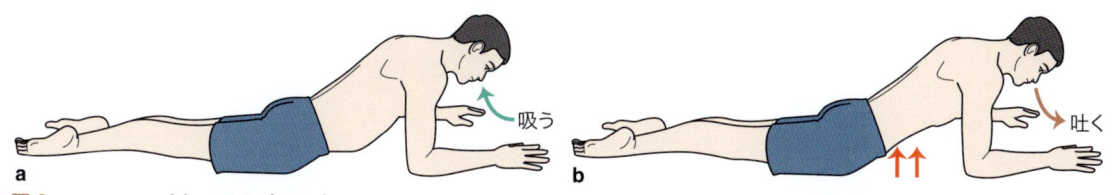

図2　puppy position での draw-in

a：puppy position で腹式呼吸で息を大きく吸う．　b：息を吐きながら下腹部を引き上げ，その状態で維持する．

▶便の排泄に対するリハビリテーション治療

- 便失禁に対する骨盤底筋訓練の有効率は 41～66％ との報告[9] がある．
- 骨盤底筋の収縮は自身で直視できないため，筋電図や内圧計を用いた biofeed back（BF）療法の併用も有効である．他にバルーン排出訓練などがある．
- 便秘では，過剰に息むため肛門の弛緩を得ることが困難となり悪循環を生む．便秘に対する BF 療法は，努責時の骨盤底筋弛緩訓練であり，骨盤底筋協調運動障害による機能性便排出障害が対象である．
- 直腸圧が上昇しないタイプでは，腹横筋が収縮せず内腹斜筋が過剰に収縮するなど体幹筋を効率よく使えていないことが多い．腹横筋の収縮を学習するために puppy position での draw-in を指導する[10]（図2）．
- 心肺機能の持久力訓練（有酸素運動）は便秘患者の症状を改善するといわれている．
- 排便には適した姿勢があり，洋式トイレ座位での前傾姿勢がよいとされている．これにより肛門と直腸の角度が鈍角となり恥骨直腸筋（肛門挙筋）の弛緩も得られやすくなる．
- また，排便時に足台に両足を乗せ前傾姿勢になることによって，直腸圧が有意に上昇し便排出率

が増加する．これらの姿勢を保持するには，股関節・膝関節などの関節可動域制限の予防，姿勢保持のための体幹筋の筋力増強訓練，などが必要となる．

🗨 **文献**

1) 持木彫人，他：消化器外科手術後の機能温存評価法．外科生理学的視点．臨外 79：398-403，2018
2) 古河 洋，他：上腹部手術のイレウスとその対策．外科診療 64：452-456，1991
3) 笹子三津留：消化器癌の術後合併症とその対応．II. 胃癌その 2．pp55-69，金原出版，1990
4) 加藤知行，他：下腹部手術後のイレウスとその発生予防処置．外科診療 64：457-462，1991
5) 加藤 延，他：大腸癌術後早期イレウス．日本大腸肛門病会誌 48：137-143，1995
6) Luckey A, et al：Mechanisms and treatment of postoperative ileus. Arch Surg 138(2)：206-214, 2013
7) Bø K, et al：Pelvic floor muscle exercise for the treatment of stress urinary incontinence：an exercise physiology perspective. Int Urogynecol J 6：282-291, 1995
8) Martellucci J：Low anterior resection syndrome：a treatment algorithm. Dis Colon Rectum 59：79-82, 2016
9) 大腸肛門病学会：便失禁診療ガイドライン 2017 年版．南江堂，2017
10) 高野正太：慢性便秘症に対する食事療法，運動療法，理学療法．日本大腸肛門病会誌 72：621-627，2019

（垣田真里・三上靖夫）

F 術後せん妄・認知症の管理

❶ 術後せん妄

- 意識障害の患者では，座立や起立をさせることにより意識状態が改善する[1]．したがって，術後の意識障害や認知機能障害を伴うせん妄があってもリハビリテーション治療を行うべきである．
- 術後せん妄はリハビリテーション治療の量や質に影響を与えるため，正しい知識と対応を学ぶことが重要である．

❷ せん妄の概要

- せん妄の発症機序を図1に示す．せん妄は直接因子，準備因子，促進因子に大きく分けられる．
- 直接因子はせん妄を発症させる基礎疾患や状態であり，準備因子はせん妄を発症しやすくする因子である．促進因子はせん妄の発症を誘発・促進する因子である．
- 直接因子と準備因子はコントロールが難しく，せん妄の予防・治療は，促進因子をできるだけ取り除くことといえる．
- せん妄の診断基準には，米国精神医学会による診断基準（Diagnostic and statistical manual of mental disorders, 5th edition, text revision；DSM-5-TR）が用いられることが多い．
- この基準に従ってせん妄を簡潔に説明すると「せん妄は身体や薬剤などの原因により急性に出現する注意，意識，認知の障害であり，症状は変動する」といえる．
- DSM-5 では，せん妄と診断した場合にはサブタイプを特定するように求めている．サブタイプには，過活動型，低活動型，混合型がある（表1）．低活動型せん妄は不穏がなく見逃されやすい．消化器がん術後などで侵襲が大きい場合は，過活動型せん妄より低活動型せん妄のほうが多いことが知られている．

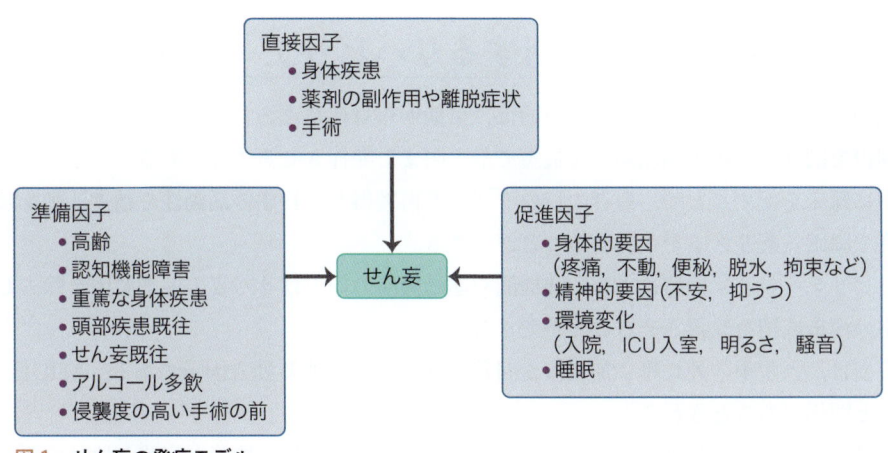

図1　せん妄の発症モデル

表1　せん妄のサブタイプ

過活動型せん妄	24 時間以内に以下の症状のうち 2 項目以上が認められた場合 （ただし，せん妄発症前から認める症状ではないこと） ・運動活動性の量的増加 ・活動性の制御不能 ・不穏 ・徘徊
低活動型せん妄	24 時間以内に以下の症状のうち 2 項目以上が認められた場合 （ただし，せん妄発症前から認める症状ではないこと，活動量の低下または行動速度の低下は必須） ・活動量の低下 ・行動速度の低下 ・状況認識の低下 ・会話量の低下 ・会話速度の低下 ・無気力 ・覚醒の低下/引きこもり
混合型せん妄	24 時間以内に過活動型，低活動型両方の症状が認められた場合

（Meagher D, et al：A new data-based motor subtype schema for delirium. J Neuropsychiatry Clin Neurosci 20：185-193, 2008 より）

❸ 認知症の概要

- 認知症は「一度正常に発達した認知機能が後天的な脳の障害によって持続的に低下し，日常生活や社会生活に支障をきたすようになった状態」と定義されている．持続的な低下と記されている理由は，頭部外傷や脳震盪のように一過性に認知機能が低下する疾患や，先述したせん妄による症状と区別するためである．一般的には，認知機能低下による症状が 6 か月以上持続する場合が目安である．

- 国際的な診断基準には，世界保健機関（World Health Organization；WHO）による国際疾病分類第 11 版（ICD-11）（表2）や，DSM-5-TR などがある．

- 認知症の症状には基本的な症状である中核症状と，残存する神経機能が外界への反応としてあらわれる周辺症状とがある．中核症状には，記憶障害，見当識障害，判断力低下などがある．周辺症状には，表3 に示すような焦燥や不穏，攻撃性，拒絶，活動障害，食行動異常などの行動症状と，妄想，幻覚，誤認，感情面の障害などの精神症状がある．

❹ 術後せん妄・認知症に対するリハビリテーション治療

- 術後のリハビリテーション治療の目的は，早期から身体に重力負荷と運動負荷をかけることで機能回復を図り，手術の治療効果を最短で最大限まで発揮させることである．

- 日中に離床を促すことで，患者の日内リズムを再獲得し，日中の活動性や精神活動を賦活し，見当識や睡眠覚醒リズムを改善することができる．

- リハビリテーション治療による心肺機能や運動機能の向上はせん妄の促進要因を除去し，消化器がんの術後成績を改善させることができる．

- せん妄は，入院中の死亡率に加え 6 か月後の死亡率に対する独立因子である．ADL 低下や QOL 低下と関係があるとされる[2]．

- ICU 滞在中のせん妄期間が長いほど，12 か月後の ADL や身体機能が病前と比べて悪いことも知

表2　ICD-11 による認知症の診断基準 (訳)

G1　以下の各項目を占める証拠が存在する
　1) 記憶力の低下
　　　新しい事象に関する著しい記憶力減退
　　　重症例では過去に学習した情報の想起も障害され,
　　　記憶力の低下は客観的に確認されるべきである
　2) 認知能力の低下
　　　判断と思考に関する能力の低下や情報処理全般の悪化であり,
　　　従来の実行能力水準からの低下を確認する
　1), 2) により, ADL や遂行機能に支障をきたす
G2　周囲に対する認識が G1 の症状を証明するのに十分な期間保たれていること
　　　せん妄の症状が重なっている場合には認知症の診断は保留する
G3　以下の 1 項目以上を認める
　1) 情緒易変性
　2) 易刺激性
　3) 無感情
　4) 社会的行動の粗雑化
G4　G1 の症状が明らかに 6 か月以上存在していれば確定診断となる

表3　認知症の周辺症状

行動症状	精神症状
・焦燥, 不穏 ・攻撃性 　(暴言, 暴行) ・拒絶 ・活動障害 　(徘徊, 常同行動, 無目的な行動, 不適切な行動) ・食行動異常 　(異食, 過食, 拒食) ・睡眠行動障害	・妄想 　(物盗られ妄想, 被害妄想, 嫉妬妄想) ・幻覚 　(幻視, 幻聴) ・誤認 　(配偶者が偽者である, ここは自分の家ではない) ・感情面の障害 　(抑うつ, 不安, 興奮, アパシー)

られている[3].

- 意識障害やせん妄がある場合のリハビリテーション治療の効果については, 意識レベルの即時改善効果[4], せん妄発症の減少や, せん妄期間の短縮, 退院時 ADL・歩行能力の向上, 向精神薬や抗精神病薬の減量[5] などが報告されている.

- ICU において, 不必要な鎮静薬の投与を減らしつつ早期からリハビリテーション治療を行うと人工呼吸器の装着期間短縮, ICU 滞在期間の短縮, 総入院期間の短縮, 生存率の向上, などが期待できる[6].

- 術後に ICU 入室が必要であっても, 術翌日からの積極的な離床を図るリハビリテーション治療が有用である.

文献

1) Moriki T, et al：Sitting position improves consciousness level in patients with cerebral disorders. Open Journal of Therapy and Rehabilitation 1：1-3, 2013

2) Luetz A, et al：Different assessment tools for intensive care unit delirium：which score to use? Crit Care Med 38：409-418, 2010

3) Abelha FJ, et al：Outcome and quality of life in patients with postoperative delirium during an ICU stay following

major surgery. Crit Care 17：R257, 2013
4) Brummel NE, et al：Delirium in the ICU and subsequent long-term disability among survivors of mechanical ventilation. Crit Care Med 42：369-377, 2014
5) Tatematsu N, et al：The effects of exercise therapy on delirium in cancer patients：a retrospective study. Support Care Cancer 19：765-770, 2011
6) Morandi A, et al：Sedation, delirium and mechanical ventilation：the 'ABCDE' approach. Curr Opin Crit Care. 17：43-9, 2011

（沢田光思郎・河﨑 敬）

7 感染予防

- 術後感染症は，入院日数の延長や医療費の増大といった経済的負担を増加させ，死亡率を高める（**表1**）.
- リハビリテーション診療においても，術後感染症を予防すること，術後感染症が発生しても早期に対処することが重要となる.
- 術後感染症は，手術部位感染（surgical site infection；SSI）と遠隔感染（remote infection；RI）に分類される.
- SSIとは，手術操作が直接的に行われた部位に発生する感染症であり，皮膚・皮下組織で生じる「表層切開創SSI」，筋膜・筋層で生じる「深部切開創SSI」，臓器・体腔で生じる「臓器/体腔SSI」に分類される（**図1**）.
- RIは，手術操作が直接的に行われた部位以外で発生する感染症であり，呼吸器感染症，尿路感染症，血管内留置カテーテル関連血流感染症，抗菌薬関連性腸炎などがある. 消化器外科領域におけるRIは，呼吸器感染症の発生頻度が最も高いといわれている.
- 日本外科学会が行った調査[2]では，消化器外科における術後感染症の発生率は，SSIが8.9%，RIが3.7%であった. また，術後感染症では13.2%が重複感染であった. 薬剤耐性菌感染症の発生率は，消化器外科術後全体で1.2%であった.
- SSIは，あらゆる手術で起こりうる合併症であるが，その中でも，消化器外科領域での発生率は他の領域より高い. 消化器外科領域における手術部位別のSSI発生率は，食道が最も高く，次い

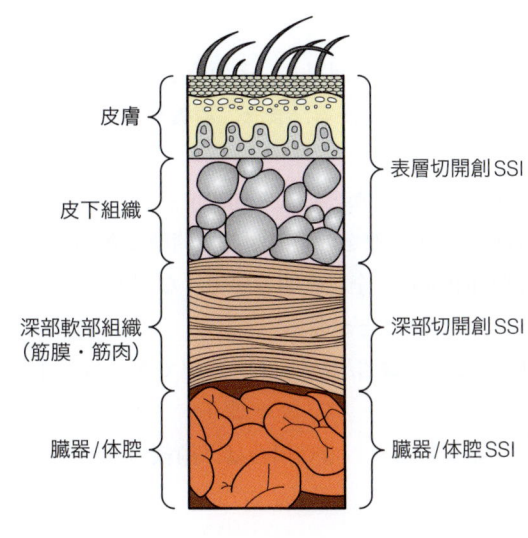

表1 術後感染症による悪影響

- 機能回復の遅延
- 入院日数の延長
- 医療費の増加
- 生活の質の低下
- 死亡率の増加
- 予後不良

皮膚
皮下組織
深部軟部組織（筋膜・筋肉）
臓器/体腔

表層切開創SSI
深部切開創SSI
臓器/体腔SSI

図1 術後感染の部位別分類

〔Mangram AJ, et al：Guideline for prevention of surgical site infection, 1999. Centers for Disease Control and Prevention（CDC）Hospital Infection Control Practices Advisory Committee. Am J Infect Control 27：97-132, 1999 より〕

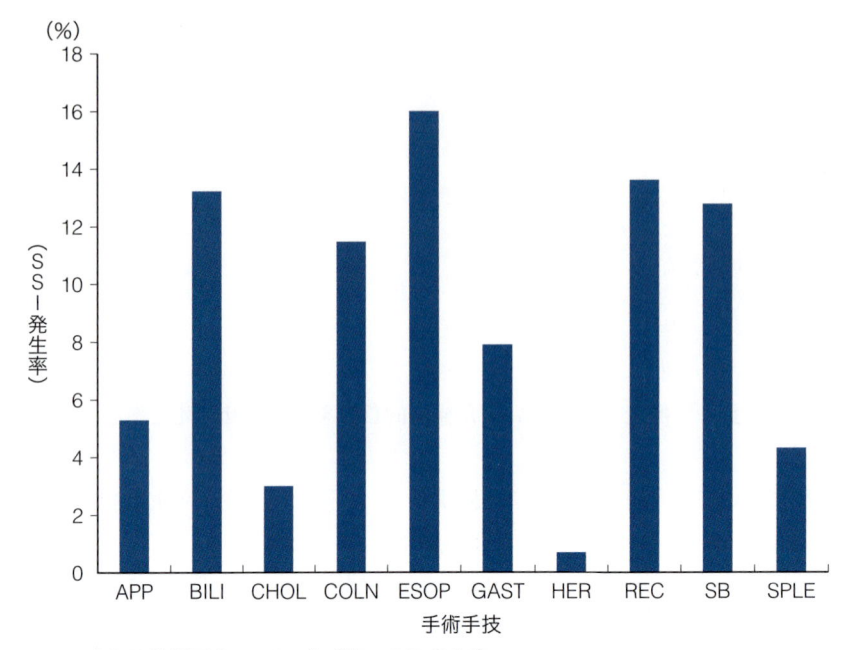

図2 消化器外科領域における各手術の SSI 発生率

APP：虫垂切除術，BILI：胆道再建を伴わない肝切除術，膵頭十二指腸切除術，その他の肝胆膵手術，CHOL：胆嚢手術，COLN：結腸手術，ESOP：食道手術，GAST：胃手術，HER：ヘルニア手術，REC：直腸手術，SB：小腸手術，SPLE：膵臓手術．
〔Ministry of Health, Labour and Welfare：Japan nosocomial infections surveillance 2016 より．https://janis.mhlw.go.jp/english/about/index.html（厚生労働省 院内感染対策サーベイランス事業）（2024 年 9 月閲覧）〕

表2 創部の感染徴候

- 排膿
- 疼痛
- 圧痛
- 限局性腫脹
- 発赤
- 熱感

で直腸，肝，胆，膵が高い．各手術における SSI の発生率を**図2**に示す．

① SSI の症状と治療

- SSI を早期に発見するためには，創部の治癒状態にかかわらず，術後 30 日間は創部を観察し，感染徴候（**表2**）を見落とさないことが重要である．
- SSI の判定には，厚生労働省院内感染対策サーベイランス事業による SSI の判定基準などが用いられる（**表3**）．
- SSI が発生した場合，SSI の原因を同定し，その重症度を判定する必要がある．SSI は局所感染から始まり，重篤化すると全身に広がる．また，培養検査により，検出された菌に感受性のある抗菌薬を使用する．
- SSI の部位は，腹部エコーや CT などにより同定する．
- 表層切開創 SSI であれば，創開放を行う．深部切開創であれば，ドレナージを行う．
- 38℃以上の発熱，高 CRP 血症，全身状態の悪化，などの所見がある場合は，全身感染が疑われ，臓器/体腔 SSI を発生していることが多い．
- CT や消化管造影検査により臓器/体腔 SSI が確認できれば，手術療法や interventional radiology（IVR）を検討する．
- SSI が存在しても中止基準にあたらない場合は，術後のリハビリテーション治療は制限なく実施できる．

表3　厚生労働省院内感染対策サーベイランス事業による SSI の判定基準

表層切開創 SSI

定義
　　表層切開創 SSI は，以下の A），B），C）3 つの基準をすべて満たさなければならない.
A）感染が，手術後 30 日以内に起こる.
B）切開創の皮膚と皮下組織のみに及んでいる.
C）以下の少なくとも 1 つにあてはまる；
　　a. 表層切開創から膿性排液がある.
　　b. 表層切開創から無菌的に採取した液体または組織から病原体が分離される.
　　c. 表層切開創が手術医によって意図的に開放され，かつ培養陽性または培養されていない. なおかつ，以下の感染の徴候や症状の少なくとも 1 つに該当する；疼痛，圧痛，限局性腫脹，発赤，熱感.
　　　培養陰性の場合はこの基準を満たさない.
　　d. 手術医または主治医による表層切開創 SSI の診断.

深部切開創 SSI

定義
　　深部切開創 SSI は，以下の A），B），C）3 つの基準をすべて満たさなければならない.
A）埋入物を置いていない場合は術後 30 日以内に，埋入物を置いた場合は術後 1 年以内に感染が発生し，感染が手術手技に関連していると思われる.
B）感染が切開創の深部軟部組織（筋膜と筋層）に及んでいる.
C）以下の少なくとも 1 つにあてはまる；
　　a. 手術部位の臓器/体腔部分からではなく，深部切開創から排膿がある.
　　b. 深部切開創が自然に離開した場合，あるいは手術医によって意図的に開放されかつ切開創の培養が陽性，または培養がされていない. なおかつ，以下の感染の徴候や症状のうち少なくとも 1 つに該当する.
　　　発熱>38℃，限局した疼痛もしくは圧痛.
　　　培養陰性の場合はこの基準を満たさない.
　　c. 深部切開創に及ぶ膿瘍または他の感染の証拠が，直接的検索，再手術中，組織病理学的，放射線学的検査によって発見される.
　　d. 手術医または主治医による深部切開創 SSI の診断.

臓器/体腔 SSI

定義
　　臓器/体腔 SSI は，手術手技中に開放されあるいは操作された，皮膚切開創・筋膜・筋層を除く身体のどの部分にも及ぶ. 特定部位は，感染部位をさらに識別するために臓器/体腔に割り当てられる.
臓器/体腔 SSI は，以下の A），B），C）3 つの基準をすべて満たさなければならない.
A）埋入物を置いていない場合は術後 30 日以内に，埋入物を置いた場合は術後 1 年以内に感染が発生し，感染が手術手技に関連していると思われる.
B）感染は，手術手技中に開放されあるいは操作された身体のいずれかの部分に及ぶ（切開創，筋膜または筋層を除く）.
C）以下の少なくとも 1 つにあてはまる；
　　a. 刺創を通じて臓器/体腔に留置されているドレーンから膿性排液がある.
　　b. 臓器/体腔から無菌的に採取した液体または組織検体から病原体が分離される.
　　c. 臓器/体腔に及ぶ膿瘍または他の感染の証拠が，直接的検索，再手術中，組織病理学的，放射線学的検査によって発見される.
　　d. 手術医または主治医による臓器/体腔 SSI の診断.

〔厚生労働省 院内感染対策サーベイランス事業：SSI 部門手術部位感染判定基準より. https://janis.mhlw.go.jp/section/standard/standard_ssi_ver1.2_20150707.pdf（2024 年 9 月閲覧）〕

❷ RI の症状と治療

- 術後は，免疫機構が低下し気道内分泌物の量も増えることから，肺炎が起こりやすい.
- 肺炎の症状には，発熱，黄色の痰，咳などがある. 治療としては抗菌薬を投与する.
- 肺炎の発症や増悪を予防するために，積極的に排痰を促す.
- 食道がんなどの侵襲が大きい手術では，疼痛のため呼吸や咳嗽が困難で排痰がしにくくなる.

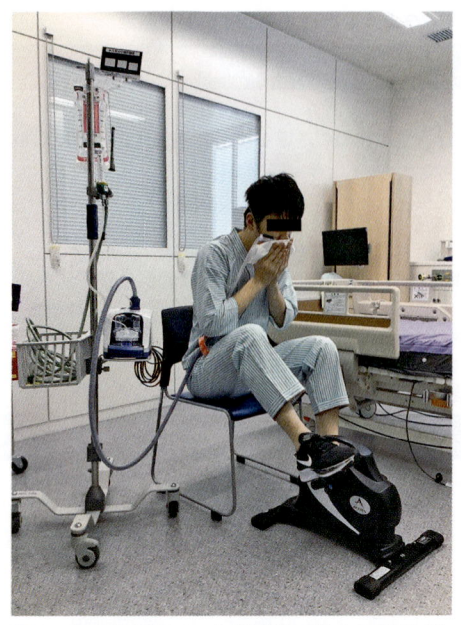

図3 集中治療室での心肺機能の持久力訓練（有酸素運動）

持久力訓練により換気量が増加することにより，残留した痰が上気道により押し出され排痰が促される．

- 術前から行っていた運動療法を術後早期から再開する（図3）.
- 尿路感染症にも注意が必要である．尿路に細菌が侵入し発症する感染症の総称であり，腎盂腎炎，膀胱炎，前立腺炎，尿道炎がある.
- 症状として発熱や頻尿などがみられる．腎盂腎炎では腰痛などが，膀胱炎では排尿時痛などが出現する.
- 主な治療は抗菌薬の投与である．尿培養の結果をみて，検出菌に感受性のある抗菌薬を選択する．また，十分な水分を摂取して尿量を増し，尿道カテーテルは速やかに抜去できるようにする.
- 血管内留置カテーテル関連血流感染症は，静脈に留置された血管カテーテルを発端とした全身感染症である.
- 血管内留置カテーテル関連血流感染症を疑う症状は，38℃以上の発熱，悪寒・戦慄，留置部位の皮膚症状（発赤・硬結・熱感・圧痛），低血圧，白血球やCRPの上昇などである．カテーテル以外に感染源がないことを確認しながら，菌培養を行って診断を行う.
- 治療では，まず速やかに血管内カテーテルを抜去する．対処が遅れると多臓器不全や感染性心内膜炎を発症することがある.
- 抗菌薬関連性腸炎は，抗菌薬の投与によって発症する感染性腸炎の総称である．抗菌薬関連性腸炎の原因菌として，クロストリジウム−ディフィシル（CD）がよく知られている．院内感染の多くは，CDの芽胞を介した経口感染である.
- CDによる腸炎の症状には，下痢，発熱，腹痛などがある．その存在が疑われる場合は，便の培養とtoxinの検出を行う．診断が確定すればバンコマイシンを投与することが多い．可能であれば原因となる抗菌薬を中止する.

表4　手指衛生の5つのタイミング

1. 患者に触れる前
2. 清潔/無菌操作の前
3. 体液に曝露された可能性のある場合
4. 患者に触れた後
5. 患者周辺の物品に触れた後

③ 術後感染症の予防とリハビリテーション治療

- 侵襲の大きな手術ほど，免疫機構が低下する．一方で，免疫機構は，一定強度の筋力増強訓練や心肺機能の持久力訓練（有酸素運動）を行うことで高まる．したがって，周術期のリハビリテーション治療では，術後感染症の予防の観点からも一定強度の運動療法を行う必要がある．

- 免疫機構と運動の関係性については，第Ⅱ章6「運動と免疫・サイトカイン」（⇒48頁）を参照していただきたい．

- 栄養不良の状態もまた，免疫機能を低下させるため，術後感染症の頻度を高める．術前から栄養状態を改善させることで予防に努める．

- 周術期の運動療法を主としたリハビリテーション治療で，術後肺炎の発生率が減少することが報告されている．

- 早期経口栄養も術後感染症の予防に寄与することが示されている．したがって，摂食嚥下機能を低下させないことが重要となる．

- 摂食嚥下機能が低下している場合には，早期から摂食嚥下訓練を行う必要がある．また，口腔内が不衛生であれば，肺炎の発生率が高まるため，適切な口腔ケアを行う．

- 外因性感染症を予防するためには，患者の処置，ケア，リハビリテーション治療などの前後に，手指衛生を徹底し，必要に応じて個人防護具（PPE）を装着する．世界保健機関（WHO）が推奨する手指衛生を行うタイミングを**表4**に示す．

- 必要であればリハビリテーション治療などで用いた機器は，使用前後で消毒する．菌種によってはアルコール消毒が無効な場合がある．各菌種に適した消毒薬を使用し，手洗いを徹底する．

文献

1) 日本外科感染症学会 消化器外科SSI予防のための周術期管理ガイドライン作成委員会（編）：消化器外科SSI予防のための周術期管理ガイドライン．2018

2) Niitsuma T, et al：Current status of postoperative infections after digestive surgery in Japan：The Japan Postoperative Infectious Complications Survey in 2015. Ann Gastroenterol Surg 3：276-284, 2019

3) 厚生労働省 院内感染対策サーベイランス事業：SSI部門手術部位感染判定基準．https://janis.mhlw.go.jp/section/standard/standard_ssi_ver1.2_20150707.pdf（2024年9月閲覧）

4) Tukanova KH, et al：Physiotherapy regimens in esophagectomy and gastrectomy：a systematic review and meta-analysis. Ann Surg Oncol 29：3148-3167, 2022

5) Liu L, et al：Rapid rehabilitation effect on complications, wound infection, anastomotic leak, obstruction, and hospital re-admission for gastrointestinal surgery subjects：a meta-analysis. Int Wound J 19：1539-1550, 2022

（西村行秀・坪井宏幸）

8 術後の活動促進

① 術後の活動を阻害する因子

- 消化器外科術後は，安静・臥床に陥りやすい．その要因を**表1**に示す．
- 術後はこれらの要因に注意して，安静になることをできる限り避け，活動を促すことが重要となる．
- 特に，創部の疼痛と医療デバイスの存在が身体活動を阻害する．
- 安静による弊害については，第Ⅱ章1「安静と臥床の病態生理」(⇒ 27頁) を参照していただきたい．

② 疼痛への対応

- 術後の疼痛は，活動に対する意欲を低下させる．疼痛管理に関しては第Ⅲ章6D「疼痛の管理」(⇒ 130頁) を参照していただきたい．
- 疼痛は心理的ストレスを増強させ，睡眠障害の原因ともなる．夜間の睡眠障害では，睡眠不足を日中の睡眠により解消させるため，日中の臥床時間が延長する．夜間の睡眠の質を高めるためにも疼痛管理は重要となる．

③ 医療デバイスの対応

- 点滴，ドレーン，膀胱留置カテーテルなどの医療デバイスが留置されている場合，患者は抜去を恐れて安静傾向になる．医療デバイスがあっても安静を避ける意義を理解させる必要がある．
- 医療デバイスが複数ある場合には整理しておく．各種ドレーンは携帯用小袋に入れることで，離床が行いやすくなる (**図1**).
- 膀胱にカテーテルが留置されていると，膀胱機能が衰えるとともに，排尿する必要がなくなるため，離床する機会が減少する．離床回数を増やすためにも膀胱留置カテーテルは早期に抜去する．

表1 術後の活動を阻害する因子

- 医療デバイス
- 疼痛
- せん妄
- 睡眠障害
- 意欲低下
- 不安感

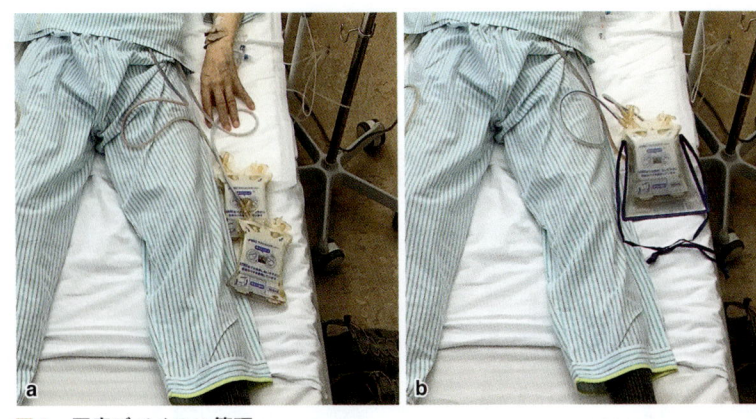

図1 医療デバイスの管理
a：デバイスが整理されていない状態，b：デバイスが整理されている状態．

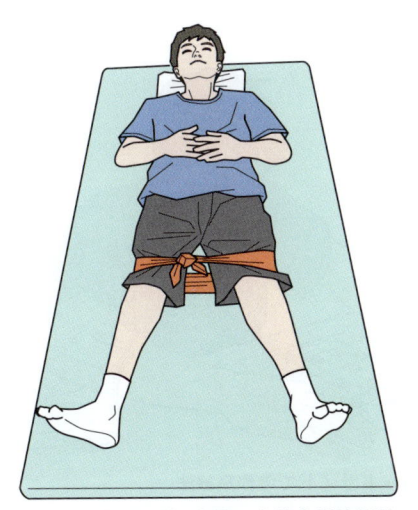

図2 セラバンド® を用いた筋力増強訓練

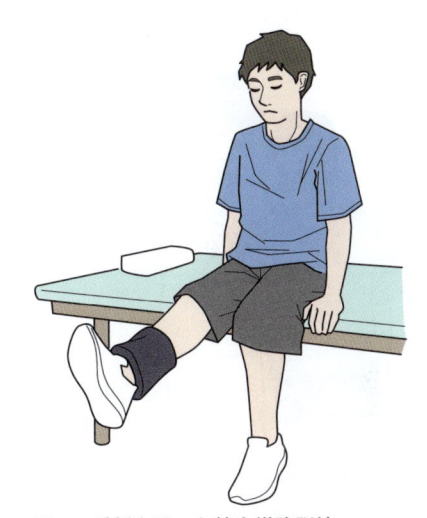

図3 重錘を用いた筋力増強訓練

④ 自主訓練

- リハビリテーション室での訓練ばかりでなく，病棟内での身体活動量を増やすことが重要である．リハビリテーション科医が中心となって担当医，療法士，看護師などと連携して活動量を増やす工夫を行う．

- 活動量を増やすために，自主訓練のプログラムを作成して，指導していくことは有用である．その際は併存症にも留意する．

- しかし，自主訓練は医療者不在で行われるため，主観的運動強度（RPE）を指導して，運動量を管理する必要がある．

- RPE を指標にする場合，患者が「ややきつい（旧 Borg 指数の 13）」と感じる運動強度を目安とし，徐々にその強度を増やしていく．

- 運動強度が低い場合は，疲労感を自覚するまでの時間が長くなる．セラバンド®（図2）や重錘（図3）を使用する場合は，運動強度を上げることになるので同じ訓練でも時間を短縮できる．

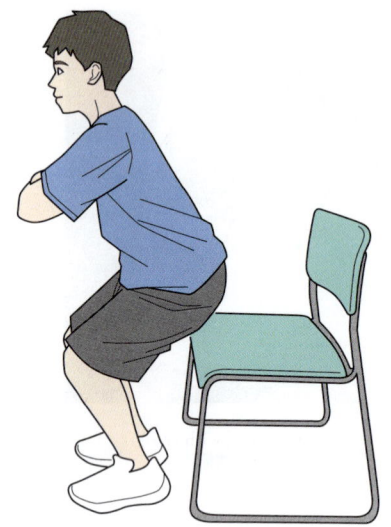

図4　スクワット

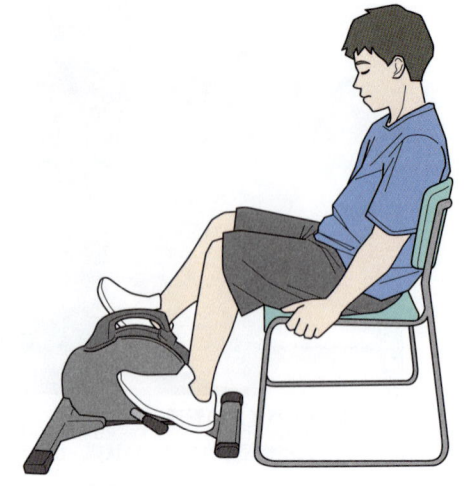

図5　簡易式エルゴメーターを用いた心肺機能
　　　の持久力訓練（有酸素運動）

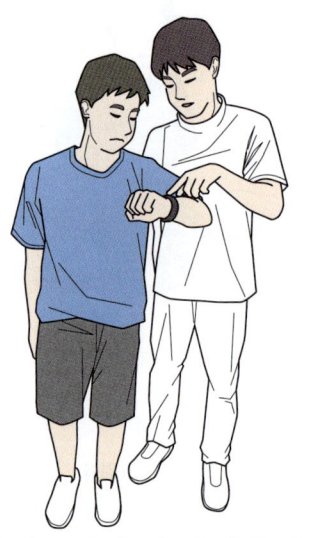

図6　ウェアラブルデバイスを用いた身
　　　体活動量評価

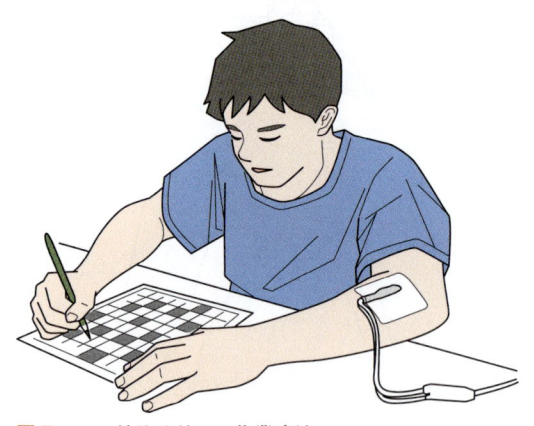

図7　ベッドサイドでの作業療法

- スクワット（図4）は，大殿筋や大腿四頭筋など多くの下肢筋を同時に強化することができる複合的な運動である．
- 転倒などの危険性が高い場合は，ベッド上での訓練を指導する．下肢伸展挙上，ブリッジ，股関節外転運動，足関節底背屈運動などが主なものである．
- 病棟で行うことができる心肺機能の持久力訓練（有酸素運動）には，簡易式エルゴメーター（図5）を用いた訓練や歩行訓練がある．運動強度は，最大心拍数の 60％以上で 20 分間以上行う．
- 自主的な歩行訓練では，歩数が活動性の指標になる．万歩計やその機能があるウェアラブルデバイスを活用する（図6）．
- 高齢者では術後の安静・臥床状態が続くと，認知機能の低下やせん妄が起こる可能性が高まる．離床を促すため，読書や日記を薦め，作業療法としてクロスワードパズル（図7）などを術後早

期から積極的に行う.

文献

1) van Zutphen M, et al：An increase in physical activity after colorectal cancer surgery is associated with improved recovery of physical functioning：a prospective cohort study. BMC Cancer 17：74, 2017

2) Dubb R, et al：Barriers and strategies for early mobilization of patients in intensive care units. Ann Am Thorac Soc 13：724-730, 2016

3) Tiggemann CL, et al：Rating of perceived exertion as a method to determine training loads in strength training in elderly women：a randomized controlled study. Int J Environ Res Public Health 18：7892, 2021

4) Izquierdo M, et al：International exercise recommendations in older adults（ICFSR）：expert consensus guidelines． J Nutr Health Aging 25：824-853, 2021

5) Tudor-Locke C, et al：How many steps/day are enough? Preliminary pedometer indices for public health. Sports Med 34：1-8, 2004

6) Kurita S, et al：Cognitive activity in a sitting position is protectively associated with cognitive impairment among older adults. Geriatr Gerontol Int 19：98-102, 2019

（西村行秀）

9 化学療法時のリハビリテーション診療

- 消化器がんでは化学療法が行われることが多いため，化学療法中の適切なリハビリテーション診療が重要である．
- 原発巣を含む全身の診察がまず必要である．中枢神経や骨への転移の有無を確認する．化学療法による血球減少などの副作用の確認も大切である．
- 消化器がんの脳転移の発生率[1] は，胃がんなどの消化管のがんで 8%，肝臓・胆嚢・膵臓などで 6%である．他のがんに比べると転移の頻度は低い．
- がんの種類や進行度とは別に，身体の活動性を示す performance status（PS）（⇒ 86 頁，表 2）がある．リハビリテーション診療において患者の身体機能の状態を評価する目安となる．
- 消化器がんの骨転移の発生率は 5%程度であり，乳がん（73%）や前立腺がん（68%）と比較して低い[2]．骨転移の好発部位は脊椎，骨盤，大腿骨であり，荷重骨に発生しやすい（表 1）．
- 化学療法中のリハビリテーション治療は，心肺機能の持久力訓練（有酸素運動），筋力増強訓練などの運動療法が主体となる．
- 「がんのリハビリテーション診療ガイドライン 第 2 版」において，化学療法中のリハビリテーション治療による効果として，身体活動・運動耐容能・筋力・倦怠感の改善などがあげられている．

表 1　骨転移の部位別発生率

部位	頻度
頭蓋骨	0.6%
頚椎	6.5%
胸椎	12.9%
腰椎	16.4%
仙骨	3.5%
胸骨	1.6%
肋骨	4.5%
肩甲骨	3.6%
上腕骨	7.0%
骨盤	16.7%
大腿骨	18.0%
脛骨	2.8%

（川井 章，他：がん骨転移の疫学．骨・関節・靱帯 17：363-367，2004 より）

① 化学療法中のリハビリテーション診断

- リハビリテーション診断では，原発巣含め全身の診察をまず行う．診察に加え，画像検査，血液検査，生理学的検査，病理検査などの確認も必要である．診察時に担当科での記載以外の異常を認めた場合には，担当科と連携して精査する．
- リハビリテーション治療が開始された後もがんの進行具合により身体機能や活動状況に変化をきたすため，適宜，診察を行う必要がある．
- 身体機能（筋力，持久力を含む），高次脳機能，ADL などの評価はリハビリテーション診断では重要な項目である．
- 脳転移のある場合，運動障害，感覚障害，高次脳機能障害，頭蓋内圧亢進症状，痙攣発作などの症状がみられる．CT や MRI で確定診断を行う．
- 骨転移のある場合，疼痛，体動困難，神経障害（脊椎転移の場合）などの症状が出現する．X 線，CT，MRI などの画像検査で診断を行っていくが，骨シンチグラムや PET で検出されることもある．
- 脊椎転移では，脊柱管内への腫瘍の浸潤や椎体・椎弓の病的骨折により脊髄神経が圧迫されることで，運動障害および感覚障害が起こる．その場合は脊椎固定術などの手術療法が選択される．術後に障害の回復程度を評価する．
- 骨髄抑制（白血球減少，血小板減少，ヘモグロビン減少），悪心・嘔吐，下痢，便秘，口内炎，心機能障害，腎機能障害などの診断も重要である．
- 抗がん薬の種類によって生じやすい有害事象が異なるため，使用している抗がん薬の特徴を把握しておくことが重要である．抗がん薬については，第 V 章 9「がん薬物療法」（⇒ 223 頁）を参照していただきたい．
- 消化器がんでは栄養摂取障害に加えて，抗がん薬による悪心・嘔吐，口内炎，下痢などの副作用が出現するため低栄養が生じやすい．
- 低栄養状態で心肺機能の持久力訓練（有酸素運動）や筋力増強訓練を実施した場合，低栄養が悪化する危険性がある．栄養評価は大切な診断項目である．
- 第 II 章 8「栄養の基本」（⇒ 58 頁），第 II 章 9「周術期の栄養管理」（⇒ 65 頁），第 III 章 5C「低栄養」（⇒ 111 頁）を参照していただきたい．

② PS と化学療法

- がん患者の全身状態の指標には PS（⇒ 86 頁，表 2）が用いられる．がんの種類や進行度とは関係なく，PS 0〜4 までの 5 段階で活動の状態を評価する．
- まったく問題なく行動できる状態を PS 0，軽作業であれば行える状態を PS 1，歩行可能であるが作業ができず，日中の 50% 以上をベッド外で過ごしている状態を PS 2，日中の 50% 以上をベッドか椅子で過ごしている状態を PS 3，まったく動けず完全にベッドか椅子で過ごしている状態を PS 4 である．
- 一般的に化学療法の適応は，がんの種類や病勢に関係なく PS で決定される．
- PS 3，4 となると化学療法の適応とならない．身体活動性を高めることができるリハビリテーション治療で PS を上げれば化学療法の適応拡大につながる．

表2 運動負荷強度の設定方法

酸素摂取量予備能（$\dot{V}O_2R$）法	目標 $\dot{V}O_2$ ＝［（$\dot{V}O_{2max}$－安静時 $\dot{V}O_2$）×至適運動強度］＋安静時 $\dot{V}O_2$
予備心拍数（HRR）法	目標心拍数＝［（最大心拍数[*1]－安静時心拍数）×至適運動強度］＋安静時心拍数
自覚的運動強度（RPE）	Borg 指数

[*1]最大心拍数は 220－年齢で推定できる．

❸ 化学療法中の不動による合併症

- 化学療法中は抗がん薬の副作用による倦怠感などで活動量が低下しやすい．化学療法中の不動による合併症（筋力低下，筋萎縮，心肺機能低下，関節拘縮など）は身体機能を著しく低下させる．また，不動は精神機能面にも影響を与え，認知機能の低下，せん妄などが生じる危険性がある．不動を防ぎ，心肺機能の持久力訓練（有酸素運動）や筋力増強訓練などのリハビリテーション治療を本格的に行う．

❹ 化学療法中の持久力訓練（有酸素運動）

- 化学療法中の持久力訓練（有酸素運動）は心肺機能を維持・向上させるうえで重要である．以下に標準的な訓練のポイントを記載する．
- 心肺機能を向上させるためには，一定の運動強度で 20 分間以上の有酸素運動を実施する．
- 運動強度を設定するために心肺運動負荷試験で測定された $\dot{V}O_2$，$\dot{V}O_{2max}$ をもとに酸素摂取予備能（$\dot{V}O_2R$）法を用いて，目標 VO_2 を決定する．至適運動強度は 0.6～0.8（60～80％）程度が推奨されている（表2）．
- $\dot{V}O_{2max}$ が測定できない場合，予備心拍数（heart rate reserve；HRR）法を用いる．HRR 法は Karvonen の式を用いて目標心拍数を設定する．至適運動強度は 0.6～0.8（60～80％）程度が推奨されている（表2）．
- 補助的な運動強度設定として，主観的運動強度（rating of perceived exertion；RPE）が用いられる．RPE の評価法は Borg 指数が一般的である．Borg 指数 13 が概ね無酸素性作業閾値（anaerobic threshold；AT）に相当するため，Borg 指数 12～16 の運動強度で実施するとよい．
- 心肺機能の持久力訓練を行うための手段として自転車エルゴメーター，トレッドミル，ウォーキング，ジョギングなどがある．自宅などで訓練する場合は，ウォーキング，ジョギング，自転車エルゴメーターなどが適している．プールなどの水中での訓練では細菌感染に十分注意が必要である．

❺ 化学療法中の筋力増強訓練

- 筋力増強訓練は全身の筋に対して行うことが最善であるが，PS を考慮すると特に四肢・体幹の筋力を増強する必要がある．
- 筋力増強訓練の強度は 1 最大反復回数（repetition maximum；RM）の 60～80％程度が推奨されている．

- 運動回数は 8〜12 回とし，1 日あたり 2〜4 セット行う．
- 負荷をかける場合は，leg press・leg extension・leg flexion・chest press・seated row・rat pull などの機器を用いる方法，重錘・ゴムバンド・自重などを用いる方法を選択する．
- 機器を用いた訓練は医療施設など設備の整った施設に限られる．そのため，設備のない施設や自宅での訓練の場合は，重錘・ゴムバンドなどを使い訓練を行う．
- スクワット運動は自宅で簡便に実施できる筋力増強訓練である．

6 化学療法時のリハビリテーション治療の注意点

- 抗がん薬の点滴投与中にリハビリテーション治療を実施する際には，抗がん薬の血管外漏出には十分注意する．
- 抗がん薬は強い組織障害を引き起こすため，血管外漏出により血管炎や皮膚壊死，潰瘍形成を起こす危険性がある．
- 点滴穿刺部位付近の疼痛，熱感，瘙痒感，発赤，腫脹などにも注意する．
- 白血球減少がある場合，感染予防策を徹底する．白血球数が 3,000/μL 以下または，好中球数が 1,000/μL 以下が指標となる．
- 特に抗がん薬投与後 1〜2 週後に白血球数は最低値となることが多いため，リハビリテーション治療の実施場所や実施時間などに配慮し，他患者との接触を避けるなどの工夫を行う．
- ヘモグロビン減少がある場合，めまい，ふらつき，動悸などの自覚症状や血圧低下に注意する．
- 血小板数減少時には易出血性となるため，打撲や転倒をしないように気をつける．一般的に血小板数が 50,000/μL 以下となると易出血性をきたしやすい．
- アントラサイクリン系薬剤は総投与量が一定量を超えると，心筋障害をきたすことが知られている．そのため，リハビリテーション治療の際には，循環動態のモニタリングが必要である．また，尿量の減少，体重の増加，呼吸困難感など心不全徴候の出現に注意する．

文献

1) 日本リハビリテーション医学会がんのリハビリテーション診療ガイドライン改訂委員会(編)：がんのリハビリテーション診療ガイドライン．第 2 版，pp219-255，金原出版，2019
2) Coleman RE：Clinical features of metastatic bone disease and risk of skeletal morbidity. Clin Cancer Res 12：6243s-6249s，2006
3) Common Toxicity Criteria，Version2.0 Publish Date April 30, 1999. http://ctep.cancer.gov/protocolDevelopment/electronic_applications/docs/ctcv20_4-30-992.pdf(2024 年 9 月閲覧)
4) JCOG ホームページ．https://www.jcog.jp/(2024 年 9 月閲覧)
5) 野村和弘：転移性脳腫瘍の疫学．脳神経外科ジャーナル 12：323-329，2003
6) 川井 章，他：がん骨転移の疫学．骨・関節・靱帯 17：363-367，2004.
7) 梅本安則，他：不動による合併症．久保俊一(総編集)：リハビリテーション医学・医療コアテキスト．第 2 版，pp337-340，医学書院，2022
8) 伊藤倫之：運動療法．久保俊一(総編集)：リハビリテーション医学・医療コアテキスト．第 2 版，pp97-102，医学書院，2022

（西村行秀）

IV

周術期以降のリハビリテーション治療

1 周術期から回復期への リハビリテーション治療

- 急性期病棟で術後管理およびリハビリテーション治療を受けたのち，縫合不全や術後肺炎などの合併症によって何らかの身体機能もしくは認知精神機能障害を残して早期退院が困難となる場合，回復期のリハビリテーション治療が必要となる．
- 通常，がん患者が回復期病棟に入院するためには，外科手術または肺炎などの治療時の安静により廃用症候群を有しており，手術後または発症後の状態にあてはまり，90日間入院できる．
- 術後の機能障害として頻度の高いものに，不動による合併症・低栄養（摂食障害）・排便障害・認知症（不穏・せん妄を含む）などがあげられる．
- 急性期から回復期への移行と治療の継続を速やかに行うためには，急性期病棟からの適切な診療情報の提供が必要不可欠である（表1）．
- 回復期では，ADLの自立を主な目標として，集中的にリハビリテーション治療を行うことで最大限の活動の賦活化が期待できる．各種の評価を行い，ADLを中心とした心身機能や活動能力を把握する（図1）．そして患者の活動の予後予測を行ったうえで，必要なリハビリテーション治療プログラムの内容を決定していく．
- 家庭・社会生活へ移行していくために，食事・着衣動作・移動・コミュニケーションなどのADL自立とともに，医療・福祉サービスのセッティング，生活環境の調整や家族への教育・指導なども非常に重要である．
- 医療チーム内で密に情報交換を行い，訓練で「できるADL」を，病棟内で「しているADL」を獲得する．家庭や社会への復帰を念頭にADLという視点をもつことが大切である．

表1 急性期病棟と回復期病棟との連携（適切な診療情報の共有）

職種	診療情報
医師から	病名，発症日，急性期での診療内容，手術の概略，画像（所見），血液生化学・生理学検査の結果，投薬内容，予後についてのインフォームド・コンセントの内容　など
看護師から	急性期病棟での看護上の問題点，病棟でのADL，栄養・排泄管理方法，褥瘡の有無と対応，認知機能低下の有無（問題行動と対処法）
理学療法士・作業療法士・言語聴覚士から	治療開始時と転棟前の評価，訓練の具体的な内容（負荷の程度や安全管理に関する内容），訓練に対する患者の取り組み具合（性格や意欲など），摂食嚥下機能の状況
管理栄養士から	術後食事開始時期や食事量の推移，食事の嗜好性，食事制限や糖尿病の有無，ダンピング症候群の留意点　など
医療ソーシャルワーカー（MSW）から	介護保険などの社会資源，家族構成やキーパーソンとの関係（退院時に考慮すべきこと・ストーマケアなど）

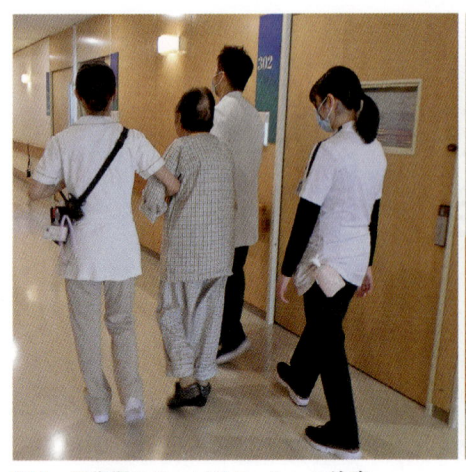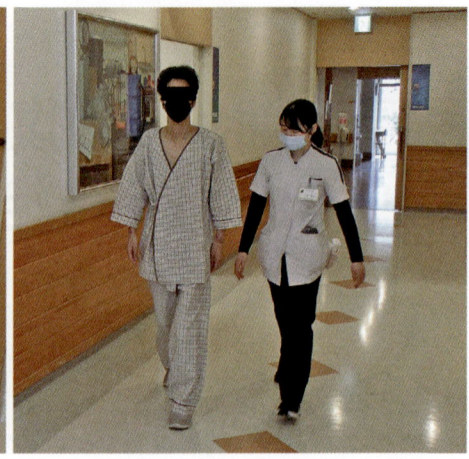

図1　回復期のリハビリテーション治療
各種の機能評価を行い，活動の予後予測を行ったうえで訓練内容を決定していく．

- 回復期病棟では，起床時から就寝時までの間の入院生活すべてが，リハビリテーション治療と考える．
- 超高齢社会において，もともと介護老人福祉施設に入所されていた術後患者も増加しており，施設退院を目指したリハビリテーション治療も必要になる．
- 術後に多くみられる摂食嚥下障害，栄養障害，認知行動障害などは必要性に応じて各職種間で協議しながら柔軟に対応・協働する必要があり，リーダーであるリハビリテーション科医の力量が求められる．
- 術前と違う食事形態や，排便コントロールに悩まされる患者も多く，急性期の原疾患治療を引き継ぎながら，ADL の回復を図る必要がある．
- 周術期は絶食期間もあり十分な栄養摂取ができていないことが多く，回復期においても栄養療法は必要である．
- がんがあることにより不安や抑うつなどの心理状態にあることが少なくない．抑うつ症状やうつ病は治療が必要であり，公認心理師/臨床心理士との連携を行いつつチーム内で情報交換を行い早期発見に努める．症状が進行する場合には，すみやかに専門医の治療が受けられるよう対応する．
- 患者だけでなく，家族も今後について不安が少なくない．家族の心理面も考慮しながら，生活期に向けた準備を行っていく．

文献
1)　久保俊一，他(総編集)：総合力がつくリハビリテーション医学・医療テキスト．pp10-12，66-69，日本リハビリテーション医学教育推進機構，2021
2)　久保俊一，他(総編集)：回復期のリハビリテーション医学・医療テキスト．pp24-37，57-59，医学書院，2020

（竹内昭博・角谷直彦）

2 生活期（在宅）に向けた リハビリテーション診療

① 在宅に向けたリハビリテーションチーム診療

- 在宅に向けたリハビリテーション診療は回復期に行われる．回復期はリハビリテーション治療の効果が最も発揮される時期であり，集中的に実施される．
- 致命的となる重篤な急性期状態は脱しているが，再発リスク予防のためのリスク管理を継続しながら，積極的な機能回復と残存機能の拡大を図る必要がある．医師と各専門職とが連携したチーム医療が要である（表1, 2, 図1）．
- 適切なリハビリテーション診断に基づき退院時のゴールを設定し，リハビリテーション治療を行っていく．そして，必要なリハビリテーション支援も考慮しながらゴールに向けた目標を定期的にカンファレンスで議論し，修正しながら進める必要がある．

表1 回復期リハビリテーションチーム医療

①リハビリテーション診断に基づいたリハビリテーション治療計画の立案
②専門職によるリハビリテーション治療（訓練）の実践
③多職種による課題の共有と対応
④自宅復帰に向けた多職種による協働

表2 退院へ向けたリハビリテーション支援（多職種チームアプローチ）

職種	業務
医師（消化器外科医・リハビリテーション科医）	患者の全身状態・障害の管理，原疾患・併存疾患の治療 定期的なカンファレンスや患者・家族との面談，希望の聴取 リハビリテーション治療計画の進捗状況の確認と対応
薬剤師	内服薬・内服量の確認（併用禁忌薬など），不要・過剰な薬剤投与によるポリファーマシーへの対応，服薬指導・服薬管理
管理栄養士	栄養評価 栄養サポートチーム（NST）に参画し，必要栄養量を算出
理学療法士 作業療法士 言語聴覚士	それぞれの専門性を活かした訓練 必要に応じた自宅への退院前訪問指導
看護師	病棟でのADLの向上
歯科衛生士	口腔環境の維持と口腔衛生の向上（誤嚥性肺炎予防）
医療ソーシャルワーカー（MSW）	医師の指示を受け，本人・家族の希望に合わせて，必要な社会資源に関する情報提供と手続きのサポート

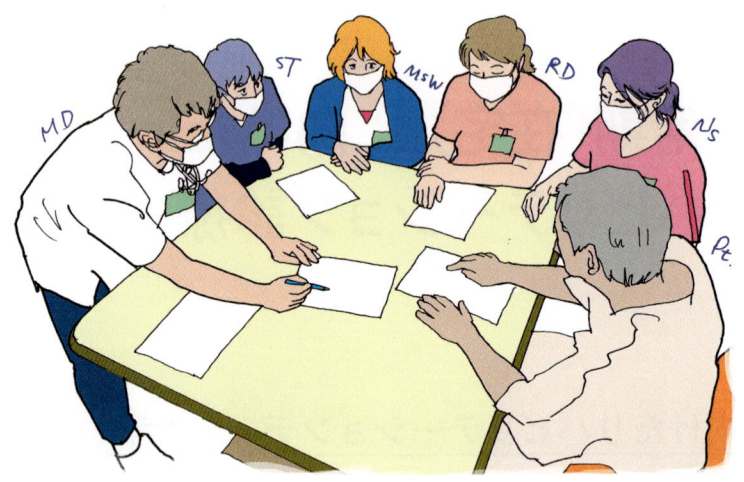

図1　チームアプローチ
患者を中心に退院後の生活について検討し，多職種の協働において，退院への課題を
共有する．

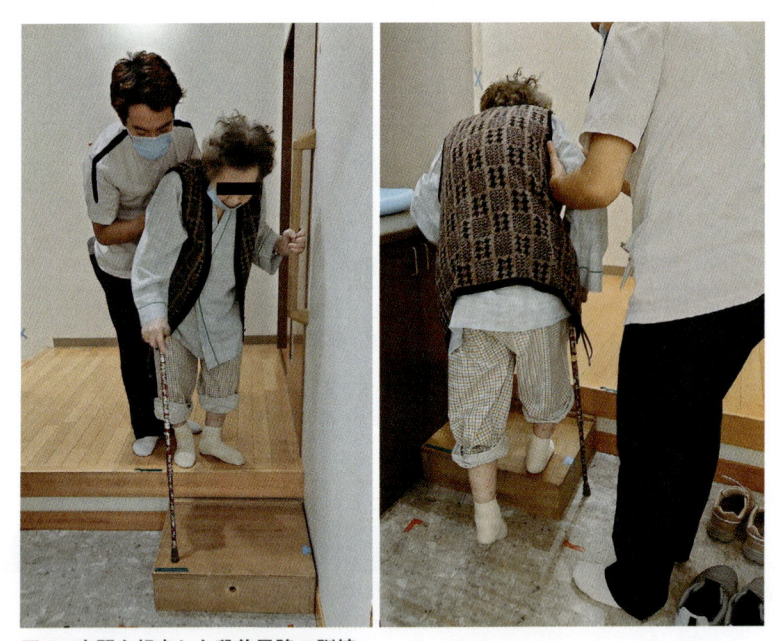

図2　玄関を想定した段差昇降の訓練
実生活での動作を想定しながら，福祉用具なども用いて訓練を行う．

- リハビリテーション科医は，カンファレンスを通じて効率的にリハビリテーション治療を提供できるよう医療チームを管理する．
- 退院後に原疾患・併存疾患をどのように治療すべきか，投薬や管理上のリスクなどを退院前カンファレンスなどを通じて見極める．
- また，生活期を担うかかりつけ医やケアマネジャーなどに円滑に患者を引き継ぐことができるようにする．
- 理学療法士・作業療法士は退院へ向け，自宅などの環境や生活スタイルを尊重しつつ，個々に配

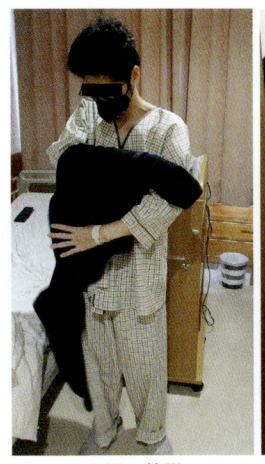
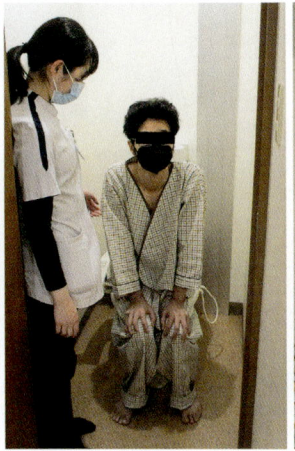
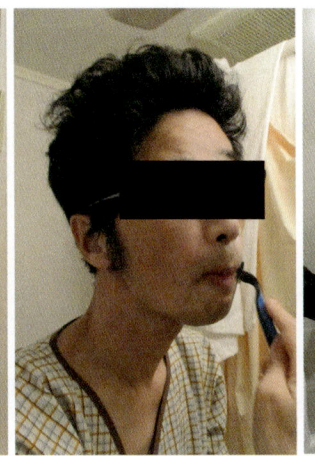
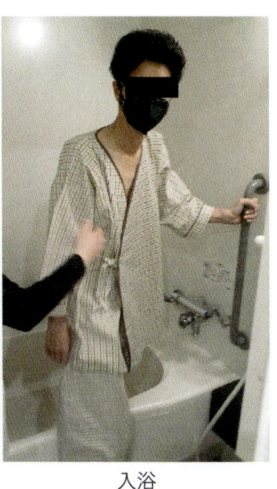

| 衣服の着脱 | 排泄 | 整容 | 入浴 |

図3 ADL 訓練

慮した訓練を行う（図2, 3）．必要に応じて家屋評価・住宅改修や福祉用具の導入に関与する．

- 看護師は原疾患・併存疾患の観察，バイタルチェック，内服管理などに加え，更衣・整容・食事・トイレ動作などの ADL 関連事項の向上にもベッドサイドで重要な役目を果たす．
- 医療ソーシャルワーカー（MSW）は医師の指示のもと，本人・家族の希望に合わせて自宅退院や社会復帰のための必要な社会資源（介護保険や身体障害者手帳の交付など）に関する情報提供と手続きのサポートを行う．

② 退院前カンファレンス

- 退院前カンファレンスの目的は退院後のリハビリテーション治療の方針を決定し，そのための環境を整えていくことである．在宅への移行を図るうえで特に重要となる．
- 患者やその家族（介護者）は退院後の生活に向けた情報を医療チーム構成員と共有しながら生活期の具体的なイメージをもつことができる．ケアマネジャーや生活期の介護にかかわるスタッフにも参加してもらう．
- 退院前カンファレンスでは主に下記事項についてチームでしっかり検討する．

❶退院後のリハビリテーション治療

- 活動の状態を考慮したうえで，医療保険での外来でのリハビリテーション治療，介護保険での通所リハビリテーション（デイケア），訪問リハビリテーションなどの選択を行っていく．加えて，自主訓練の内容や必要性についても指導する．

❷退院後の医学的管理

- 退院後の定期的な画像検査や血液検査の必要性も含め，医学的管理をどのように行っていくかを検討する．かかりつけ医に依頼する場合はカンファレンスでの検討内容も含めた診療情報提供書を作成する．

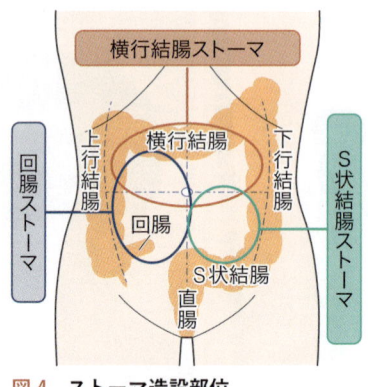

図4　ストーマ造設部位

❸リハビリテーション支援

- 生活環境の調整，福祉用具の導入，支援施設の活用，復職など，家庭や社会における活動を円滑にするリハビリテーション支援を検討する．
- 退院後の生活の場となる住宅に対する家屋評価の結果を検討し，問題点への対策を練る．
- 家庭環境・家族構成・介護状況を確認し，必要な事柄を家族に伝える．具体的には，定期的に住居に通ってもらう，連絡をとってもらうなどである．
- 自宅退院が難しく他の病院や施設に入院・入所する場合には，入院・入所先の医療スタッフへの申し送り事項を整理・確認する．

❸ 消化管ストーマ

- ストーマとは「消化管や尿路を人為的に体外に誘導して造設した開腹孔」である．
- 消化器外科手術後に消化管ストーマが必要になる場合があり，退院にあたってストーマ管理は避けては通れない．高齢者・認知症患者ではストーマケアは非常に困難なものとなる．
- 回復期から生活期（在宅）に移行する上で，知っておくべき消化管ストーマについての基本的な事項，ストーマ関連トラブル，社会保障制度などについて述べる．

▶ストーマの種類

- 消化管ストーマは，①造設部位，②造設法，③永久的・一時的，などで大きく分類することができる．ここでは一般的な消化管ストーマについて紹介する．

　造設部位の種類（図4）

- **結腸ストーマ**（colostomy：コロストミー）：結腸につくられたストーマ．さらに造設された腸管によって，上行結腸ストーマ，横行結腸ストーマ，下行結腸ストーマ，S状結腸ストーマに分類される．頻度としては横行結腸ストーマ，S状結腸ストーマが多い．
- **回腸ストーマ**（ileostomy：イレオストミー）：回腸につくられたストーマ．一時的なストーマとして使用されることが多い．

　造設法の種類（図5）

- **単孔式ストーマ**：エンドストーマともいい，腸の断端を腹壁外に出し孔が1つである．永久的ス

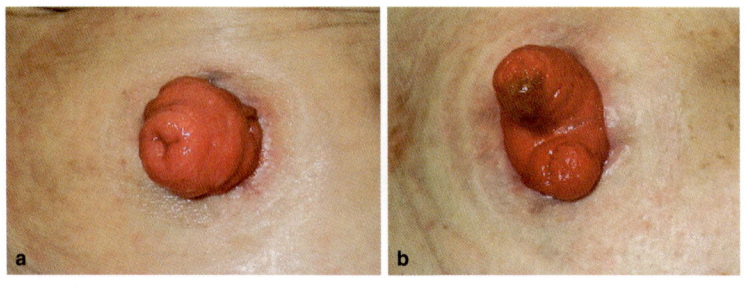

図5　造設法
a：単孔式ストーマ，b：双孔式ストーマ．

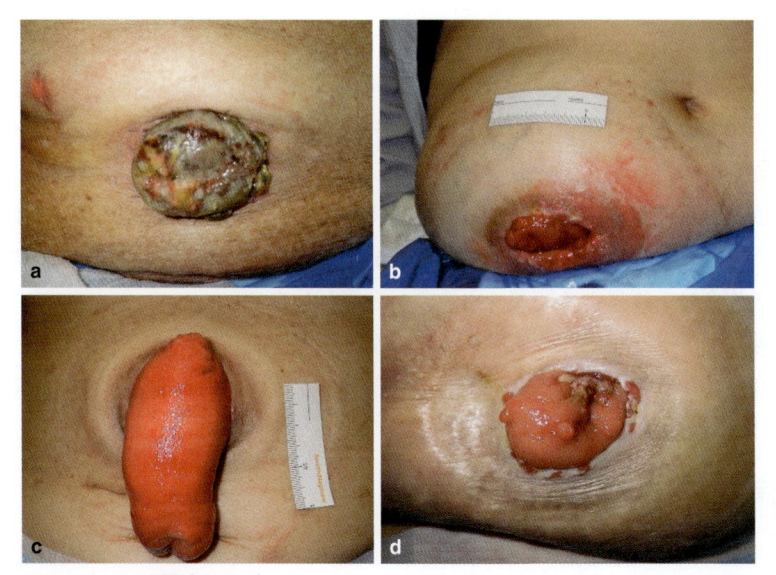

図6　ストーマ関連トラブル
a：ストーマ壊死，b：傍ストーマヘルニア，c：ストーマ脱出，d：粘膜皮膚移植．

トーマやS状結腸ストーマであることが多い．

- **双孔式ストーマ**：孔が2つあるストーマであり，一時的ストーマや緩和治療におけるストーマの場合が多い．

[永久的・一時的]

- **永久ストーマ**：低位直腸がんや肛門がんなどで肛門機能を失う場合や吻合が不可能な場合，また緩和治療において造設される場合は永久的となることが多い．
- **一時的ストーマ**：直腸がんや腹膜炎などで一期手術の縫合不全リスクが高い場合や，腸閉塞を一時的に回避する場合に作製される．

◗ ストーマ関連トラブル

- リハビリテーション治療を行うにあたって，遭遇する可能性のあるストーマ関連トラブルの一部を具体的に紹介する（図6）．

表3　身体障害者手帳の申請

・永久ストーマ造設は手術直後から内部障害である
・膀胱・直腸機能障害の認定（4級）を受けることができる
（尿路・消化管のダブルストーマでは3級の申請が可能）
・申請に必要なもの
①申請書，②身体障害者意見書，③写真，④個人番号（マイナンバー）
⑤身分証明書，⑥委任状（代理人が申請する場合）
（詳細は各自治体に確認が必要）

- **ストーマ壊死**：造設後比較的急性期にストーマの循環障害による壊死や粘膜脱落が起こる．緊急でストーマ再造設が必要か，保存的に治療するかを判断しなければならない．消化器外科的対応が必要となる．ストーマの粘膜皮膚の離開が同時に起こる可能性もある．
- **傍ストーマヘルニア**：腸管を引き出すために腹壁に形成した孔から腹腔内臓器が脱出して起こる．腹痛や腸閉塞などの症状がある場合，ストーマや脱出臓器が血流障害に陥っている場合には手術療法が必要である．
- **ストーマ脱出**：晩期合併症の1つであり，長時間脱出した状態では循環障害による腸管浮腫をきたす．腸管壊死に陥る可能性があるため，還納する必要がある．脱出を繰り返す場合や循環不全を併発する場合は手術による閉鎖や再造設が必要となる．
- **粘膜皮膚移植**：ストーマ周囲の皮膚に腸管粘膜が島状に独立して認められたり，ストーマから連続して存在している状態である．ストーマ造設時の縫合操作によると考えられている．

▶ストーマ保有者の日常生活

- **入浴**：結腸ストーマで排便コントロールがついていれば装具なしでも入浴可能である．回腸ストーマや排便が多い場合や外出先などではストーマ袋をつけたままの入浴を行う．
- **衣服**：ストーマ粘膜を過度に圧迫するものでなければ制限はない．
- **外出・旅行**：制限はないが，不測の事態に備えて予備の装具を準備する．
- **運動**：特別な制限はないが，ストーマ部分をぶつけるような格闘技は控える．
- **性生活**：制限はなく，ストーマ袋のサイズや色などの調節を行うことができる．
- **妊娠**：出産は可能である．まずは主治医に相談し，どのような対応が必要かを確認する．

▶社会保障制度と退院支援

- ストーマ保有者は身体障害者福祉法に基づいた社会福祉制度を活用することができる．永久人工肛門の場合，身体障害者手帳の取得を速やかに行う（**表3**）．申請から交付までは30〜60日程度かかり，ストーマ用品などの日常生活用具給付の申請が可能となるのは，手帳交付後になる．
- 公共交通機関や有料道路の割引，税金減免などのサービスが受けられることがある．各自治体によって助成制度や福祉手当に違いがあるため，確認が必要である．
- 入院中は困ったことがあればすぐに医療者に相談できるが，退院後は自分で判断し自分で解決する場面が多くなる．
- ストーマ保有者が退院した後も，ストーマケアで悩んだり不安に思うことが最小限になるように

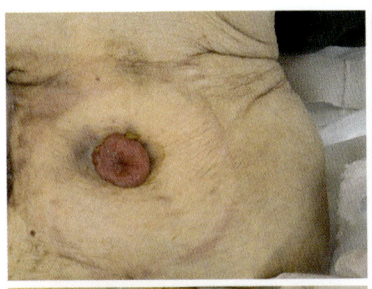
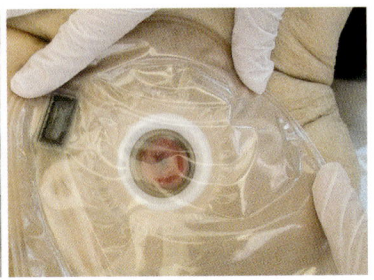
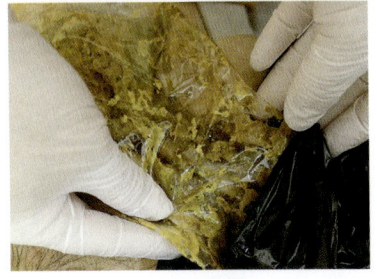

図7　ストーマケアの実際
ストーマ周辺の皮膚をせっけんなどを用いて洗浄後，皮膚をよく乾燥させてストーマ
装具を貼付する．ストーマ袋内に便がたまれば交換する．

指導を行う．
- 管理の難しいストーマの場合，介護者・かかりつけ医・訪問看護の施設などへのストーマケアに関する情報提供が必須となる（図7）．
- 高齢者では，認知機能の低下，手指運動機能や握力の低下，皮膚の乾燥，皮膚・皮下脂肪の脆弱化などによりストーマケアの習得が困難である．皮膚・排泄ケア認定看護師（Wound Ostomy and Continence Nurse；WOCN）による退院時共同指導や退院後の訪問指導も考慮する．
- 近年，災害が頻発している．ストーマ保有者が地震・津波・水害などの災害に遭遇した場合に備えて，支援物資をはじめとするフォローアップ体制を構築する必要がある．
- ストーマ保有者自身の日頃からの災害への備えも大切である．退院前には地域の災害対策の状況を含めて指導を行う．

文献
1) 久保俊一，他（総編集）：総合力がつくリハビリテーション医学・医療テキスト．pp10-12, 66-69，日本リハビリテーション医学教育推進機構，2010
2) 久保俊一，他（総編集）：回復期のリハビリテーション医学・医療テキスト．pp24-37, 57-59，医学書院，2020
3) 後藤百万，他：排泄リハビリテーション—理論と臨床．改訂第2版，pp508-551，中山書店，2022
4) ストーマリハビリテーション講習会実行委員会：ストーマリハビリテーション—実践と理論．pp51-58, 107-113, 181-203，金原出版，2006
5) 廣川友紀，他：社会福祉制度の活用，災害への備え．消化器ナーシング26：44-60，2021

（竹内昭博・角谷直彦）

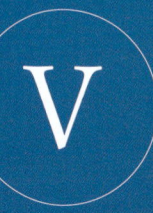

代表的な消化器外科の概要と治療法

1 食道がん

- 食道がんに対する手術は消化器外科領域において最も侵襲度の高い手技の1つである．近年では胸腔鏡下手術のみならずロボット支援下手術や縦隔鏡下手術といった低侵襲手術が導入され始めており，今後もその流れは進むものと考えられる．しかし，やはり肺炎や縫合不全，反回神経麻痺といった合併症が一定の確率で生じる．本項では，主に手術法と術後経過における合併症を概説する．

1 疾患の概要

- 食道がんは悪性腫瘍のなかでも予後不良ながんの1つである．主に60歳以上の男性に多くみられ，男女比は約5：1とされる．
- 食道がんの危険因子として，食道と同じ粘膜がある舌や口腔内・喉頭のがんの既往があると，発症率が高くなる．その他，50歳以上の男性で，毎日酒を飲む，酒を飲むと赤くなる，ヘビースモーカーといった因子があげられる．
- わが国では1980年代に頚部，胸部，腹部を含んだ3領域リンパ節郭清を伴う食道切除術が導入され，最近では手術手技および周術期管理が確立されたものとなり，欧米を凌駕する手術成績をあげている．
- 手術治療単独治療の成績は，Stage Ⅰでは5年全生存率は約90%と良好であるものの，Stage Ⅱ/Ⅲでは約50%であり，これ以上の飛躍的な向上は望めない状況である．
- わが国の食道がんの90%以上を占める扁平上皮がんは化学療法や放射線療法に感受性が高い．食道がん手術治療成績のさらなる向上のためには，化学療法，放射線療法を組み合わせた集学的治療が不可欠と考えられている．
- 切除可能な食道がんに対しては，術前に化学療法を行った後に食道切除術を行う戦略がスタンダードとなっている．

2 手術法

- Stage 0（pT1a-MM），Stage Ⅰ，Stage Ⅱ，Stage Ⅲ（T4を除く）食道がんが食道切除術の対象になる．わが国では1980年代に3領域リンパ節郭清を伴う右開胸開腹による食道切除再建術が開始され，手技も確立されている．
- 近年，他の消化管がんと同様に内視鏡下手術の件数が増加している．食道がんに対する胸腔鏡下手術は1993年にCuschieriら[1]が初めて報告し，わが国でも1996年のAkaishiら[2]が報告して，

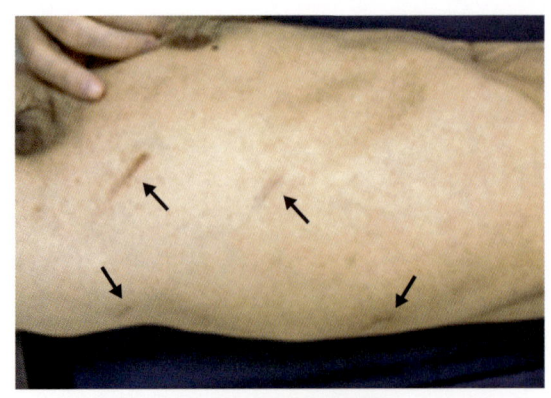

図1　胸腔鏡下胸部食道切除術後の手術痕

導入後 15 年以上が経過している．導入当初は胸壁破壊の軽減による手術の低侵襲化が強調されていたが，近年では胸腔鏡の拡大視効果によって開胸手術より精度の高いリンパ節郭清が可能となっている．

- 日本胸部外科学会の 2008 年学術調査によると，わが国では年間に表在がん 1,398 例中 416 例（29.8%），進行がん 3,723 例中 593 例（15.9%）で胸腔鏡下食道切除術が施行されている（図1）．日本内視鏡外科学会のアンケート調査においても，食道がん根治術としての内視鏡下手術は 1993 年の 4 例から年々増加して，2009 年では 901 例と右肩上がりとなっている．

- 胸腔鏡下手術の手術適応は，表在がんに限って施行している施設も多いが，定まったものはない．筆者の施設の適応では，分離肺換気が可能で，cT3 までとしている．また，術前化学療法を行っていても適応としている．

- 化学放射線療法（放射線療法）Stage Ⅳb など，放射線療法を受けている場合は原則として手術適応外としている．

- 胸腔鏡下手術では，術中に気管・大動脈・肺静脈などの重要臓器や大血管との癒着があり剥離が困難な場合は無理をせず，早期に開胸手術に移行する．

- アプローチ法は，左側臥位で施行するグループと腹臥位で施行するグループの 2 つに分かれている．

- 再建経路として，胸骨後・後縦隔・胸壁前経路があるが，胸骨後または後縦隔が選択されることがほとんどである．

- 左側臥位での胸腔鏡下食道切除術は，従来の開胸手術と同様の視野で行えることが最大の利点である．縦隔内での視野展開は助手の技量に大きく左右されることが指摘されているが，上縦隔に関しては腹臥位より安定して良好な視野が出せることが多い．

- 近年，急速に広まっている腹臥位での胸腔鏡下手術では，人工気胸を行うことで肺，気管，縦隔臓器が重力によって腹側に偏位し，縦隔が開き，良好な視野展開を得ることができる．そのため，助手の技量によらない手術が可能である．

- 左側臥位と比較して中下縦隔の左側や食道裂孔周囲，横隔膜上リンパ節の視野は特に良好である．ただし上縦隔の視野展開には工夫と熟練が必要であり，人工気胸だけでは展開が不良である．気管をローテーションすることで気管左側の視野展開を行い，気管左腹側にある #106 recL リンパ節郭清を行うなどの工夫がされている（図2）．また，大血管からの出血が起こったとき

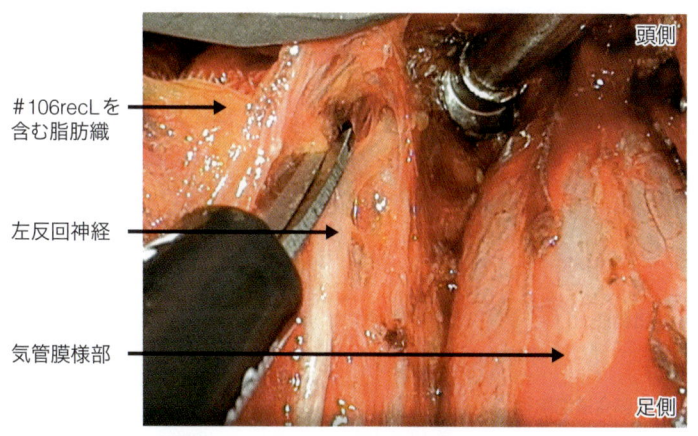

#106recLを
含む脂肪織

左反回神経

気管膜様部

頭側

足側

図2　左反回神経周囲リンパ節（#106recL）郭清
反回神経を傷つけないようにリンパ節を郭清することが重要である.

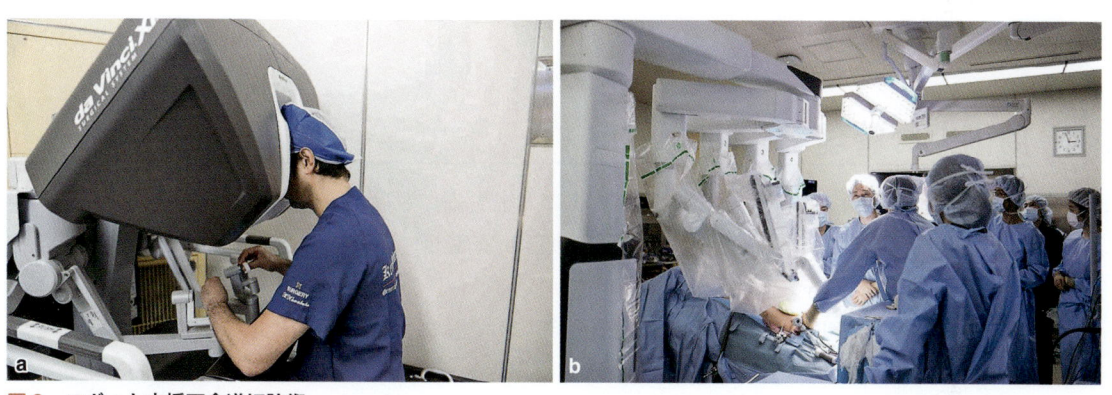

図3　ロボット支援下食道切除術
a：操作部（サージョンコンソール）と術者，b：ロボットアームと手術室全景.

に緊急開胸が困難であるという欠点がある.

- 筆者の施設では，両者の欠点を補い，利点を効果的に利用するために，手術台のローテーションを用いて，上縦隔操作では左側臥位で，中下縦隔操作では腹臥位にするHybrid体位で手術を施行している[3].

- 近年，ロボット支援下手術や縦隔鏡下手術も普及し始めている．特にロボット支援下手術は，急速に活用が広がっている．開胸手術や胸腔鏡下手術に比較してロボット支援下手術の長期予後は劣ることがなく，合併症の肺炎を減少させる可能性があることから，「食道癌診療ガイドライン」でもロボット支援下手術が弱く推奨されている[4].

- 術者は術野から離れたサージョンコンソールに入って座った姿勢で手術を行う．3D内視鏡で捉えた患者の術野を立体画像としてみることができ，鉗子や内視鏡カメラを自在に操作することができるといった利点がある（図3）．今後さらなるエビデンスの蓄積が期待される.

- 胸部操作終了後，腹部操作と頚部操作を行う．腹腔内リンパ節を郭清後に胃管を作製し，頚部に吊り上げて食道胃管吻合を行う．吊り上げる経路は後縦隔経路，胸骨後経路，胸壁前経路があり，それぞれの長所と短所があるため施設によって手技が異なる．筆者の施設では最も生理的な経路となる後縦隔経路を選択している（図4）.

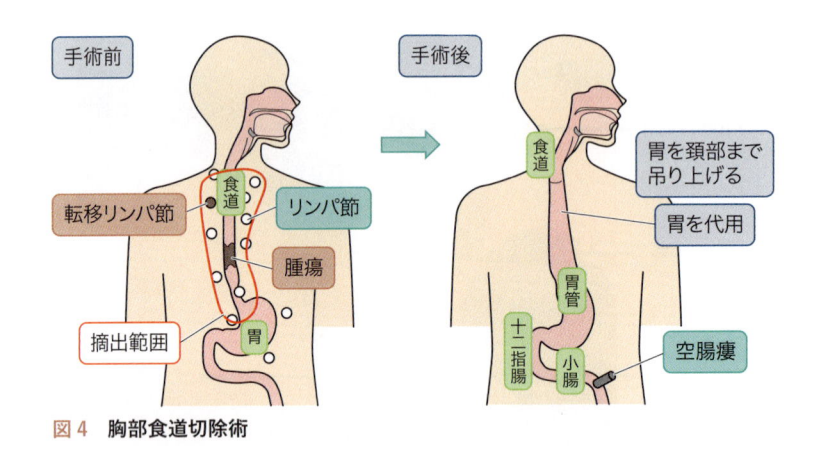

図4　胸部食道切除術

- 近年，術後早期の栄養療法による利点が報告されており，空腸瘻を造設のうえ，術直後から成分栄養投与を行っている．

③ 周術期の管理

- 筆者の施設では術後，挿管管理のまま ICU に入室する．翌日，気管支鏡で気管・気管支内の観察と気管内分泌物の吸引を行い，呼吸循環動態が安定していることを再度確認してから抜管する．
- 抜管後に主治医とリハビリテーション科医が ICU で診察を行い，離床の可否を判断する．経過良好であれば，術後2日目から積極的に病棟内歩行を行い，肺の虚脱・無気肺の予防や是正に努める．
- 特に，refilling 期にあたる術後2〜3日目は心肺負荷による合併症が起こりやすい時期であるため注意が必要である．
- 術後6日目に CT で全身の合併症検索を行う．
- 術後7日目に造影剤による吻合部精査で縫合不全がないことを確認した後に，リハビリテーション科医が嚥下内視鏡検査（videoendoscopic examination of swallowing；VE），あるいは嚥下造影検査（videofluoroscopic examination of swallowing；VF）を用いた嚥下機能評価を行う．
- 術後の嚥下機能評価で食事開始が可能と判断されれば，ゼリーやとろみ剤を用いて半流動体にするなど食形態を調整して，言語聴覚士による摂食嚥下訓練を開始する．
- 食道がん術後は何らかの合併症が 50％の確率で生じるとされている．特に反回神経麻痺，肺炎，縫合不全が多くみられる．それ以外にも創感染や乳び胸，腸閉塞，膿胸などさまざまな合併症が生じうる．
- **反回神経麻痺**：胸部食道がんの手術では反回神経周囲のリンパ節郭清が必須であり，術後に反回神経麻痺を合併することがある．多くが一過性の麻痺であり，ほとんどが1〜6か月で回復する．両側反回神経麻痺では術後抜管後に呼吸困難を呈し，再挿管もしくは気管切開が必要である．長期的には摂食嚥下障害の管理が特に重要であり，摂食嚥下訓練で誤嚥性肺炎を予防する．
- **肺炎**：術後肺炎は食道がん術後に最も留意すべき合併症であり，重症化すると手術関連死亡の原因となる．食道がんでは高頻度に喫煙歴を有する場合がほとんどであり，術前の禁煙が重要であ

る．筆者の施設では術前に 1 か月以上の禁煙を原則としている．術中，術後に頻回の気管支鏡や
ミニトラックによる喀痰吸引，薬剤感受性を含めた監視培養，などが必要である．

- **縫合不全**：食道再建における縫合不全は他の消化管吻合と比較して多い．縫合不全には全身的因
  子と局所的因子が関与している．術後早期からの経腸栄養，後縦隔経路の増加，器械吻合手技の
  安定などによって頻度は減少しているが，適切なドレナージとともに全身状態の管理が重要であ
  る．

- **術死，在院死**：日本胸部外科学会の 2008 年学術調査によると，食道がんに対する手術の 5,124
  例中，術後 30 日死亡は 63 例（1.2%），在院死亡は 144 例（2.8%）であった．年度別推移では術
  後 30 日死亡率は 1999 年に 2.3% であり，以降，1.0% から 2.0% で推移している．一方，米国の
  在院死亡率は 8.9% であり[5]，わが国における手術手技および周術期管理のレベルの高さを示し
  ている．

- 食道がんの手術は，頚部，胸部，腹部を扱い，合併症率が高い．外科医，麻酔科医，リハビリ
  テーション科医，理学療法士，作業療法士，言語聴覚士を含めた複数診療科で周術期管理にあた
  るのが最も重要と考えている．

🔵 文献

1) Cuschieri A：Endoscopic subtotal oesophagectomy for cancer using the right thoracoscopic approach. Surg Oncol 2（Suppl 1）：3-11, 1993
2) Akaishi T, et al：Thoracoscopic en bloc total esophagectomy with radical mediastinal lymphadenectomy. J Thoracic Cardiovasc Surg 112：1533-1541, 1996
3) 川久保博文，他：胸腔鏡補助下胸部食道全摘術．手術 66：1309-1314, 2012
4) 日本食道学会（編）：食道癌診療ガイドライン 2022 年版．第 5 版，金原出版，2022
5) Finks JF, et al：Trend in hospital volume and operative mortality for high-risk surgery. N Engl J Med 364：2128-2137, 2011

（竹内優志・北川雄光）

2 胃がん

① 疾患の概要

▶疫学

- 胃がんはわが国で最も罹患率の高い悪性腫瘍の1つであり，「がんの統計2024」によると死亡者総数では肺，大腸に次いで3位となっている．好発年齢は65〜84歳で，70代の患者が最も多い．
- 近年，胃がんの罹患率は漸減しており，死亡率は急速に減少している．罹患率漸減の理由としてはヘリコバクターピロリの感染率が大幅に減少したことがあげられる．また，死亡率の急減は，検診や内視鏡診断技術の向上により早期に発見される場合が増えているためと考えられる．
- 今後も胃がんの罹患率は減少が続くことが予想されるが，一方で高齢者の占める割合は増加すると考えられている．高齢者は治療による副作用や合併症頻度が高いため，支持療法も含めた治療戦略が必要である．

▶進行度分類

- 進行度は深達度（T），領域リンパ節転移（N），遠隔転移（M）の3項目を用いて分類されている（図1）．
- 胃壁は粘膜（M），粘膜下層（SM），固有筋層（MP），漿膜下層（SS）に分けられる．深達度は粘膜から発生するがんの浸潤する深さによって分類される．浸潤が粘膜下層（SM）までにとどまるものを早期胃がん，固有筋層（MP）以深に達したものを進行胃がんという（図1）．
- リンパ節転移は領域リンパ節転移の数によって分類される．
- 基本的に No.1〜12 および 14v を胃の領域リンパ節としている．これ以外のリンパ節に転移を認める場合は遠隔転移陽性（M1）となる．
- National Clinical Database（NCD）に基づくと，胃切除術後の5年生存率は進行度分類（病理分類）別にⅠ期88.5%，Ⅱ期73.5%，Ⅲ期44.8%，Ⅳ期13.4%とされている（図2）．

▶日常診療で推奨される治療アルゴリズム

- 「胃癌治療ガイドライン第6版」では，主に cT1a（M）の早期胃がんに対して組織型，腫瘍径，潰瘍の有無などに応じて内視鏡的切除が適応となる．
- 内視鏡治療の適応とならず，かつ遠隔転移を有さない胃がんに対しては手術が標準治療となる．

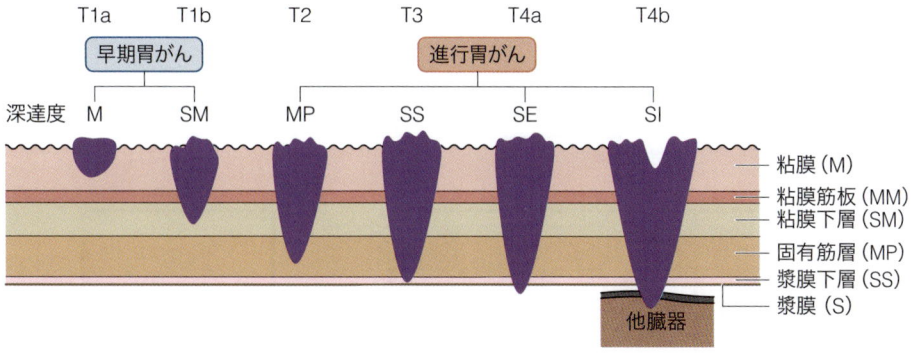

図1　胃がんの深達度分類

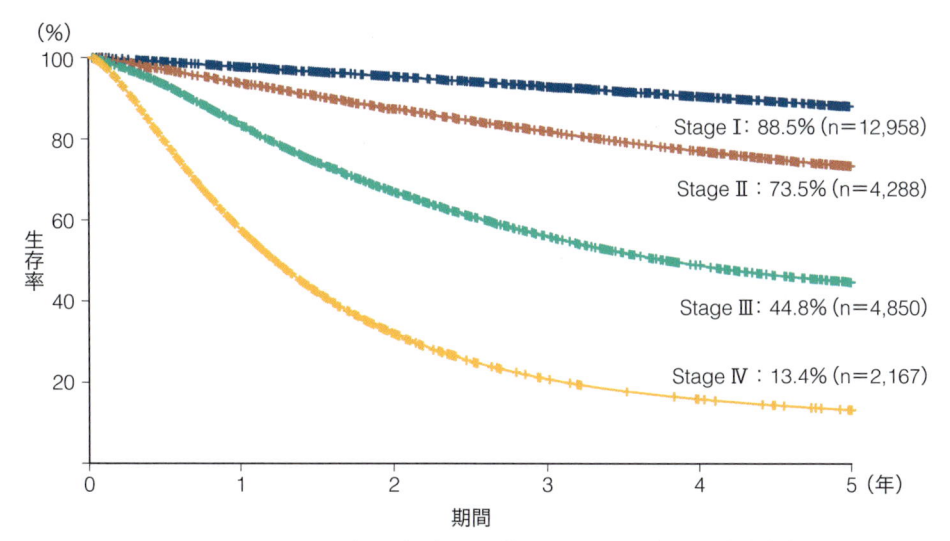

図2　National Clinical Database（NCD）データに基づく pStage ごとの 5 年生存率

（Suzuki S, et al：Surgically treated gastric cancer in Japan：2011 annual report of the national clinical database gastric cancer registry. Gastric Cancer 24：545-566, 2021 より）

術前/術中の深達度，リンパ節転移，占拠部位，肉眼型の診断によって胃の切除範囲，リンパ節の郭清範囲が決定される（図3）．

- pStage Ⅰ では経過観察を，手術で根治切除が得られ，かつ術後病理所見で pStage Ⅱ（pT1N2-3, pT3N0 は除く）/Ⅲ と診断された場合は，術後補助化学療法を行う．pStage Ⅳ の場合は，化学療法と対症療法を行う．
- 遠隔転移を有する場合には，化学療法が行われることが多いが，腫瘍からの出血，狭窄などの腫瘍関連症状がみられる場合は，緩和手術などが行われることもある．
- 術中の腹腔洗浄細胞診陽性は遠隔転移陽性となるが，他に非治癒因子を有さない場合は胃切除が行われることが多い．

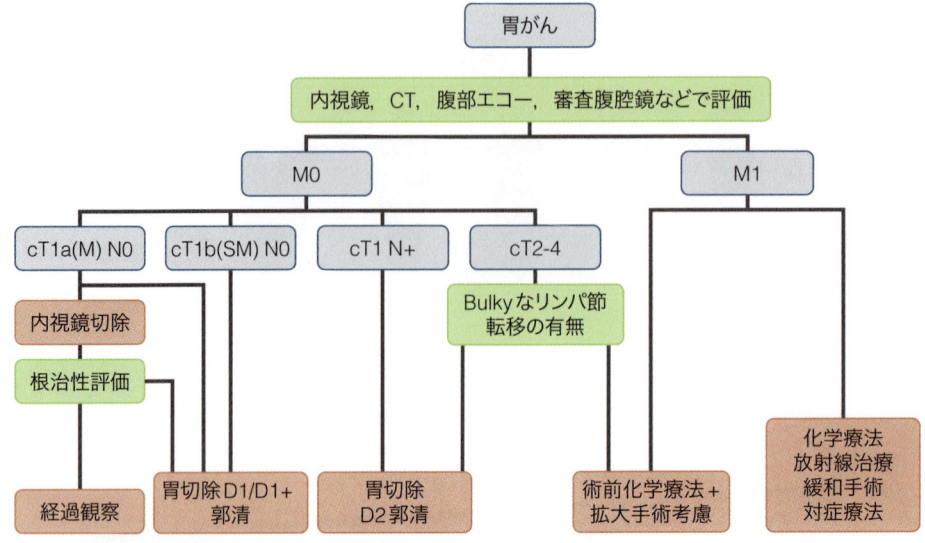

図3　日常診療で推奨される胃がんの治療アルゴリズム
〔日本胃癌学会（編）：胃癌治療ガイドライン 医師用．第6版，金原出版，2021 より〕

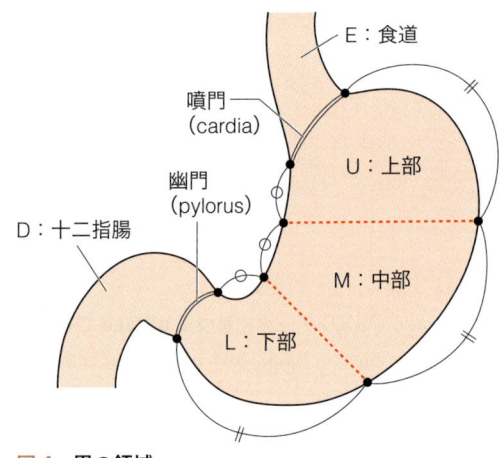

図4　胃の領域
胃は大きく3領域（上部，中部，下部）に分けられており，腫瘍の局在は治療法選択に重要となる．

② 手術法

▶術式選択

- 胃は大きく3領域（U：上部，M：中部，L：下部）に分けられており，腫瘍の局在は治療法選択に重要となる（図4）．
- 術式は大きく分けて4種類ある（図5）．
- cT2以深もしくはcN（＋）の腫瘍に対しては通常，幽門側胃切除術か胃全摘術が選択される．
- cT1N0M0腫瘍に対しては病変の局在によって幽門保存胃切除術や噴門側胃切除術を考慮してもよい．

幽門側胃切除術	幽門保存胃切除術	噴門側胃切除術	胃全摘術
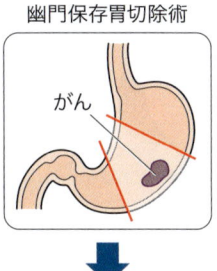	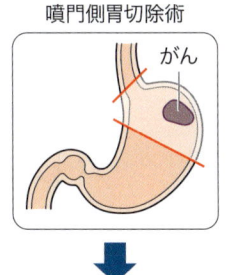	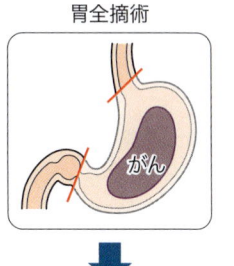	
近位側切断端距離を確保できる腫瘍	cT1N0M0の胃中部の腫瘍で, 遠位側縁が幽門から4cm以上離れているもの	cT1N0M0の胃上部の腫瘍で1/2以上の胃を温存できる腫瘍	幽門側胃切除術では近位側切離断端距離が確保できないもの

図5 術式選択

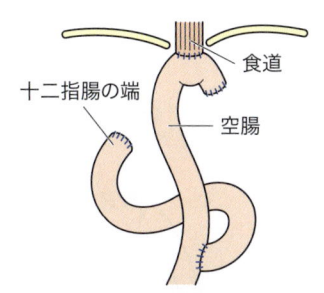

図6 胃全摘術の再建方法（Roux-en-Y法）
十二指腸端を閉鎖し, 食道と空腸を吻合.
十二指腸から続く空腸と挙上空腸を吻合する.

再建方法

- 胃全摘術には現在多くの施設でRoux-en-Y吻合が用いられている. 十二指腸から続く空腸をトライツ靱帯から30 cm程度の位置で切離して, その肛門側の腸管を食道と吻合し, 食道空腸吻合部より40 cm程度の位置に十二指腸から続く回腸を吻合する再建方法である（図6）.
- 幽門側胃切除術にはBillroth Ⅰ法, Billroth Ⅱ法, Roux-en-Y法の3種類の吻合方法がある.
- Billroth Ⅰ法は残胃と十二指腸をつなぐ吻合である. これは食べ物の通りが生理的であるという特徴があるが, 胃酸の食道逆流などを起こしやすい. そのため筆者の施設では, 残胃と十二指腸が無理なく吻合でき, 食道裂孔ヘルニアのない症例に対してのみ施行している.
- Billroth Ⅱ法は欧米や韓国で広く行われているが, 日本では施行している施設は比較的少ない. 縫合不全の少ない安全な再建方法であるが, 十二指腸液の逆流が高頻度に生じるため, 食道炎や残胃炎を起こしやすい. また残胃がんの発生頻度が高いことも報告されている.
- Roux-en-Y吻合は吻合が2か所（残胃空腸吻合と空腸空腸吻合）となり手技がやや煩雑であるが, 縫合不全は少なく, 十二指腸液の残胃への逆流も少ないとされている. そのため, 残胃が小さい場合や術前に食道裂孔ヘルニアや逆流性食道炎を認める場合には, Billroth Ⅰ法ではなく, Roux-en-Y法が推奨されている（図7）.
- 近年では噴門側胃切除術では逆流を防止する目的で, 観音開き法, もしくはDouble tract法が施

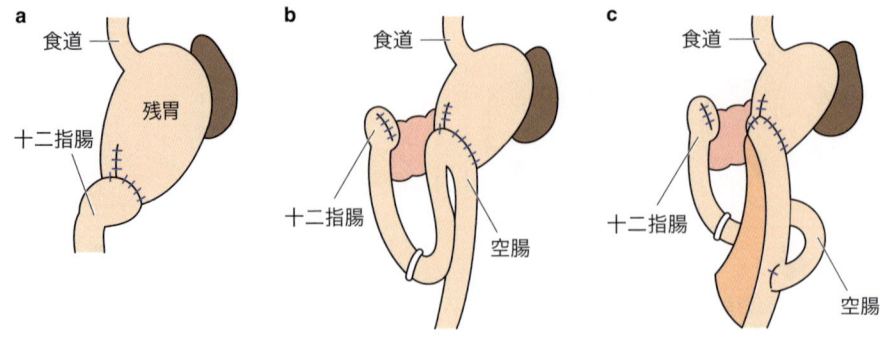

図7　幽門側胃切除術の再建方法
a：Billroth I 法（残胃と十二指腸を吻合）
b：Billroth II 法（十二指腸から続く空腸を挙上しそのまま残胃と吻合）
c：Roux-en-Y 法（十二指腸端を閉鎖し，残胃と空腸を吻合．十二指腸から続く空腸と挙上空腸を吻合する）

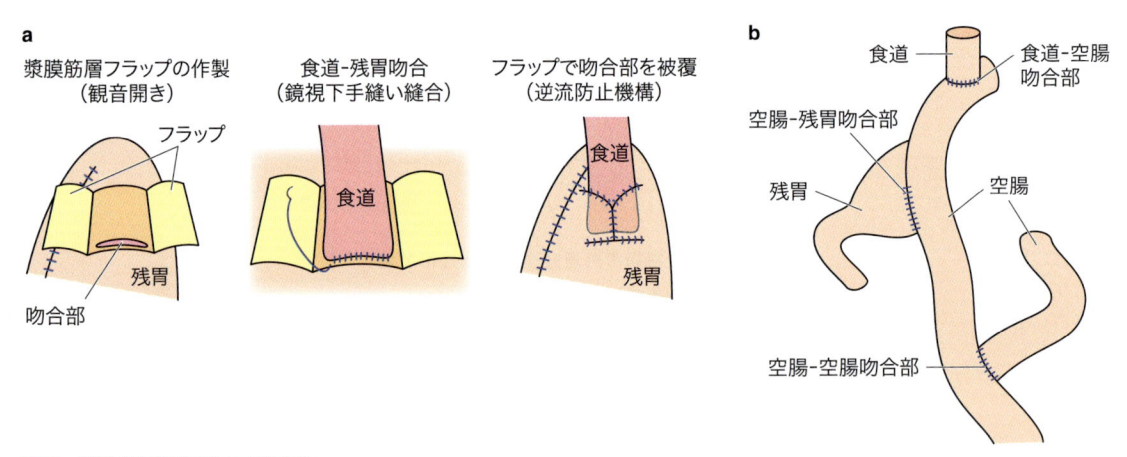

図8　噴門側胃切除術の再建方法
a：観音開き法（Double flap 法，上川法），b：Double tract 法．

行されることが多い（**図8**）.

- 観音開き法は食道下端を残胃粘膜に縫合した後，漿膜筋層のフラップで覆うように吻合する．食道下端が残胃の内圧と胃漿膜筋層フラップの間に挟まれることで，逆流性食道炎の予防を行う食道残胃吻合である．吻合箇所が1か所であり生理的な再建ではあるが，吻合手技がやや煩雑である.

- 観音開き法は，残胃が小さい場合や食道切離部位が高位に位置する場合は，手技がさらに困難となるうえに逆流が起こりやすくなる．そのため，筆者の施設では残胃を2/3以上残すことができ，かつ高位で食道切離を行わない場合に施行している.

- Double tract 法は挙上空腸をまず食道と吻合し，その肛門側で挙上空腸と残胃を吻合し，さらにその肛門側で十二指腸から続く空腸と吻合する再建方法である.

- 残胃と食道の間に空腸が介在することで胃酸の食道逆流を防ぐことができ，また残胃を通過することでより生理的な食物の流れを確保できる．また胃内容の排泄遅延が生じた場合でも，残胃からの排泄ルートが確保されることも利点としてあげられる.

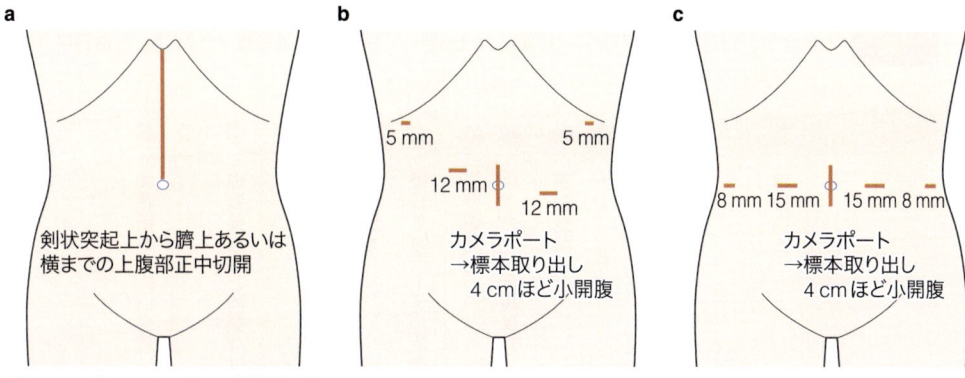

図9　アプローチによる手術創の違い
a：開腹手術，b：腹腔鏡下手術，c：ロボット支援下手術.

▶ 低侵襲手術（図9）

- 近年，低侵襲手術として腹腔鏡下手術やロボット支援下手術の割合が増えている.
- 腹腔鏡下手術は開腹手術より手術創が小さく，低侵襲な手術として，cStage Ⅰ胃がんに対して標準治療の選択肢の1つとして行われてきた.
- 進行胃がんに対しても，安全性と長期成績を検討する大規模ランダム化試験（JLSSG0901，KLASS-02，CLASS-01）でよい結果が得られている. 今後cStage Ⅱ以上の胃がんに対しても腹腔鏡下胃切除術が標準治療の1つになると考えられる.
- ロボット支援下手術は腹腔鏡下手術と比べて膵液瘻などの術後合併症を低減できるという報告がなされている. ただし，いずれも単アームの試験や後ろ向き比較試験などの結果であり，明確な有用性は示されていない.
- 「胃癌治療ガイドライン第6版」においては，cStage Ⅰ胃がんに対してロボット支援下手術を行うことが弱く推奨されている.
- 現在cT1〜4aN0〜3胃がんにおけるロボット支援下手術の腹腔鏡下胃切除術に対する安全性における優越性を検証するランダム化比較試験（JCOG1907）が進行中である.

③ 周術期の管理

▶ 基本的な術前管理

- 胃切除に関しては腸管の機械的洗浄などの前処置は不要であり，食事はがんによる狭窄がない限りは普通食を前日夕方まで摂取することが可能である. また，飲水（クリアウォーター）は入室3時間前まで可能である.
- 糖尿病，虚血性心疾患，脳血管障害などの併存症を有する場合は，手術に際して抗血栓薬などの常用薬の休薬が必要なことも多く，必要に応じて専門医と連携をとり管理する.
- 術前から栄養管理（栄養評価と栄養療法）を行い，手術後の食事の摂取方法などに関しても指導する.

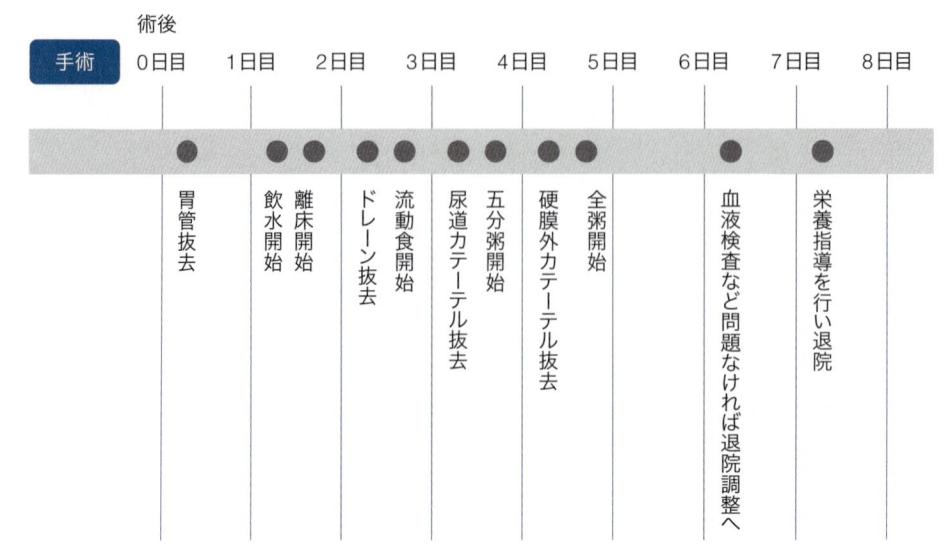

図 10　術後クリニカルパス（筆者の施設）

▶高齢・併存症の管理

- 75 歳以上の高齢の場合や高度の併存症を有する場合には，下記のリスクに対する術前評価と治療を行う．

呼吸器のリスク

- 呼吸器機能検査で換気障害を認める場合には，呼吸器のリハビリテーション治療を行う．

誤嚥のリスク

- 嚥下スクリーニング（摂食嚥下障害に関する質問・反復唾液嚥下テスト・改訂水飲みテスト）で誤嚥傾向をチェックする．摂食嚥下障害がありと判断される場合は，誤嚥リスクの低減のため摂食嚥下訓練を行う．

せん妄のリスク

- 高齢では周術期に術後せん妄を生ずるリスクが高い．術後せん妄は術後の予後を悪化させる因子である．リスクが高いと考えられる場合には術前の対策を行う．具体的には，飲酒歴のある場合の禁酒指導，ベンゾジアゼピン系睡眠剤の服用に対する内服調整（ラメルテオン，スボレキサント，ミアンセリン塩酸塩などの非ベンゾジアゼピン系の睡眠薬への切り替え），精神科へのコンサルトなどを行う．

▶術後クリニカルパス（筆者の施設）（図 10）

- 筆者の施設の通常の術後 Enhanced Recovery After Surgery（ERAS）クリニカルパスを示す．
- 75 歳以上の高齢では飲水開始，食事開始を 1 日遅らせた高齢者パスを用いている．その他は通常の ERAS クリニカルパスと同様である．
- 胃管は術後 2 時間後に吻合部からの出血を疑う所見がなければ抜去する．
- 手術翌日午前中から離床と飲水を開始する．運動療法を中心とするリハビリテーション治療を行う．

- ドレーンは基本的に膵液瘻のモニタリングとして留置する.
- 1 日目のドレーン排液アミラーゼ値が 1,000 U/L 以下であり，かつ 2 日目朝の時点でドレーンの 1 日量が 100 mL 以下であれば 2 日目にドレーンを抜去する．満たさない場合は留置し，3 日目でドレーンアミラーゼの再検などを行う.
- 腹部 X 線や透視造影検査を行い，胃の拡張や腸管の拡張などなければ 2 日目から流動食を開始する．ただし，高齢の場合には誤嚥のリスクもあるため，基本的には離床ができることを必要条件としている.
- 3 日目には離床など問題なければ尿道カテーテルを抜去する.
- 食事は問題なければ 1 日ごとに，流動食→五分粥→全粥に移行する.
- 食事は常食の半量程度の摂取量としており，よく咀嚼し，時間をかけてゆっくり食事するように指導している.
- 4 日目に硬膜外カテーテルを抜去する.
- 6 日目の血液生化学検査で炎症反応などに問題がなければ退院調整を行い，7 日目以降で退院日を決定している．退院日には家族を含め栄養指導を行う．退院後の食事の種類・量・速度などに関して改めて指導を行っている.

📑 文献

1) 国立がん研究センターがん情報サービス：がんの統計 2024
2) 日本胃癌学会(編)：胃癌治療ガイドライン．第 6 版，医師用，金原出版，2021
3) 日本胃癌学会(編)：胃癌取扱い規約．第 15 版，金原出版，2017
4) Suzuki S, et al：Surgically treated gastric cancer in Japan：2011 annual report of the national clinical database gastric cancer registry. Gastric Cancer 24：545-566, 2021
5) 寺島雅典：寺島式静岡がんセンター胃癌手術—開腹からロボットまで．南江堂，2020

（松本陽介・寺島雅典）

3 結腸がん

① 疾患の概要

- 「大腸癌取扱い規約」[1] では，大腸は結腸，直腸，虫垂，肛門管に分けられる．
- 結腸は盲腸，上行結腸，横行結腸，下行結腸，およびＳ状結腸から構成されるが，がんの発症する部位によって根治術式は多岐にわたる．
- わが国では，大腸がんはがん罹患総数では年間 1 位である．その数は約 15 万 5,000 人であり，結腸がんは約 10 万 3,000 人である[2]．男性では前立腺がん，胃がん，肺がんに続き第 4 位，女性では乳がんに続き第 2 位の罹患数であり，増加傾向を示している．
- 結腸がんの年間死亡数は 2020 年には約 3 万 6,000 人で，1995 年をピークとして横ばいとなっている．死亡数を少しでも減少させるために，「大腸癌治療ガイドライン」[3] では，今まで報告されてきた研究，治療成績および治療の変遷により，病期に応じて推奨する治療法を提示している．その中では，cStage 0〜Ⅲ大腸がんでは手術療法が推奨されている．
- 結腸がんの手術術式は「大腸癌取扱い規約」[1] では回盲部切除術，結腸部分切除術，結腸右半切除術，横行結腸切除術，結腸左半切除術，Ｓ状結腸切除術に分類されている（図 1）．
- 腫瘍を含む結腸を切除するのみならず，リンパ節郭清として領域リンパ節を郭清する．
- 領域リンパ節は腸管傍リンパ節，中間リンパ節，主リンパ節の 3 群に分類される．領域リンパ節の範囲は，腫瘍の局在と主幹動脈との解剖学的位置関係により個々に規定される（図 2）．
- 手術のアプローチ法としては，開腹手術に加え，近年では手術機器の進歩および手技の向上により，腹腔鏡下手術がわが国でも広く施行されている．
- 「大腸癌治療ガイドライン」では進行結腸がんの場合でも選択肢の 1 つとして腹腔鏡下手術を行うことが弱く推奨されている（推奨度 2・エビデンスレベル B）[3]．
- 術後合併症としては縫合不全，創感染，術後腸閉塞などがあげられる．
- 本項では結腸がんの手術療法のポイント，周術期の管理の注意点について解説する．

② 術前検査

- 全身状態評価のために，血液検査，単純Ｘ線，心電図，心エコー，呼吸機能検査などを行う．
- 下部消化管内視鏡検査で術前に病理学的診断を行う．
- 注腸造影検査，3D-colonography・3D-CT angiography などで，腫瘍の局在や結腸と血管の走行を確認する（図 3，4）．
- 腹部 CT で，腫瘍の他臓器への浸潤，血管走行，リンパ節転移，遠隔臓器転移などを検討する．

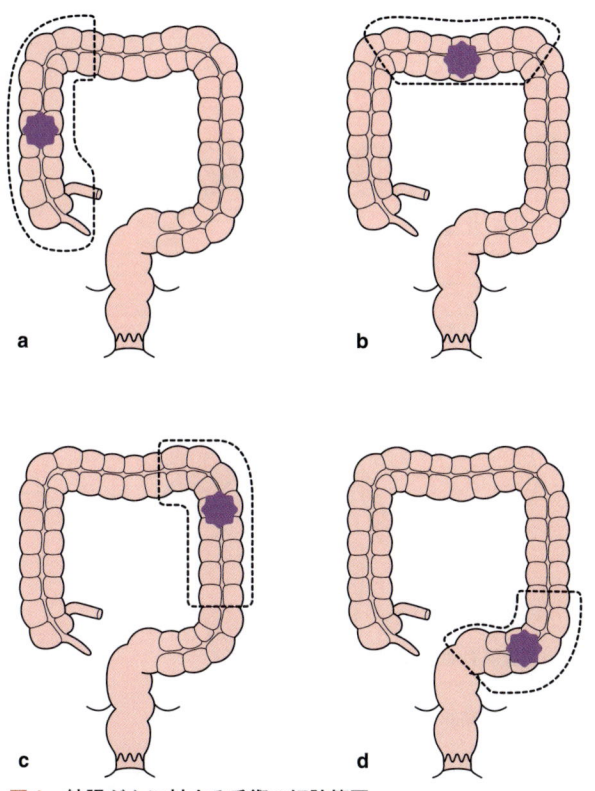

図1　結腸がんに対する手術の切除範囲

a：結腸右半切除術，b：横行結腸切除術，c：結腸左半切除術，
d：S状結腸切除術.

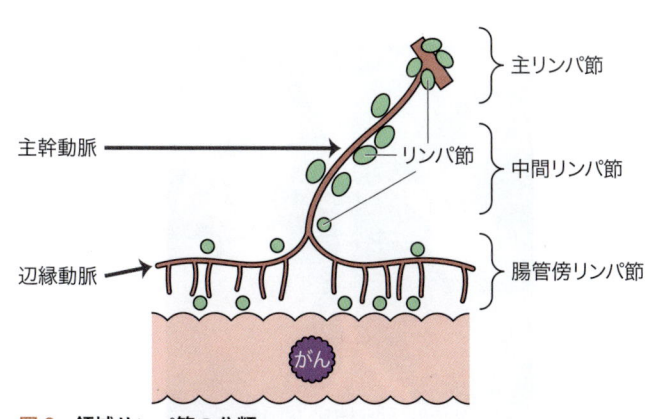

図2　領域リンパ節の分類

領域リンパ節は腸管傍リンパ節，中間リンパ節，主リンパ節に分類される.
（大腸癌研究会：患者さんのための大腸癌治療ガイドライン 2022 年版. p5,
金原出版，2022 より）

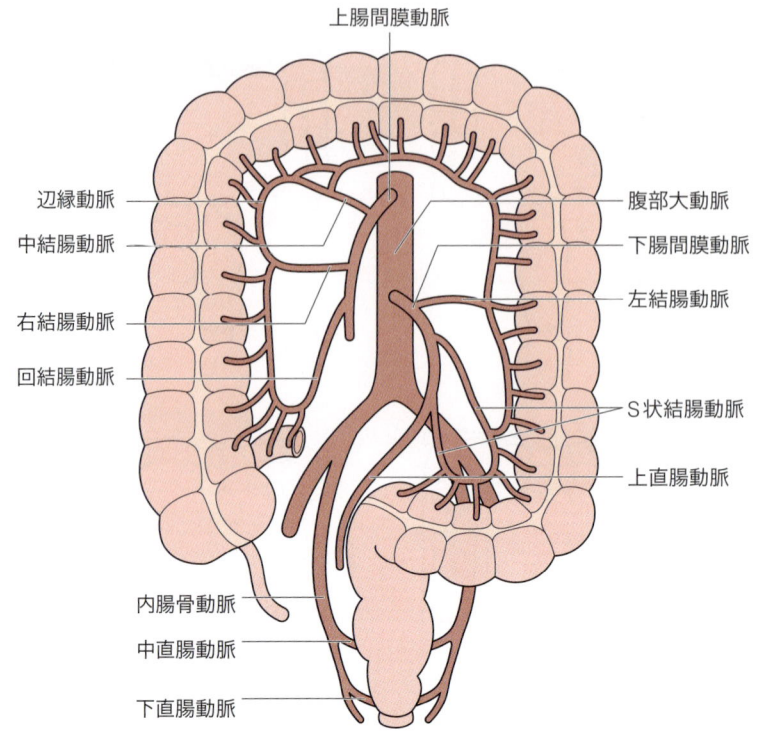

図3　大腸の主幹動脈

大腸の主幹動脈は上腸間膜動脈および下腸間膜動脈から分枝する．
（大腸癌研究会：患者さんのための大腸癌治療ガイドライン 2022 年版．p4，金原出版，2022 より）

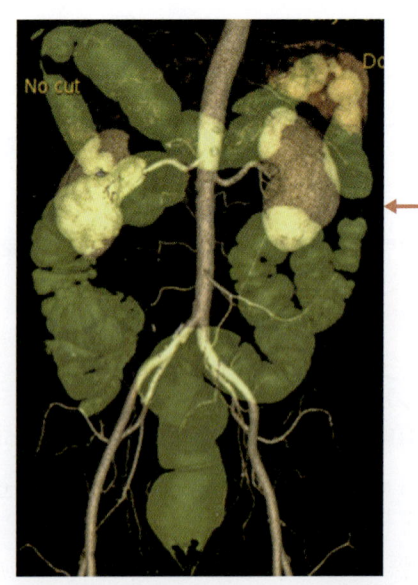

図4　3D-colonography と 3D-CT angiography の融合像

S状結腸がん症例の 3D-colonography と 3D-CT angiography を重ね合わせた画像．腫瘍の位置（矢印），結腸の走行および血管の走行の確認が可能となる．

③ 手術法

▶回盲部切除術，結腸右半切除術

- 回盲部切除術は盲腸がん，上行結腸がんの一部に対して行われ，結腸右半切除術は肝弯曲近傍の上行結腸がんおよび横行結腸がんに対して施行される．
- 手術時の体位は，仰臥位もしくは開脚位で行うことが多い．
- 回盲部切除術では，回結腸動脈および回結腸静脈を切離する．右結腸動静脈が存在する場合には，同動静脈も切離することとなる．右結腸動脈は40%程度，右結腸静脈は25%程度にのみに存在する[4]．
- 結腸右半切除術では，回結腸動静脈，右結腸動静脈，中結腸動脈右枝を切離する．
- 術後合併症としては，縫合不全，創感染，術後腸閉塞があげられるが，その頻度は左側結腸手術より少ない．
- 回盲部切除術および結腸右半切除術後では，リンパ節郭清および結腸の授動の際に，十二指腸下行脚および水平脚周囲を剝離するため，術後に胃内容停滞をきたすことがある．
- 回腸末端部は胆汁酸およびビタミンB_{12}を吸収する部位である．本術式では回腸末端部を切除するため，胆汁酸吸収障害により胆汁酸性下痢もしくは胆汁酸減少による脂肪吸収障害による脂肪性下痢が合併する[5]．

▶横行結腸切除術

- 横行結腸切除術は横行結腸ほぼ中央部に位置するがんに対して施行される．
- 手術時の体位は，仰臥位もしくは開脚位で行うことが多い．
- 横行結腸切除術では，リンパ節郭清のために中結腸動脈および中結腸静脈を切離する．
- 横行結腸近傍には大網，胃，膵臓，十二指腸，脾臓，小腸などが存在しており，進行がんの場合に隣接臓器への浸潤を認めることがある．
- 腫瘍周囲の大網は合併切除を行っても影響はないが，胃，膵臓，十二指腸，小腸を合併切除した際には，他臓器合併切除の付加，もしくはバイパス術への術式変更となる場合がある．
- 膵臓や十二指腸の合併切除を行った場合には，術後出血や術後膵液瘻をきたすことがある．ドレーンの排液や熱型に注意をする必要がある．

▶結腸左半切除術

- 結腸左半切除術は主に横行結腸の脾弯曲近傍のがん，下行結腸のがんに対して施行される．
- 手術時の体位は，開脚位もしくは砕石位で行うことが多い．
- 横行結腸脾弯曲部や下行結腸の支配血管では多彩な解剖学的分岐形態がある．そのためにリンパ節郭清に対して高度な手技を要することが多く，開腹手術を選択する施設も多い．
- 結腸左半切除術では，リンパ節郭清のために中結腸動脈左枝および左結腸静脈を切離する．
- 副中結腸動脈が存在することもあり，その場合には同動脈も切離する．副中結腸動脈は27.7〜36.4%に存在するとされる[6]．

- 副中結腸動脈が上腸間膜動脈から分枝する部位は，膵臓背側に存在している場合が多いため，郭清操作時に膵臓の損傷をきたすことがある．
- 脾弯曲部近傍のがんは膵臓の他に，脾臓，左腎臓などの臓器に近接もしくは直接浸潤をきたしていることもあり，術中の他臓器損傷や，術後出血，膵液瘻に注意が必要である．

▶S状結腸切除術

- S状結腸切除術はS状結腸に主座を有するがんに対して施行される．
- 手術時の体位は砕石位で行う．
- S状結腸切除術では，リンパ節郭清のために下腸間膜動静脈，上直腸動静脈を切離する．
- 腸管の吻合は，経肛門的に自動吻合器を用いることが多い．
- S状結腸近傍には尿管や性腺動静脈などが存在しており，結腸の剥離授動の際には損傷のおそれがある．
- 腸管吻合部の縫合不全が生じた際には，発熱，筋性防御，反跳痛を伴う強度の腹痛などが出現する．縫合不全のために再手術となり，人工肛門造設術を余儀なくされる場合もある．

④ 腹腔鏡下手術

- 腹腔鏡下手術は大腸がん治療の標準的な治療として広がっている．
- 「日本内視鏡外科による内視鏡外科手術に関するアンケート調査」第16回集計では，1991年より小腸，大腸疾患に対して開始された内視鏡下手術は，2021年12月31日までに悪性疾患において388,628例とされている．
- 2021年度には年間22,899例の結腸がんに対しての腹腔鏡下手術が施行され，同時期の開腹手術は年間5,327例であった．約81%が腹腔鏡下手術を受けている．
- 「大腸癌治療ガイドライン2022年版」[3]では，「腹腔鏡下手術は大腸癌治療の選択肢の1つとして行うことを弱く推奨する（推奨度2・エビデンスレベルB）．ただし，横行結腸癌および直腸癌に対する腹腔鏡下手術の有効性は十分に確立されていないことを患者に説明したうえで実施する」とされている．
- わが国で行われた大規模ランダム化比較試験であるJCOG0404試験は，進行大腸がんに対する腹腔鏡下手術と開腹手術の根治性に関する比較試験である．全生存期間において開腹手術群に対する腹腔鏡下手術の非劣性は示されず，5年生存率は開腹手術群90.4%，腹腔鏡下手術群91.8%とどちらも良好であり，腹腔鏡下手術も治療法の選択肢として位置づけられた[7]．
- 腹腔鏡下手術は創部の縮小のみならず，手術出血量の軽減，腸管蠕動の回復の早期化，在院期間の短縮が図れる．
- 腸管蠕動の早期の回復により，排ガスの開始や胃管抜去留置期間の短縮が認められる．
- 手術時間は，開腹手術と比較し長い傾向があるものの，腹腔鏡下手術の導入初期と比較して徐々にその差は小さくなってきているとされる．
- ロボット支援下手術が2022年に結腸悪性腫瘍手術として保険収載され，わが国でも導入が始まっている．

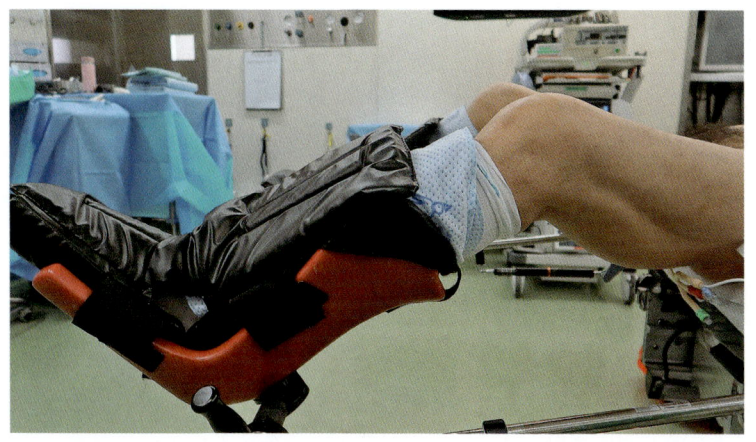

図5 砕石位
支脚器が腓骨頭を圧迫すると総腓骨神経麻痺が生じやすいため，術中体位をとる際に
も長時間の圧迫による血行障害や神経障害に注意する．

⑤ 周術期の管理

▶手術当日

- 術直後の全身管理として，循環器および呼吸器の管理が中心となる．術中の全身麻酔管理の
チャートを参考とし，循環動態やバイタルサインを把握することが重要である．
- 手術室から帰室してすぐに心電図モニター，パルスオキシメーターを装着し，翌朝までモニタリ
ングを行う．
- 全身状態のチェックとして，血液生化学検査，胸部・腹部Ｘ線などを実施する．胸部Ｘ線では
無気肺の有無の確認，腹部Ｘ線では腹部のドレーン・胃管の留置位置について確認を行う．
- 下肢深部静脈血栓予防として弾性ストッキングおよび間欠的下肢圧迫装置（IPC）を使用する．

▶手術翌日

- 経鼻胃管が挿入されている場合には抜去する．水分摂取が開始となる．
- 血液生化学検査による術後出血の有無，胸部・腹部Ｘ線による術後腸閉塞の有無をチェックす
る．
- 心電図などのモニターを除去し，下肢間欠的圧迫装置の使用を終了する．離床のためのリハビリ
テーション治療が開始される．弾性ストッキングは離床が進み，自立歩行が可能となるまで継続
する．
- 初回離床の際には下肢深部静脈血栓による急性肺塞栓症の発症を念頭に置き，パルスオキシメー
ターによる酸素飽和度の測定を行いながら離床を行う．酸素飽和度の低下もしくは意識障害を認
めた際には，早急に臥床させ酸素投与およびモニタリングを開始することが肝要である．
- S状結腸切除術の術中体位として支脚器を用いて砕石位をとるが，支脚器が腓骨頭を圧迫すると
総腓骨神経麻痺が生じやすい（図5）．
- 総腓骨神経麻痺では，足関節および足趾の背屈が障害されるため，離床の際には転倒に注意する．

- 腹腔鏡下手術の際には，良好な視野を確保するために，頭低位や左右へのローテーションなどの体位がとられる．その際，頸部・肩・腋窩が固定具による物理的な圧迫を受け腕神経叢障害をきたすことがある．
- 腕神経叢障害では上肢挙上困難，手関節の伸展制限制限（下垂手），感覚鈍麻などが生じる．離床時の立位を取る際の上肢の牽引や，無理な上肢の挙上を避ける．

▶術後 2〜3 日目

- 術後 2 日目には流動食が開始となる．
- 硬膜外麻酔カテーテルが留置されている場合には，カテーテルの抜去を行う．自立歩行が可能になるまで訓練が進んでいる場合には，尿道留置カテーテルも抜去する．

▶術後 4 日目〜退院

- 術後 4〜5 日目には排便も認められることが多く，縫合不全や術後出血がない限りは，腹腔内留置ドレーンは抜去する．
- ドレーン排液が血性であった場合には術後出血の可能性があり，ドレーン排液が便性に変化した場合には縫合不全が疑われる．
- 術後出血が認められた場合は経時的に出血の性状および量を観察し，必要であれば再手術も考慮する．
- 縫合不全が生じた場合は，経口摂取を中止し，速やかに血液生化学検査および腹部 CT を施行し，腹膜炎の状況を把握することが重要である．
- 縫合不全による腹膜炎が限局しており，ドレナージが良好に行われている場合には保存的治療が選択される．ドレナージが不良で腹部全体に広がる腹膜刺激症状を認める場合には緊急手術を考慮する．

参考文献

1) 大腸癌研究会（編）：大腸癌取扱い規約．第 9 版，金原出版，2018
2) 国立がん研究センターがん情報サービス：がん登録・統計．https://ganjoho.jp/public/index.html（2024 年 9 月閲覧）
3) 大腸癌研究会（編）：大腸癌治療ガイドライン．医師用 2022 年版，金原出版，2022
4) 山口茂樹，他：右結腸切除に必要な局所解剖—胃結腸静脈幹のバリエーションを中心に．臨外 73，81-85，2018
5) Hofmann AF, et al：Role of bile acid malabsorption in pathogenesis of diarrhea and steatorrhea in patients with ileal resection. Gastroenterology 62：918-933, 1972
6) 小杉千弘，他：左半結腸切除術．臨外 77，108-111，2022
7) 日本内視鏡外科学会学術委員会：内視鏡外科手術に関するアンケート調査—第 16 回集計結果報告．一般社団法人日本内視鏡外科学会，2020
8) Kitano S, et al：Survival outcomes following laparoscopic versus open D3 dissection for stage II or III colon cancer（JCOG0404）：a phase 3, randomised controlled trial. Lancet Gastroenterol Hepatol 2：261-268, 2017
9) 大腸癌研究会（編）：患者さんのための大腸癌治療ガイドライン．2022 年版，金原出版，2022

（小杉千弘・幸田圭史）

4 直腸がん

① 疾患の概要

▶直腸とは

- 大腸の長さは約 1.5 m であり，盲腸，結腸，直腸からなる．
- 直腸は肛門から 15〜20 cm ほどの臓器で便を貯める役割があり，直腸 S 状部（RS），上部直腸（Ra），下部直腸（Rb），肛門管（P）に区分されている（図 1）．
- 直腸を栄養する動脈は上部直腸を栄養する下腸間膜動脈系の上直腸動脈と，下部直腸を栄養する内腸骨動脈系の中・下直腸動脈がある（⇒ 186 頁，図 3 参照）．

▶直腸がんの発生，Stage，治療

- 直腸がんは直腸の一番内側の粘膜から発生し，直腸の壁を徐々に外側に向かって進行する．がんが粘膜下層までにとどまるものを早期がん，粘膜下層を越えるものを進行がんという（図 2）．
- 直腸がんの進行度（Stage）を決定する因子は腫瘍の壁深達度，リンパ節転移の有無，遠隔転移の有無である．術前に CT，MRI，PET などの画像検査を行い術前 Stage を決定する．術前 Stage を踏まえ治療方針を決定する（図 3）．
- 大腸内視鏡検査で腫瘍を認めた場合は腫瘍から生検を行う．生検組織にがん細胞が認められると

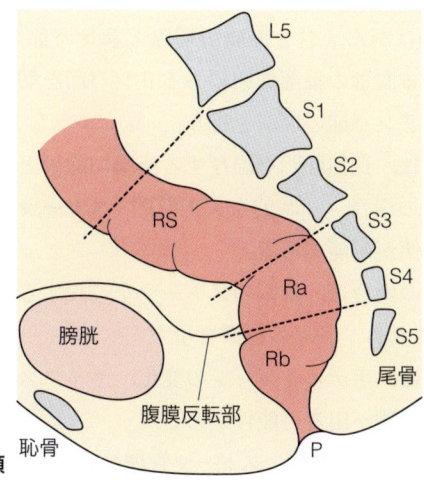

図 1　直腸の分類

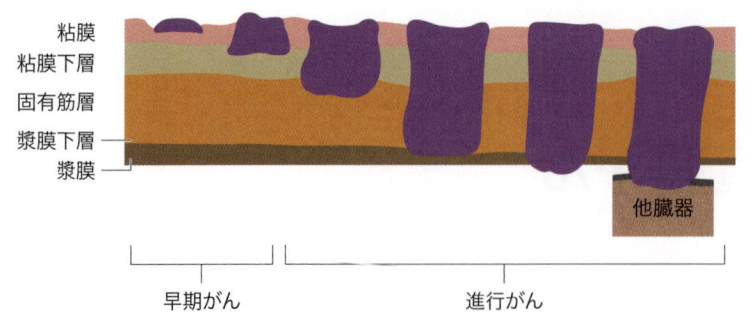

図2 直腸がん進達度

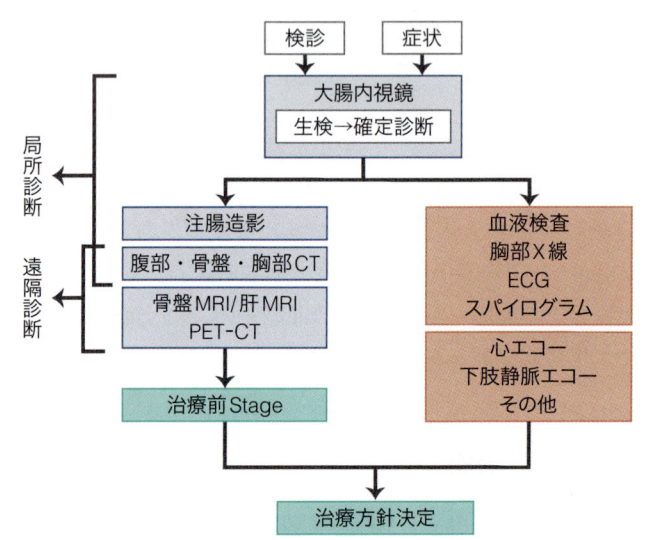

図3 直腸がんの診断から治療方針決定までの流れ

　直腸がんの確定診断となる．大腸内視鏡検査を施行できない施設では注腸造影検査が行われることがあるが，大腸内視鏡検査の普及とともに注腸造影検査を省略する施設も増えている．

- 直腸がんの確定診断後は，CT，MRI，PET-CT などを行い，壁深達度，リンパ節転移，遠隔転移診断により進行度が決定される．同時に血液生化学検査，心電図，スパイログラムなどによる耐術評価を行い，最終的な治療方針を決定する．

- 直腸がんの手術ではがんを含む直腸の切除とリンパ節の郭清が必要である．リンパ節の郭清では，臓器を栄養する血管の根部周囲にあるリンパ節を切除する．また，下腸間膜動脈を根部で切離し，その周囲のリンパ節の郭清を行う．

- 直腸がんの手術には，自然肛門を温存する直腸切除術と，肛門と腫瘍を一括切除する直腸切断術がある．直腸切除の場合，一時的な人工肛門（ストーマ）造設を行うことはあるが，最終的には自然肛門からの排便が可能である．

- 一方，直腸切断術の場合は，永久のストーマを造設することになる．ストーマは大腸もしくは小腸（回腸）で造設される．各々の特徴を示す（**表1**）．

- ストーマ造設術では，ボディイメージの変化，ライフスタイルの変化を余儀なくされ，その後の社会生活に大きな影響が出る可能性がある．

- 術前よりストーマ造設の必要性，ストーマ管理の方法などについて十分な説明を行うとともに，ス

表1　小腸ストーマと大腸ストーマの比較

	小腸ストーマ	大腸ストーマ
排液量（水分）	1,000 mL/日程度 整腸剤などで減少する	固形便
排液量（電解質）	Na の排泄が比較的多い	通常便と同様
排尿量	通常より 40％程度減少する	通常便と同様
脱水	脱水傾向になりやすい	脱水になりにくい
便臭	ほとんどない	通常便と同様
皮膚びらん	消化酵素の影響で起こりやすい	起こりにくい
欠乏症	胆汁酸の喪失により胆嚢結石症の合併が増加 ビタミン B_{12}，葉酸の欠乏に貧血となることも	起こりにくい

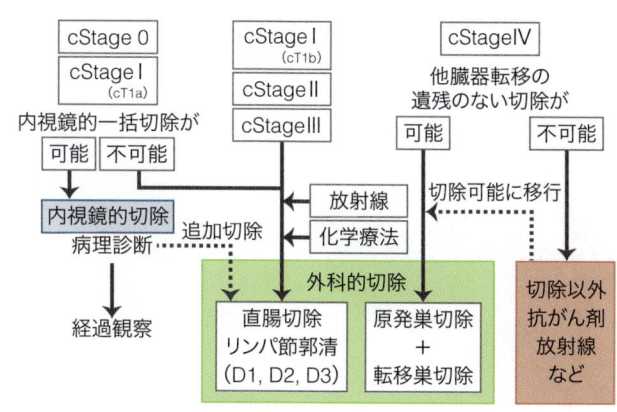

図4　直腸がんの治療指針

トーマ造設への理解度，家族の理解度，精神的なケアの必要度などについて注意を払う必要がある．

- 腫瘍が下部直腸（Rb）にある場合，側方リンパ節（閉鎖リンパ節，内腸骨リンパ節）の郭清を行う場合がある．

- 近年，直腸がんは肛門機能の温存や局所再発を抑える目的で，術前に放射線化学療法や抗がん剤などの薬物療法を行うことがある（図4）．

② 手術法

- 直腸がんに対する手術には開腹手術と低侵襲手術がある．低侵襲手術には腹腔鏡下手術，ロボット支援下手術がある．開腹手術と低侵襲手術にはそれぞれメリットとデメリットがある（表2）．現在では直腸がん手術の 80％以上が低侵襲手術により行われている．

- 腫瘍の占拠部位により術式を決定する．直腸高位前方切除術，直腸低位前方切除術，ハルトマン手術，括約筋間直腸切除術，腹会陰式直腸切断術が主な手術術式である．

- **直腸高位前方切除術**：腹膜反転部より口側の直腸で切離し，結腸と直腸を吻合する．腫瘍占拠部位が RS，Ra の一部のがんが適応となる．

- **直腸低位前方切除術**：腹膜反転部より肛門側の直腸を切離し吻合する（図5）．状況により大腸や小腸でストーマを造設することがある．造設したストーマは術後一定期間経過してから閉鎖す

表2　開腹手術と低侵襲手術（腹腔鏡下手術，ロボット支援下手術）のメリット，デメリット

	メリット	デメリット
開腹手術	・低侵襲手術より操作が容易 ・手術中の触覚がある	・傷が大きい ・術後回復に時間がかかる ・入院期間が長くなる
低侵襲手術	・傷が小さい ・痛みが少ない ・術後の回復が早い ・手術の視野が拡大されている ・機械の自由度が高い 　（ロボット支援下手術）	・特殊な技術・機械が必要 ・機械の維持コストが高い ・術中に触覚がない

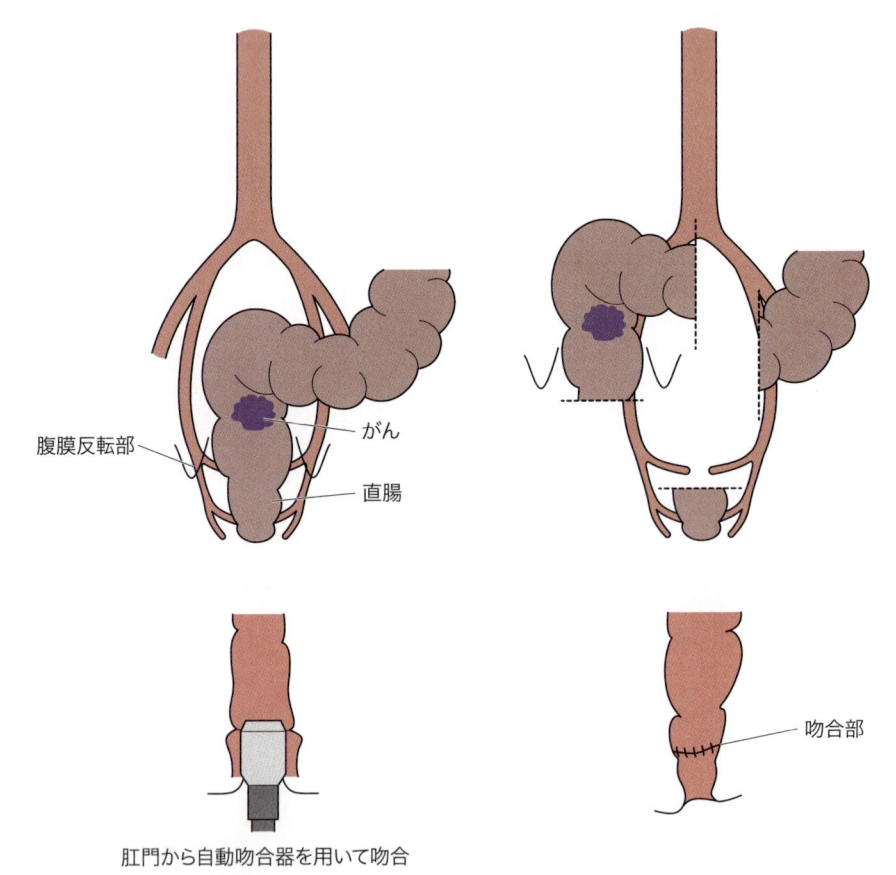

肛門から自動吻合器を用いて吻合

図5　直腸低位前方切除術

　る．上部直腸（Ra）の一部のがんと下部直腸（Rb）のがんが適応となる[1]．

- **ハルトマン手術**：腫瘍を含めて直腸を切除した後，自然肛門を残したまま吻合せず，S状結腸でストーマを造設する．術後，一定期間が経過してから，ストーマ近傍の結腸と残存する直腸を吻合し，自然肛門から排便する状態に戻すこともある．

- **括約筋間直腸切除術（ISR）**：下部直腸（Rb）のがんでもより肛門に近い直腸がんと一部の肛門管（P）の直腸がんに対して，内肛門括約筋のみを切除し自然肛門を温存することがある．残存する大腸と肛門を手縫いで吻合する（図6）．多くの場合，一時的なストーマ造設を行う．術後一定

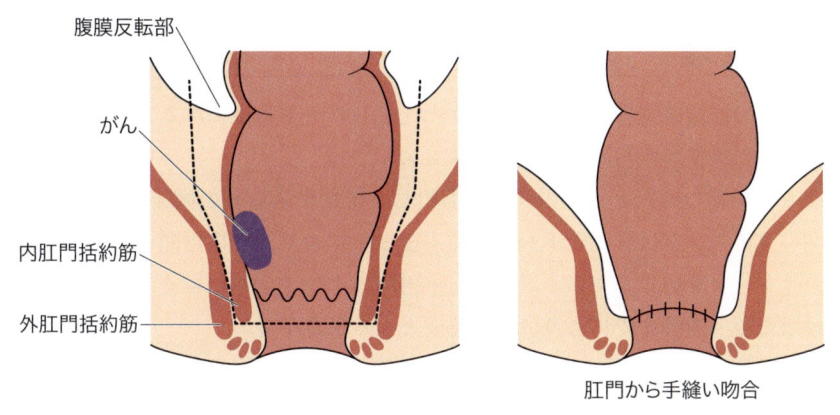

腹膜反転部

がん

内肛門括約筋

外肛門括約筋

肛門から手縫い吻合

図6　内括約筋直腸切除術（ISR）

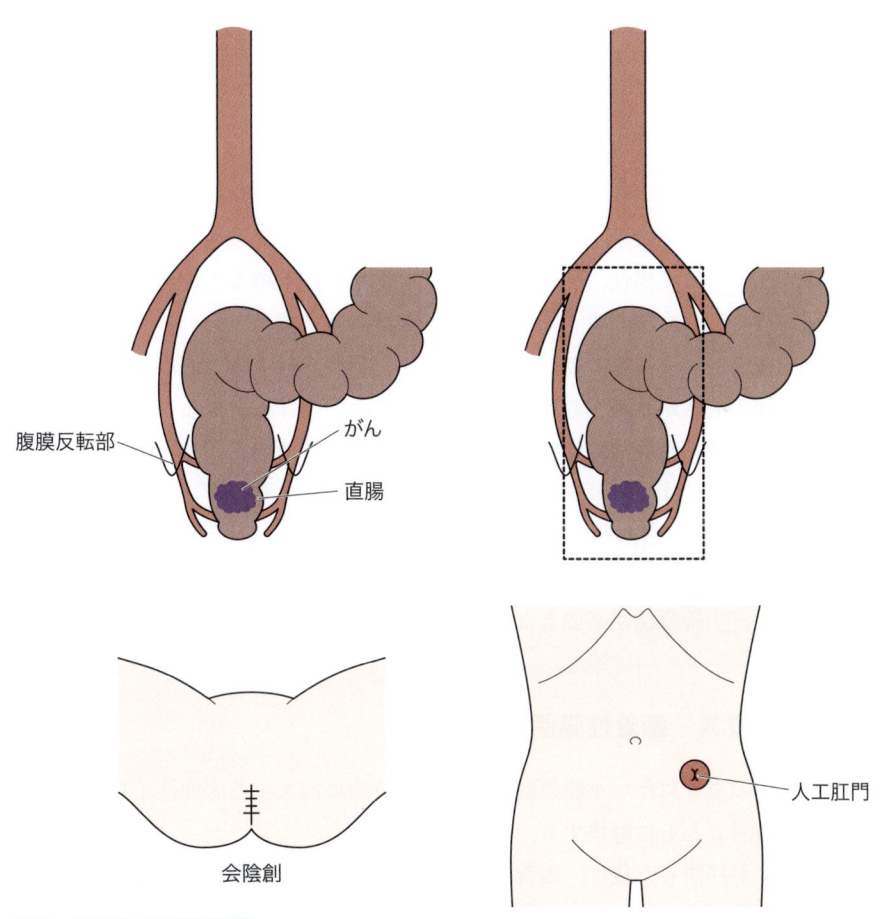

腹膜反転部

がん

直腸

会陰創

人工肛門

図7　腹会陰式直腸切断術

期間経過してからストーマ閉鎖術を行う.

- **腹会陰式直腸切断術**：主に下部直腸（Rb），肛門管（P）の進行したがんに対して，自然肛門を温存することができない場合に適応となる．また，高齢などの要因のために排便機能が低下し，直腸低位前方切除術やISRなどの自然肛門温存術の適応とならない場合も適応となる．S状結腸で永久的なストーマを造設する（図7）．

❸ 周術期の管理

- 直腸がん手術の周術期管理は結腸がん手術と比較してやや多様である．筆者の施設における一般的な直腸がんのクリニカルパスの一部を図8に示す．
- 可能な限り，早期の離床と早期の飲水を開始し，イレウスなどの術後合併症の発生を予防する．食事再開のタイミングは肛門管ドレーン抜去後としており，食事再開後に腹腔内ドレーンを抜去とする．ストーマを造設している場合は食事再開のタイミングは早くなるが，ストーマのセルフケア習得のため，退院までに2週間程度必要となる場合が多い．
- 入院期間が延長する要因として術後の合併症があげられる．主な合併症は縫合不全，術後吻合部出血，創部感染，骨盤死腔炎，排尿障害，術後麻痺性イレウス・癒着性イレウス，ストーマ関連合併症，肺血栓塞栓症，コンパートメント症候群などである．また，退院後，自然肛門を温存する直腸切除術の排便障害として低位前方切除後症候群（low anterior resection syndrome；LARS）がある．

▶ 縫合不全

- 直腸がん手術において縫合不全は最も重大な合併症の1つであり[2]，発生頻度は10%程度とされている．患者因子として男性，糖尿病，喫煙，肥満，術前治療などがあり，手術因子として吻合部の過緊張・吻合部の血流障害・術中出血量などが知られている．
- 縫合不全は術後のいつでも起こりうるが，術後7日前後が最も頻度が高い．縫合不全が生じた場合，発熱と腹痛の症状が認められる．ドレーンの排液が便汁様となることもあるが，吻合部が肛門から近い場合，発熱や腹痛の症状を認めず，ドレーン排液の変化も認めないこともあるので注意が必要である．
- 採血ではCRPの上昇や白血球の上昇を認めることが多い．縫合不全を疑った場合，CTや消化管造影などの検査を行う．また汎発性腹膜炎となっている場合，緊急でストーマ造設術，腹腔内ドレナージ術など手術療法が必要となる．

▶ 術後麻痺性イレウス・癒着性腸閉塞

- 術直後は腹腔内の炎症に伴い小腸の蠕動運動が一時的に消失する麻痺性イレウスをきたすことがある．多くは経過とともに軽快する．
- 麻痺性イレウスが軽快した後に，腸管の癒着により腸管が折れ曲がったり狭くなったりして消化管の内容物が流れなくなる状態になることがある．この状態を癒着性イレウスという．低侵襲手術では開腹手術よりもその頻度は低いと考えられており，およそ1〜10%程度とされている[3]．
- 腹部の膨満感や悪心・嘔吐の症状が出現し，Ⅹ線でニボー像（鏡面像）という特徴的な所見を呈する．治療は腸管の安静と減圧であり，経鼻胃管を挿入することがある．また数日で症状が改善しない場合は，イレウス管へ入れ替える必要がある．
- 術後における早期離床と早期経口摂取はその安全性が証明されており，創傷治癒を促進し，腸管蠕動の回復を早める．癒着性イレウスの予防につながる．早期離床に関しては，積極的なリハビリテーション治療を行う．

図 8　直腸がん手術（低位前方切除術）におけるクリニカルパス（筆者の施設）（術後 3 日目からリハビリテーション開始）

		入院日	手術前日	手術当日	術後 1 日目	術後 2 日目	術後 3 日目	術後 4 日目	術後 5 日目	術後 6～10 日目	退院日（およそ入院 2 週間程度）
月/日（曜日）											
達成目標・退院基準		手術の必要性が理解できる	術前処置を受けることができる	術後安静度を守ることができる	一人で安全に歩くことができる	生活行動範囲を拡大できる	創部の感染（発赤・腫脹・熱感）がない →			排便のコントロールができる	退院目標 食事を接種できれば退院となります
検査			採血をします		採血・レントゲンがあります		採血・レントゲンがあります		採血・レントゲンがあります	術後 7 日目に採血・レントゲンがあります	
処置			お腹の処置毛ぞりを行います	朝 6 時に浣腸をします							
薬剤	内服	手術 2 日前より下剤の内服が始まります		必要に応じて内服する場合があります							
	点滴		午前 10 時頃より点滴をします								
	頓服			術後痛みがあれば鎮痛剤を使用することができます	痛みが続く場合点滴で痛み止めがあります看護師におたずねください						
薬剤指導		持参された薬剤を薬剤師が確認します	必要に応じて薬剤師がおくすりの説明をいたします								退院処方が出る場合があります
安静度		制限はありません		術後はベッド上安静です	術後初めて歩くときは看護師が付き添います	制限はありません　肛門に管が入っている場合は座ることができません					
栄養・食事		昼食より繊維質の制限がある食事が提供されます	朝から絶食です飲水はできます	朝手術の方は 6 時まで時間未定の方は 8 時まで飲水ができます	水分 1 日 500 mL まで飲めます初めて飲むときは看護師と一緒に飲みます	水分量の制限がなくなります流動食が始まります	朝から飲食（プリン・ヨーグルトなど）が食べられるようになります	管が入っている間は流動食が継続されます管が取れれば術後 1 週間頃から食事再開します（状態を見て適宜変更します）			
栄養指導					栄養指導があります						
排泄		制限ありません		術後は尿の管がはいります排便はベッド上で行います	尿の管は先生の指示があるまでそのままです						
清潔		シャワー浴を行ってください	シャワー浴を行ってください		体を拭きます	洗髪をします		お腹・肛門の管が抜けたらシャワー浴をしてください			排便の状況を確認してください食事はゆっくりと食べてください退院後は基本的に入浴可能です
説明・指導		主治医より手術に関する説明があります		手術室への到着は［　］時［　］分　または呼ばれ次第，行きます		食事の食べ方について説明を行います					お腹の痛みや吐き気があれば受診してください
その他											

表3 **LARS スコア**

これまでにおなら(排ガス)を我慢できないことがありましたか?	
□今で一度もない	0
□はい,1 週間に 1 回未満	4
□はい,1 週間に 1 回以上	7
これまでに液状の便をもらしたことがありますか?	
□今で一度もない	0
□はい,1 週間に 1 回未満	3
□はい,1 週間に 1 回以上	3
排便の頻度はどれぐらいですか?	
□1 日(24 時間)7 回より多い	4
□1 日(24 時間)4〜7 回	2
□1 日(24 時間)1〜3 回	0
□1 日(24 時間)1 回未満	5
一度排便した後に,その 1 時間以内に再度排便したことはありますか?	
□今で一度もない	0
□はい,1 週間に 1 回未満	9
□はい,1 週間に 1 回以上	11
トイレに駆け込まなければならないほど強い便意があったことはありますか?	
□今で一度もない	0
□はい,1 週間に 1 回未満	11
□はい,1 週間に 1 回以上	16
上記 5 項目の質問に対する回答に該当する点数を合計して合計スコアとする.	合計スコア: 点

解釈:
 0〜20 点:LARSなし
 21〜29 点:軽度LARS
 30〜42 点:重症LARS

(Akizuki E, et al:The long-term gastrointestinal functional outcomes following curative anterior resection in adults with rectal cancer:a systematic review and meta-analysis. Dis Colon Rectum 54:1589-1597, 2011 より)

▶ストーマ関連合併症

- ストーマ造設を行う際の腸管捻転による通過障害や血流障害,ストーマの排液に含まれる消化酵素による皮膚障害,傍ストーマヘルニアなどがあげられる.
- 小腸(回腸)ストーマでは,ストーマからの排液量が非常に多くなり,著明な脱水をきたす high output stoma の状態となることがある.
- 発生時期は術直後から術後数年経過まで非常に多岐にわたる.いずれも患者の QOL を低下させる合併症であるため,合併症が出現した場合はストーマ管理の再教育や訪問看護などが必要となる.
- ストーマ関連の短期合併症には浮腫,血流障害,壊死,粘膜皮膚接合部離開などがある.
- 浮腫は,ストーマ造設を行う操作やストーマ造設する切開創が狭いために生じることが多い.軽度の循環障害が生じることによる一過性の浮腫状変化であり,数日で軽快する.
- 血流障害や壊死は,腹壁のストーマを造設する際に腸管や腸管粘膜の過伸展や腸間膜が圧迫されることによると考えられる.

- 粘膜皮膚接合部の離開はストーマ周囲の感染などが関連している.
- 長期合併症にはストーマの狭窄, 陥没, 傍ストーマヘルニアなどがある.
- 狭窄は早期で起きた粘膜皮膚接合部の離開や血流障害の後, 皮膚や皮下組織に瘢痕が形成されることによって起こる.
- 陥没は血流障害後に粘膜脱落が起こることが原因である.
- 傍ストーマヘルニアは長期合併症の中で最も多く, ストーマ周囲の皮膚が隆起する状態であり, 肥満や加齢, 腹壁の脆弱化などが原因である.

▶ 排便障害 (低位前方切除後症候群, low anterior resection syndrome; LARS)

- LARS は直腸がん手術に伴う頻便, 便失禁, 切迫する便意などの排便障害症状の総称である.
- LARS の原因は直腸の弾力性の低下, 直腸膨大部の切除, 手術操作に伴う内肛門括約筋の損傷, 直腸に走行する神経の損傷など多岐にわたると考えられている.
- 直腸がんに対する術前治療化学療法は, 直腸の弾力性を低下させ頻便や切迫する便意をきたす可能性があるため, がんの進行度を適切に評価し適応を考慮するべきである.
- LARS の発生率に腫瘍の占拠部位と吻合部の高さが関連することが報告されている. 吻合部が肛門に近いほど排便機能障害の症状が強くなる.
- LARS は一時的なものではなく, 術後の外来通院中も持続することが多い. 長期にわたって QOL に悪影響を与える.
- LARS にはさまざまな症状と程度があり, LARS スコアで評価することが一般的である (表 3)[4]. おなら (排ガス) が我慢できない頻度, 下痢便の頻度, 排便回数, 分割便, 切迫する便意の 5 項目で評価し, LARS の程度を判断する.

🗨 文献

1) 橋口陽二郎, 他:患者さんのための大腸癌治療ガイドライン. 2022 年版, 金原出版, 2022
2) 濱田　円, 他:直腸癌術後縫合不全・吻合部狭窄の発症要因, 予後対策と対応. 外科 81:737-740, 2019
3) Yamada T, et al:Meta-analysis of the risk of small bowel obstruction following open or laparoscopic colorectal surgery. Br J Surg 103:493-503, 2016
4) Akizuki E, et al:The long-term gastrointestinal functional outcomes following curative anterior resection in adults with rectal cancer:a systematic review and meta-analysis. Dis Colon Rectum 54:1589-1597, 2011

(牛嶋北斗・川村純一郎)

5 肝がん

① 疾患の概要

- 肝がんは，肝臓から腫瘍が発生する原発性肝がんと，ほかの臓器由来のがんが肝臓へ転移をきたした転移性肝がんに大別される．
- 原発性肝がんは，世界で5番目に多い悪性腫瘍であり，2番目に多い死因となっている．わが国においては，男性で5番目に多い悪性腫瘍であり，5番目の死因となっている．わが国の原発性肝がんでは，肝細胞がんの頻度が90%以上と最も高く，次に肝内胆管がんが約5%と続く．
- 肝細胞がんの原因として，B型肝炎ウイルスやC型肝炎ウイルスに感染することによる肝炎のほか，アルコール摂取，アフラトキシンへの曝露などが原因とされている．
- 男性に多いとされ，頻度は女性の約2倍であり，その多くは慢性肝疾患を背景にもつ．
- 肝内胆管がんの原因として，肝炎ウイルスへの感染のほか，肝内結石症，原発性硬化性胆管炎，先天性胆道拡張症，肝吸虫症などがあげられている．肝内胆管がんも男性に多い．近年，わが国において肝細胞がんはウイルス肝炎患者の減少によりその患者数は減少傾向にある．
- 近年，アルコール摂取がないにもかかわらず，脂肪肝が進行したり，肝硬変になったりする患者が増えており，代謝機能障害関連脂肪性肝疾患（metabolic dysfunction-associated steatotic liver disease；MASLD）や代謝機能障害関連脂肪肝炎（metabolic dysfunction-associated steatohepatitis；MASH）がその原因として指摘されている．そして，それらを背景疾患にもつ肝細胞がんの患者の割合が増加している．
- 肝臓は多くのがんの転移部位となるため，転移性肝がんは多岐にわたる．大腸がん，膵がん，悪性黒色腫，肺がんなどが主な原発巣となるが，大腸がんがその中で最も多い．
- 肝臓に転移をきたした場合の治療は，通常，分子標的薬や化学療法などの薬物療法といった集学的治療が必要となる．近年，それらの進歩により，さまざまながんにおいて薬物療法を導入した後に一定の条件を満たす場合，積極的に肝転移巣を切除するようになってきている．
- 肝がんの診断は，CTやMRIなどの画像診断でなされることがほとんどである．画像診断での確定診断が困難である場合は肝生検も考慮されうるが，出血や腹膜播種などといった合併症の可能性があり，実施されることは比較的少ない．

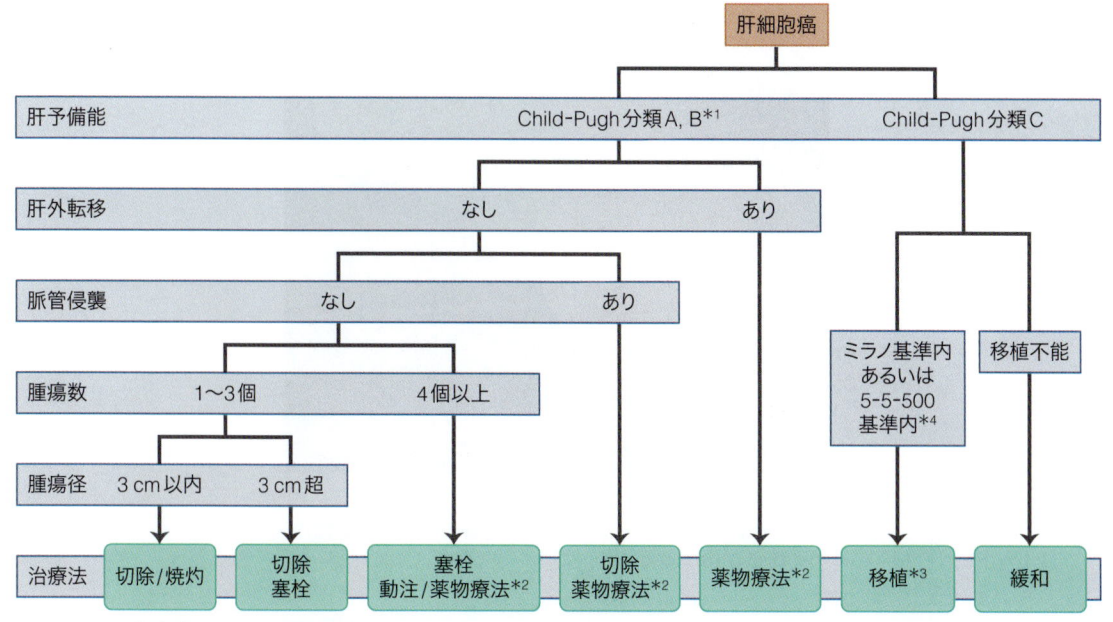

治療法について，２段になっているものは上段が優先される．スラッシュはどちらも等しく推奨される．
*¹：肝切除の場合は肝障害度による評価を推奨
*²：Child-Pugh 分類 A のみ
*³：患者年齢は 65 歳以下
*⁴：遠隔転移や脈管侵襲なし，腫瘍径 5 cm 以内かつ腫瘍数 5 個以内かつ AFP 500 ng/mL 以下

図1　肝がんの治療アルゴリズム

〔日本肝臓学会 編：「肝癌診療ガイドライン 2021 年版」．2021 年，p76，金原出版より〕

❷ 手術法

▶手術の適応

- わが国と海外で治療指針が異なる．わが国では，海外よりも積極的に肝切除術が推奨されている．
- 肝癌診療ガイドラインの治療アルゴリズムを示す（図1）.
- 肝細胞がんのうち，手術適応となりうるのは，Child-Pugh 分類で A もしくは B の比較的肝機能が保たれた場合に限られる．また，肝外転移があれば，原則，手術療法の適応外となる．
- 転移性肝がんの場合，切除適応については，個々の腫瘍条件で判断することとなる．大腸がんの肝転移の場合，肝切除の有効性が知られており肝切除術が積極的に施行されている．
- 大腸がんの肝転移における肝切除術の適応基準として，「大腸癌治療ガイドライン 2022 年版」では次の条件があげられている．
  ①耐術可能
  ②原発巣が制御されているか，制御可能
  ③肝転移巣を遺残なく切除可能
  ④肝外転移がないか制御可能
  ⑤十分な残肝機能

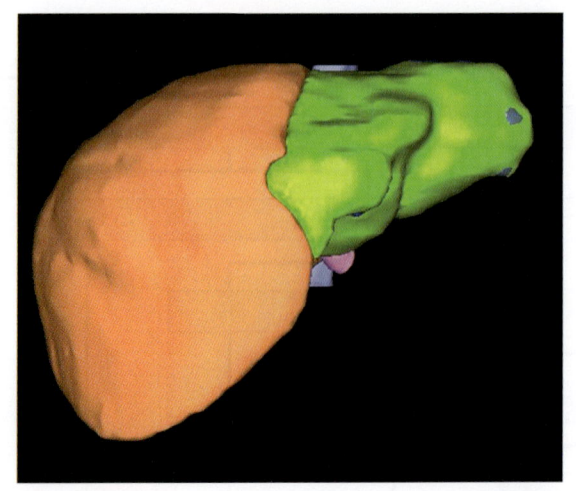

図2 術前 3D-CT シミュレーション

左肝切除術のシミュレーション．肝切除容積・残肝容積の計算が自動的に可能である．

表1 Child-Pugh 分類のための Score

Score	1点	2点	3点
肝性脳症	なし	軽度（Ⅰ・Ⅱ度）	昏睡（Ⅲ度）
腹水	なし	軽度	中等度
血清ビリルビン値（mg/dL）	2.0 未満	2.0〜3.0	3.0 超
血清アルブミン値（g/dL））	3.5 超	2.8〜3.5	2.8 未満
プロトロンビン活性値（%）	70 超	40〜70	40 未満

A：5〜6点，B：7〜9点，C：10〜15点

▶ 術前準備

- 切除量が多くなるほど，すなわち残肝容積が少なくなるほど，術後の肝不全をきたす可能性が高くなる．そのため，十分な残肝容積を確保することが重要である．CT 画像を 3D 再構築することにより，肝切除量を術前にシミュレーションすることが可能となっており，術前の入念な準備を行う（図2）.

- 残肝容積が不足することが予測される場合，術式の変更を検討したり，術前に門脈塞栓術を行い，あらかじめ術前に残肝の十分な肥大を得ておいたりする必要がある．

- 肝機能の評価方法にはさまざまな指標が用いられている．

- わが国においては，Child-Pugh 分類と肝障害度が一般的に用いられてきているが，近年では，ALBI grade が用いられる機会も増えてきている．

- Child-Pugh 分類は，血液検査データ〔ビリルビン値，アルブミン値，プロトロンビン活性値（%）〕と肝性脳症・腹水の有無を用い，この 5 項目の合計点数に応じて 3 つに分類される（A，B，C）．肝硬変や肝予備能の診断に主に用いられる（表1）.

- Child-Pugh 分類では腹水や脳症など主観的な評価項目があるのが欠点である．

- ALBI grade は一般的な検査項目である血清アルブミン値と血清ビリルビン値のみで算出可能であり，後方視的な検討を行う際にもデータ欠損が少ないという利点もある．
- ALBI score は，次の計算式で求められ，その値に応じて 3 つの grade（1，2，3）に分類される．

計算式：$\{\log_{10}(17.1 \times 血清ビリルビン値 [mg/dL]) \times 0.66\} + (10 \times 血清アルブミン値 [g/dL] \times -0.085)$　grade 1：$\leqq -2.6$，grade 2：$> -2.6 \text{ to} \leqq -1.39$，grade 3：$> -1.39$

- しかし，肝切除となる患者では，血清ビリルビン値が基準値内であることがほとんどであり，外科領域では使用しにくいという点がある．
- その欠点を補うために，インドシアニングリーン（indocyanine green；ICG）試験による ICG15 分停滞率（ICG-R15 値）と組み合わせた modified ALBI grade，血清アルブミン値と ICG-R15 値と組み合わせた ALICE score，などが報告されている．筆者の施設では，ICG-R15 値と血清ビリルビン値を組み合わせた基準の安全性を報告している．

▶ 術式

- 肝切除術が肝がんの唯一の根治術である．
- 原発性肝がんの治療においては，術後の再発などの観点から，初回肝切除の場合，門脈支配域に従って肝切除を施行する系統的切除が一般的に施行されている．
- すなわち，Couinaud 分類で定義される領域を切除する亜区域切除，Healey & Schroy らの分類による区域切除，右肝あるいは左肝切除，中央 2 区域切除，3 区域切除などである．
- 系統的切除を行う場合，支配門脈を穿刺し，インジゴカルミンなどの色素を注入して，染色する方法がある（図3）．また，インドシアニングリーンを用いた ICG 蛍光法による染色方法もある（図4）．
- 転移性肝がんの場合，非系統的切除である部分切除がなされることが多い．その理由として，再発した場合に繰り返し肝切術を施行する可能性があり，その場合に備えて，できるだけ多くの残肝や主要な脈管を温存することがあげられる．
- うっ血や阻血となる領域が残肝に広く生じうる場合には，系統的切除が選択されることもある．
- 腹腔鏡下肝切除術は保険収載されており，原発性・転移性肝がんを問わず適応となりうる．

▶ 開創

- 肝切除術を安全に施行するためには，肝授動や肝離断を良好な視野で行うことが重要である．肝臓は肋骨弓に囲まれており，開腹手術で行うためには，大きな切開が必要になり，メルセデスベンツ切開で行われることが多い．筆者の施設では，伝統的に J 字切開や逆 L 字切開を用いている．
- それでも視野の確保が困難である場合には，横切開をさらに側方へ延長して右開胸を追加することで，良好な視野を得ることが多い．
- 開胸は，侵襲が高いため，近年，施行される頻度は少なくなってきているが，安全に手術を遂行するためには，選択肢として考慮すべきである．
- 腹腔鏡下肝切除術の場合は，他の腹部手術と同様に数か所のポートを留置して，手術が施行される．肝臓の摘出のために，小切開が必要となるのみであり，術後の疼痛も開腹手術に比べて軽減され，患者の離床も進みやすくなる利点がある．

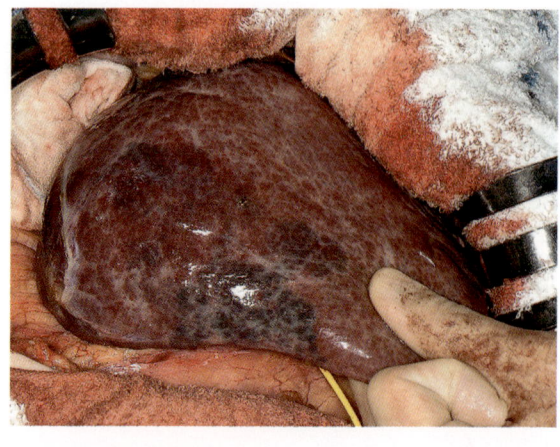

図3　門脈穿刺による染色（インジゴカルミン）
切除を予定している領域が紫色に濃く染色されているのがわ
かる.

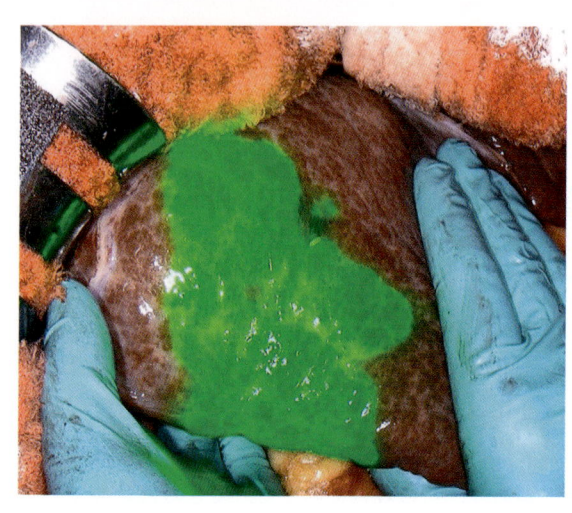

図4　ICG 蛍光法による染色
インジゴカルミンによる染色と比較して，より明瞭に領域を
同定することが可能である.

▶肝離断

- 肝離断の方法はさまざまあるが，筆者の施設では伝統的に，ペアン鉗子などで肝実質は圧挫し，索状物を結紮ないし焼灼しながら肝離断を進める，clamp crushing method により施行している.施設によって方法が異なり，LigaSure™ や超音波吸引装置や電気メス付き超音波吸引装置など用いられている.

▶術中阻血法

- 通常，肝離断を行う際，出血を軽減するために肝臓への流入血遮断を行う（Pringle 法）. 筆者らは，15 分遮断 5 分開放で施行している. この方法は，正常肝のみならず肝硬変がある場合でも同様に安全に施行が可能である. また，術中に静脈からの出血が多い場合，肝静脈を遮断することで出血の軽減を図ることが可能であり，必要に応じて検討するべきである.

❸ 周術期の管理

▶ 術後経過

- 開腹手術は手術創が大きく，術後の離床を図るために疼痛の管理が重要である．術中より使用する硬膜外麻酔や点滴の鎮痛薬のほか，内服での鎮痛薬を早期に開始する必要がある．疼痛やその不安は患者の離床を妨げる要因になりうる．
- 肝切除術に特徴的な合併症として，胸水・腹水の貯留や浮腫がある．肝切除後はナトリウム貯留傾向となるため，利尿薬を使用し浮腫の軽減に努める必要性がある．また，胸水が貯留した場合には無気肺をきたしやすく，必要に応じて胸腔穿刺を検討する．無気肺の予防のためにも，運動療法を中心としたリハビリテーション治療が重要である．
- 術後に肝不全をきたした場合，腹水の量が増加することが多い．術後に腹水の量が増加傾向となった場合には肝不全徴候である可能性があり，慎重な管理が必要である．
- 退院の目安は開腹手術の場合，術後1週間から10日程度である．腹腔鏡下手術では，1週間以内に退院となることが多い．

▶ 経過観察

- 原発性肝がんの特徴として，残肝に再発をきたしやすいことがあげられる．その原因として，背景肝に慢性肝障害をもつことが多く，手術により腫瘍を切除しても残肝で発がんしやすいとされる．
- 肝細胞がんを切除した場合，術後3年以内に約半数の患者で再発をきたすとされており，肝切除術を繰り返し必要とすることも多い．
- 転移性肝がんも同様に，特に多発肝転移を認めていた場合には，残肝での転移再発をきたしやすい．
- そのため，エコー，CT，MRIといった画像検査を含め，定期的な検査により経過観察を継続することが大切である．残肝機能が低下したり，残肝容積が不足する場合には，手術療法以外の選択肢を検討することとなる．

📖 文献

1) 下瀬川　徹，他：専門医のための消化器病学．第3版，pp426-484，医学書院，2021
2) 大腸癌研究会（編）：大腸癌治療ガイドライン2022年版．金原出版，2022
3) 日本肝臓学会（編）：肝癌診療ガイドライン2021年版．金原出版，2022
4) 長谷川　潔：大腸癌肝転移に対する外科治療update．日臨外会誌78：1-10，2017
5) 西岡裕次郎，他：肝細胞癌に対する外科治療の現在―肝切除・肝移植．日消誌120：27-34，2023

（箱田浩之・長谷川潔）

6 胆道がん

1 疾患の概要

- 胆道は胆管・胆嚢・ファーター乳頭（十二指腸乳頭）からなり，胆管は肝内胆管・肝外胆管に分けられる．肝外胆管はさらに肝門部領域胆管と遠位胆管に分けられる（図1）．
- 左右肝管が合流し総肝管となり，総肝管に胆嚢管が合流し総胆管となる（図2）．
- 胆道がんは発生部位により胆管がん・胆嚢がん・ファーター乳頭部がんに分類され，胆管がんはさらに肝内胆管がん・肝門部領域胆管がん・遠位胆管がんに分類される（図3）．
- 胆道がんのわが国における新規診断数は 22,159 例（2019 年）で，成人のがんの男性・女性とも第15位である．死亡数は 17,773 人（2020 年）で，成人のがんの男性第10位，女性第8位である．5 年相対生存率は 24.5%（2009〜2011 年）である[1]．
- 胆管がんの危険因子として，膵・胆管合流異常，肝内結石，化学物質（ジクロロメタン，ジクロロプロパン）などがあげられる．
- 胆嚢がんの危険因子には，膵・胆管合流異常，有症状胆嚢結石などがある．
- 乳頭部がんの危険因子は明らかでない．
- 初発症状は胆管がん・乳頭部がんでは黄疸が最も多く，胆嚢がんでは右上腹部痛（50〜80%），黄疸（10〜44%）などである[2]．
- 胆道がんを疑う症状あるいは危険因子を有する場合には，腹部エコーおよび血液生化学検査で病変の存在診断を行う．次に，CT および MRI で病変の局在・進展度・遠隔転移の有無を評価し

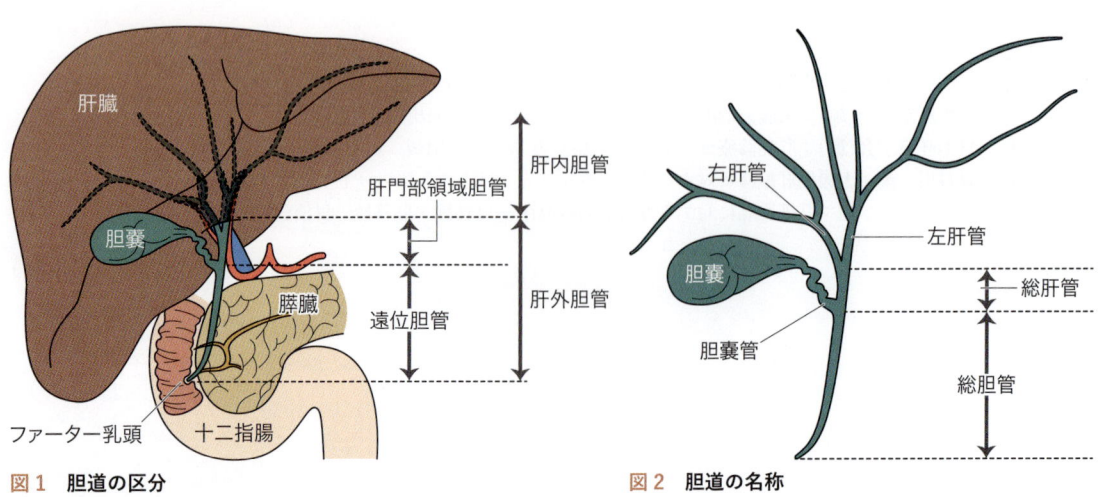

図1 胆道の区分

図2 胆道の名称

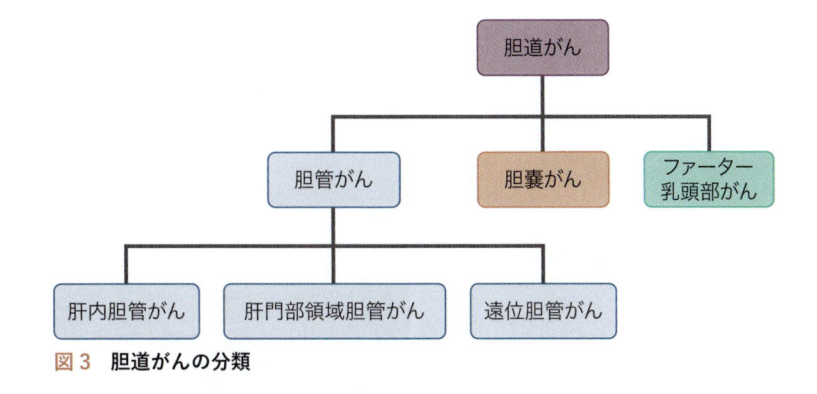

図3　胆道がんの分類

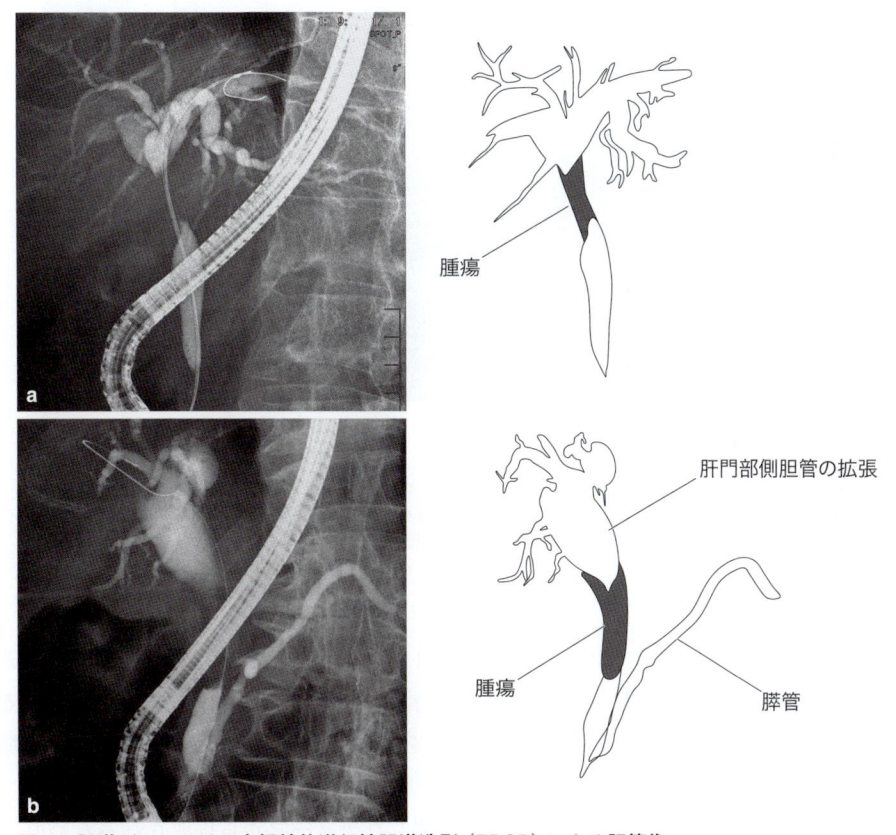

図4　胆道がんにおける内視鏡的逆行性胆道造影（ERCP）による胆管像

腫瘍の占拠部位が胆管狭窄や陰影欠損像として認識される．それらは腫瘍の進展範囲を概ね表すことから切除範囲を決定するための判定因子となる．
a：肝門部領域胆管がん
b：遠位胆管がん

たのち，内視鏡的逆行性胆道造影（ERCP）で病変の進展範囲を精査し，同時に生検・細胞診で確定診断を得る（図4）．

- 高度の黄疸を有する場合や切除肝容積が大きい肝門部領域胆管がんなどの場合には，術前胆道ドレナージを行うことが推奨されている．また，胆管炎の予防のためにも ERCP 終了時にドレーンチューブを留置することが通例となっている（図5）．

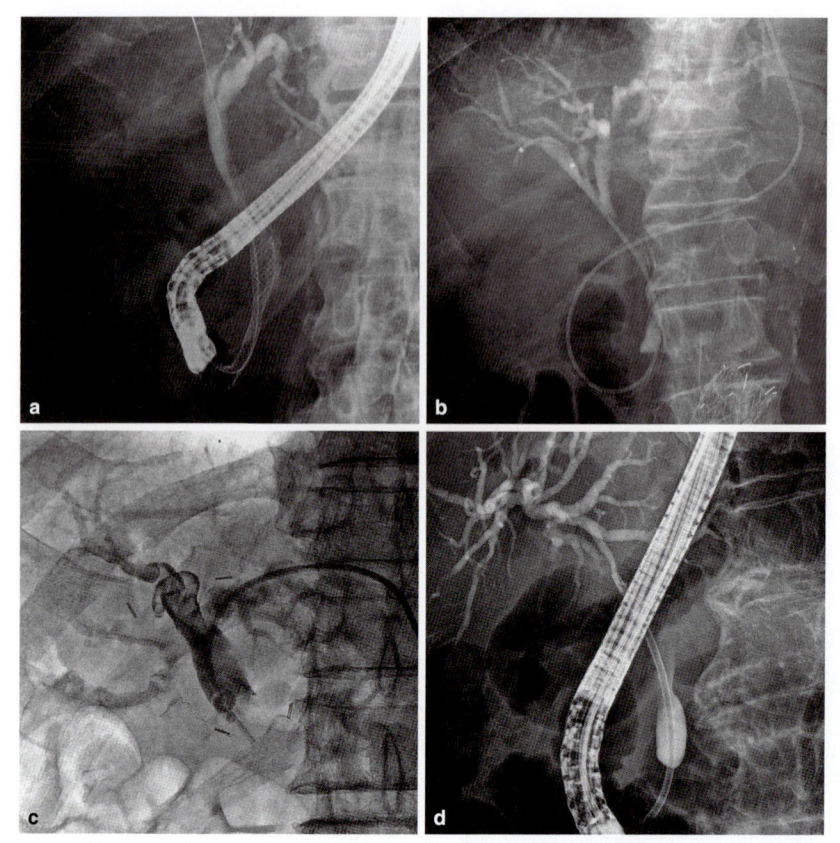

図5　胆道ドレナージ
a：遠位胆管がんに対する金属ステント留置
b：肝門部胆管がんに対する内視鏡的経鼻胆管ドレナージ（ENBD）留置
c：内視鏡的アプローチが困難な遠位胆管がんに対する経皮経肝胆管ドレナージ（PTBD）留置
d：遠位胆管がんに対する内視鏡的胆管ステント（EBS）留置

- 経皮経肝胆道ドレナージ（PTBD）は穿刺時に肝動脈・門脈を誤穿刺する可能性に加え，穿刺経路に腫瘍細胞が播種する可能性があるため，経乳頭的胆道ドレナージを第一選択とする．
- 金属ステントは開存性に優れるが，周囲に炎症を惹起するため，切除可能な肝門部領域胆管がんには選択されない．
- 胆管ステント（EBS）では胆汁は十二指腸に留置したチューブから排泄されるため直接的なドレナージの観察が行えない．一方，経鼻胆管ドレナージ（ENBD）は胆汁の性状や量を確認できる利点がある．
- ENBD や PTBD の長期留置は，体液・電解質の喪失による脱水，胆汁酸の喪失による腸管粘膜の萎縮，脂溶性ビタミンの吸収低下による血液凝固異常（PT 延長）などをきたすため，経口・経管による胆汁返還を行う．
- 切除率 50〜60％以上の肝切除を要する胆道がんでは，術前に切除予定肝の門脈塞栓術を行う（**図6**）．塞栓後 2 週程度で約 10％程度残肝容積が増加し，術後肝不全の予防になると考えられている．
- 胆道がんに対する根治的治療は外科切除である（**図7**）．
- 根治切除可能な胆道がんに対する術前化学療法の有効性については臨床試験（JCOG 1920）が進

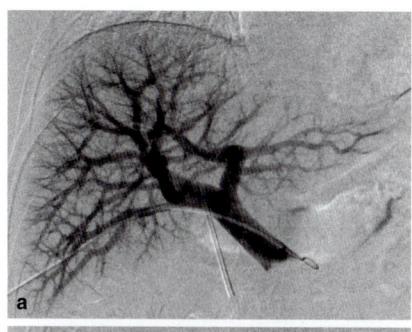
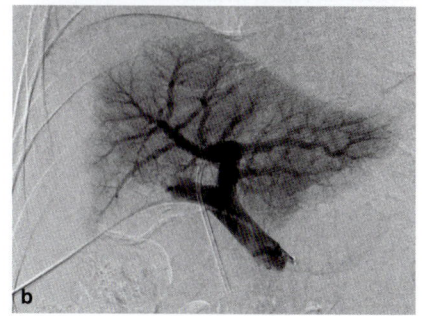
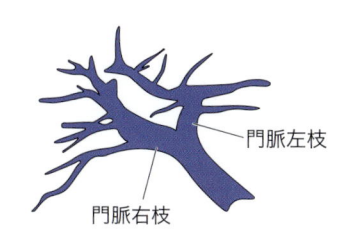
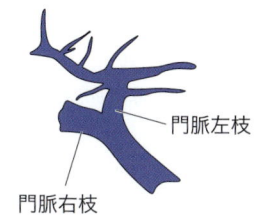

図6 胆道がんに対する術前門脈塞栓術

肝門部領域胆管がんに対する肝右葉・尾状葉切除および肝外胆管切除術を予定した．切除予定肝容積/全肝容積が67%のため術前門脈塞栓術を行った．
a：塞栓前
b：門脈右枝を塞栓後

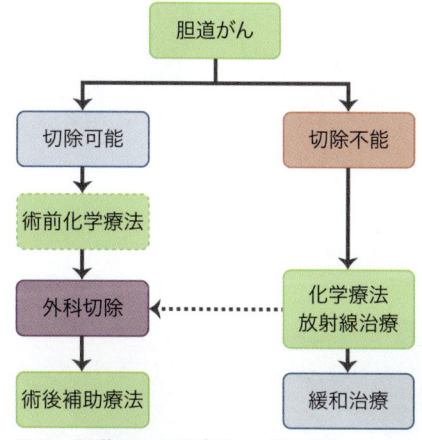

図7 胆道がんの治療アルゴリズム

行中であり，結論は出ていない．

- 最近，進行胆道がん根治手術後の S-1（テガフール・ギメラシル・オテラシルカリウムを有効成分とする抗悪性腫瘍薬）内服による補助療法が生存期間を延長することが示され，標準治療と位置づけられた[3]．
- 遠隔転移を有する胆道がんは基本的には切除不能であるが，化学療法により病勢が長期にわたり制御され，切除（conversion surgery）に至る例が報告されている．

❷ 手術法

- 胆道がんは解剖学的に周囲血管や肝・膵などの隣接臓器に容易に浸潤する．このため胆道がんに対する根治切除は，膵頭十二指腸切除や肝切除など侵襲の大きな手術となることがほとんどであ

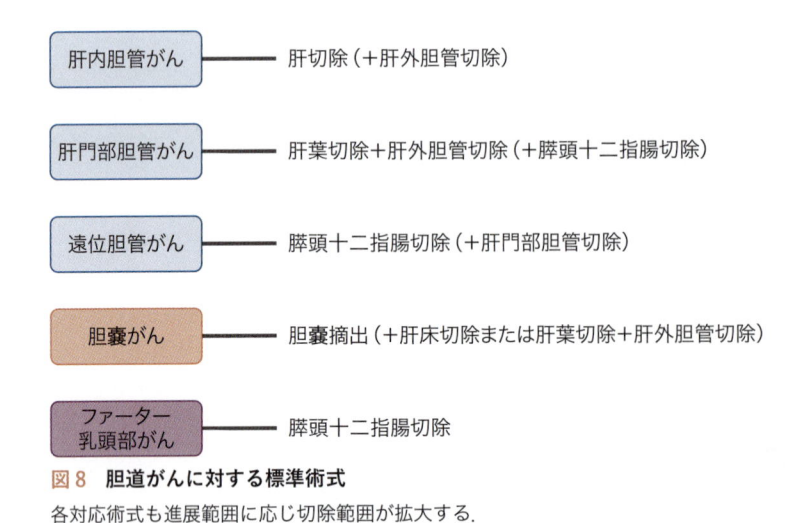

図8　胆道がんに対する標準術式
各対応術式も進展範囲に応じ切除範囲が拡大する.

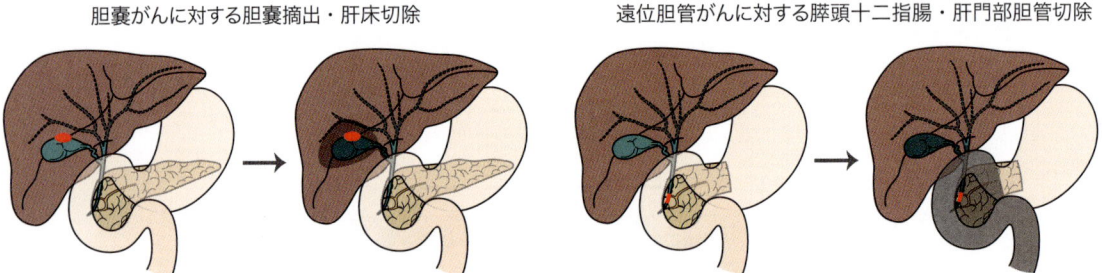
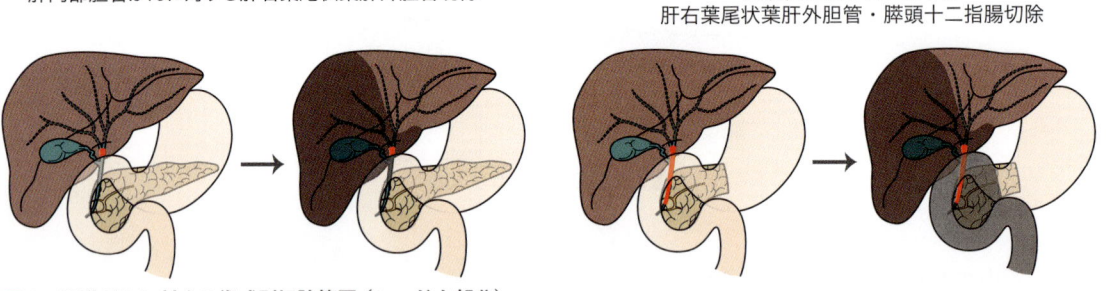

図9　胆道がんに対する術式別切除範囲（シャドウ部分）

　る（図8, 9）. 皮膚切開も上腹部から臍下までの正中切開, もしくは右上腹部の逆L字切開となる.

- 遠位胆管がん・乳頭部がんに対する標準手術である膵頭十二指腸切除では, 消化管再建部位が3〜4か所となる. 膵・胆管・胃の順に挙上した空腸に吻合する方法が多く行われており, ブラウン吻合の有無は施設により異なる（図10）.
- 肝門部領域胆管がんに対する標準手術である肝葉切除・肝外胆管切除では, 胆管切離は胆管2次分枝より上流側となり, 複数本の胆道再建を要することが多い（図11）.
- 胆管や主膵管と空腸の吻合では, 吻合部の減圧を目的に吻合部に胆管チューブ（胆管ステン

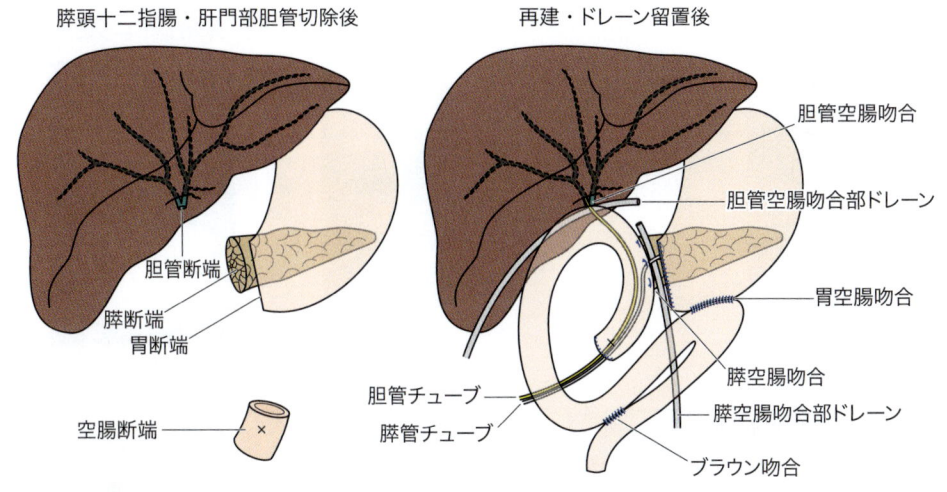

膵頭十二指腸・肝門部胆管切除後

再建・ドレーン留置後

胆管断端
膵断端
胃断端
空腸断端

胆管空腸吻合
胆管空腸吻合部ドレーン
胃空腸吻合
膵空腸吻合
膵空腸吻合部ドレーン
ブラウン吻合
胆管チューブ
膵管チューブ

図10　遠位胆管がんに対する膵頭十二指腸切除・肝門部胆管切除術とその再建手技

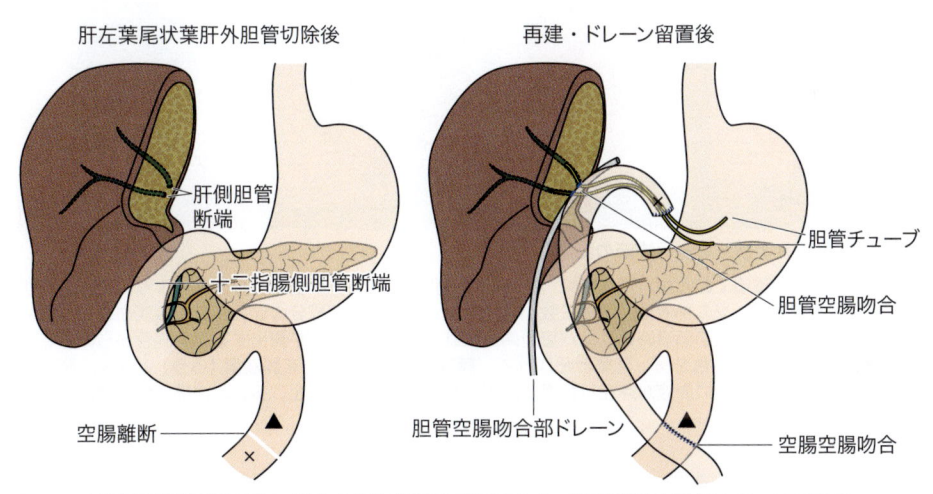

肝左葉尾状葉肝外胆管切除後

再建・ドレーン留置後

肝側胆管断端
十二指腸側胆管断端
空腸離断

胆管チューブ
胆管空腸吻合
胆管空腸吻合部ドレーン
空腸空腸吻合

図11　肝門部領域胆管がんに対する肝左葉尾状葉切除および肝外胆管切除術とその再建手技

ト）・膵管チューブ（膵管ステント）を留置している（図10, 11）．これらは，吻合部にトラブルがなければ，術後2週で抜去する．

③ 周術期の管理

- 筆者の施設では膵頭十二指腸切除，肝葉切除を伴う肝門部領域胆管がん手術は，それぞれのクリニカルパスを作成し管理している．
- 安静度は手術当日のみベッド上安静としているが，翌日からは制限を設けていない．
- 経口摂取の開始時期は，水分は翌日以降，食事は術後3日目以降としている．
- 正常な腹腔ドレーンの排液は，術後の日数や経過にもよるが漿液性〜淡血性である．しかし，消化液やリンパ液の漏出があると性状が変化する（図12）．
- 縫合不全により漏出した胆汁や膵液が手術部位に貯留した状態が続くと，消化作用により血管の

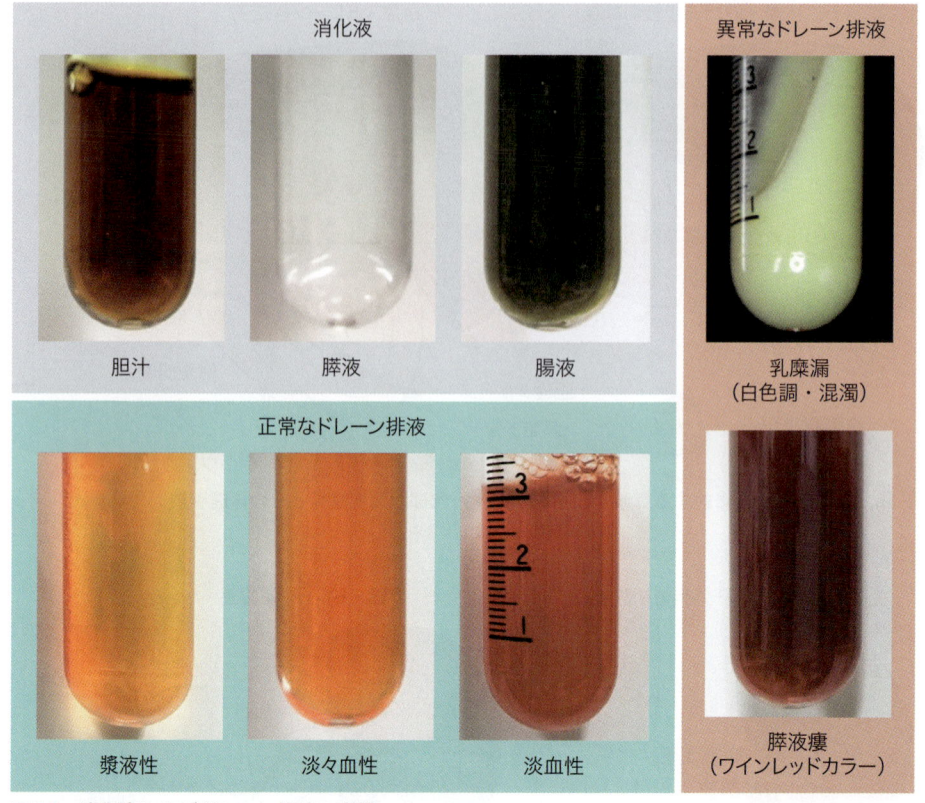

図 12　消化液およびドレーン排液の実際

正常胆汁は茶褐色透明であるが，胆道感染，あるいは消化管やドレーン管内での酸化により緑色に変化する．正常な腹腔ドレーンの排液は，術後日数が経過にするにつれ血液成分の混入が減少し淡血性から漿液性へと移行する．リンパ節郭清時のリンパ管断端が破綻するとリンパ液が漏出するが，腸管から吸収された脂肪を含む場合は乳白色を呈し乳糜と呼ばれる．膵液の消化管外漏出を膵液瘻（ろう）と呼ぶ．膵液自体は無色透明だが，周囲に血液が存在した場合，消化作用により溶血が起こることで排液が特徴的なワインレッドカラーとなる．

断端を破綻させ，急激に多量の出血をきたすことがある．また，排液量の減少や刺入部からの脇漏れは，ドレーンの閉塞を疑う徴候であり対応が必要である．

- 肝左葉切除後では，胃が右方に偏位することで十二指腸への流出路が屈曲し通過が不良となることがある．膵頭十二指腸切除では，術後早期に胃蠕動が低下し胃内容の排泄が遅延することがある．通過障害が高度なものは経鼻胃管の留置を要することがある．

🔵 **文献**

1) 国立がん研究センターがん対策情報センターがん情報サービス：がん種別統計情報 胆のう・胆管 https://ganjoho.jp/reg_stat/statistics/stat/cancer/9_gallbladder.html（2024 年 9 月閲覧）
2) 日本肝胆膵外科学会 胆道癌診療ガイドライン作成委員会（編）：エビデンスに基づいた胆道癌診療ガイドライン．改訂第 3 版，医学図書出版，2019
3) Nakachi K, et al：Adjuvant S-1 compared with observation in resected biliary tract cancer（JCOG1202, ASCOT）：a multicentre, open-label, randomised, controlled, phase 3 trial. Lancet 401：195-203, 2023

（松井あや・平野　聡）

7 膵がん

① 疾患の概要

- 膵臓は上腹部に位置する約 15 cm 程度の臓器で十二指腸と連続しており，十二指腸側から頭部，体部，尾部と呼ばれるの 3 つの部位より構成される（図 1）.
- 膵臓の機能として，消化液である膵液を産生して十二指腸へ分泌する外分泌機能，血糖値を調節するインスリンをはじめとした各種ホルモンを産生して血中へ分泌する内分泌機能があり，栄養の消化吸収と生体の恒常性を維持する重要な働きを担っている.
- 膵臓に発生する膵がんは，その特徴としてきわめて悪性度が高く，近年増加傾向にある.
- わが国における膵がんの 5 年生存率は 9.8％で，すべての悪性腫瘍のなかで最も予後不良であり，2020 年の部位別予測がん死亡数で膵がんは，男性で肺，大腸，胃に次いで 4 番目，女性で大腸，肺に次いで 3 番目となっている.
- 膵がんが予後不良である要因として，早期発見がきわめて困難であることがあげられる. 膵がんは手術が唯一の根治的治療であるが，発見時に切除できる膵がんは全体の 3〜4 割ほどにとどまっている.
- 膵がんの治療法には，手術療法，化学療法，放射線治療，緩和ケアがある. 切除可能であれば手術が行われるが，近年，手術のみよりも手術前と手術後に化学療法を組み合わせた集学的治療が予後を改善することが明らかとなり，標準治療となっている.
- 切除できない場合には，他の療法が行われる.

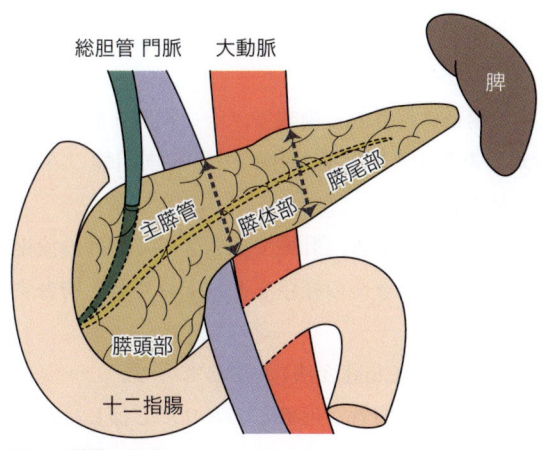

図1　膵臓の解剖

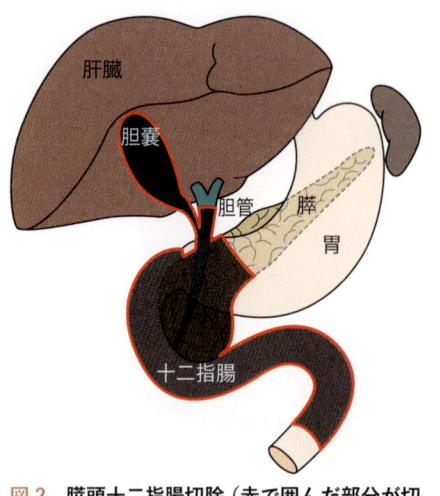

図2　膵頭十二指腸切除（赤で囲んだ部分が切除範囲）

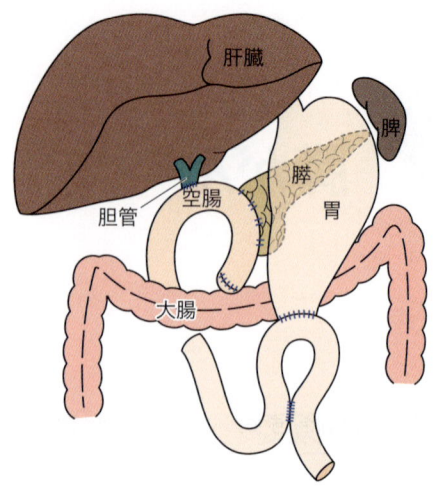

図3　膵頭十二指腸切除の代表的な再建法（Child 変法）

- 近年では，gemcitabine＋nab-paclitaxel 療法，（modified）FOLFIRINOX 療法などの強力な化学療法が行われており，以前と比較して治療成績の向上が得られている．また，診断時に切除不能と判断された膵がんが化学療法で縮小し切除が可能となって施行される conversion surgery などが報告されている．
- がんの進行状態や年齢，身体状況によっては緩和ケアの適応となる場合がある．

❷ 手術法

- 手術療法は根治が得られる唯一の治療法である．
- 膵がん手術は，膵臓が腹部の深い場所に位置すること，周囲に肝動脈や上腸間膜動脈，門脈といった重要な腹部血管に近接していること，などから消化器がん手術の中でも最も難易度が高い．手術時間を要し，高い侵襲を与える手術である．
- 膵がん手術には腫瘍の局在が頭部にあるものに対しては膵頭十二指腸切除が，体尾部にあるものに対しては膵体尾部切除が行われる．また，広範囲の膵がんに対しては膵全摘術も適応となる．

▶膵頭十二指腸切除

- がんが膵頭部に存在する場合に行われる術式で，十二指腸・胆管・胆嚢・周囲リンパ節を含めて膵頭部を切除する術式である（図2）．胃は出口である幽門輪のみを切除するか，または全胃を温存するかのいずれかが選択される．
- 本術式では，膵液の流出路である膵管，肝臓で産生される胆汁の流出路である胆管，食物の通る十二指腸が切離される．これらの3つの経路をそれぞれ空腸と吻合する再建が必要であり，高度な技術が必要である．
- 最もよく行われている再建方法（Child 変法）を図3 に示す．
- 膵頭部周囲には門脈などの重要な血管が近接しており，しばしばがんが浸潤することがある．その際には血管合併切除・再建が行われ，消化器外科領域では最も侵襲が大きな手術となる．

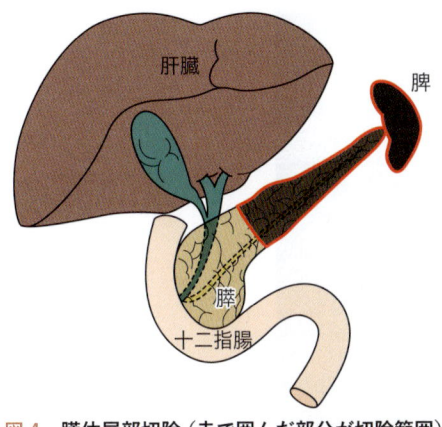

図4 膵体尾部切除（赤で囲んだ部分が切除範囲）

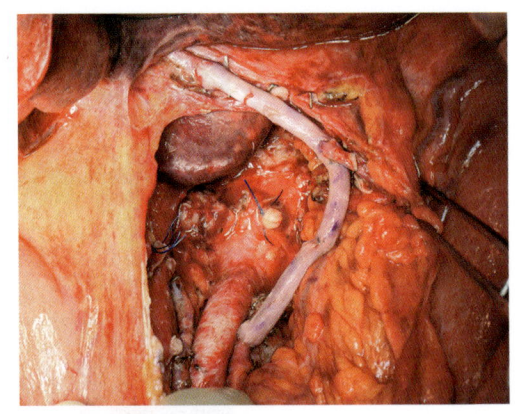

図5 conversion surgery
腹腔動脈合併膵体尾部切除時に左肝動脈と左胃動脈を同時に再建している.

▶膵体尾部切除

- がんが膵体部または膵尾部に存在する場合に行われる. 膵体尾部を脾臓, 周囲リンパ節とともに切除する術式で, 膵頭十二指腸切除のような臓器の再建は不要である（図4）.
- 本術式においても門脈などの血管合併切除・再建が必要となったり, 膵体部がんが腹腔動脈へ浸潤していることがある. より広範囲を操作する腹腔動脈合併膵体尾部切除が必要となることもある.

▶Conversion surgery

- 強力な抗腫瘍効果をもつ化学療法の出現によって, 切除不能膵がんであったものに対して一定期間の化学（放射線）療法後に切除する conversion surgery が可能となっている. 5年生存率は58.6%と良好な成績の報告もある[1].
- 現状では高いエビデンスの乏しい治療法ではあるが, 診断時に切除不能とされることが多い膵がんの治療成績を底上げすることが期待される. しかし, 長期間の化学（放射線）療法後の動脈合併切除再建（図5）では, 標準的膵がん手術よりさらに高難度となる手術手技を要する. 現状では膵がん手術のエキスパートのもとで施行されるべきものである.

▶低侵襲手術（腹腔鏡下手術, ロボット支援下手術）

- 多くの消化器がんに対して, 腹部に小孔をあけ, そこから内視鏡や手術機器を挿入してモニターを見ながら切除する腹腔鏡下手術が行われ, その安全性と治療成績の両立が確立してきている.
- 膵臓はその解剖学的な複雑さから他の消化器がんより導入時期が遅れていたが, 膵体尾部切除から導入が始まり, 最近では膵頭十二指腸切除に対しても一部の施設で実施されている.
- ロボット支援下手術は, 鉗子や各種手術機器を外科医がロボットを操作して行う手術である. 小さな創で行う点は腹腔鏡下手術と同様であるが, 3D画像, 自由に曲がる関節, 手振れ防止機能などにより繊細な手術操作が可能となっている.

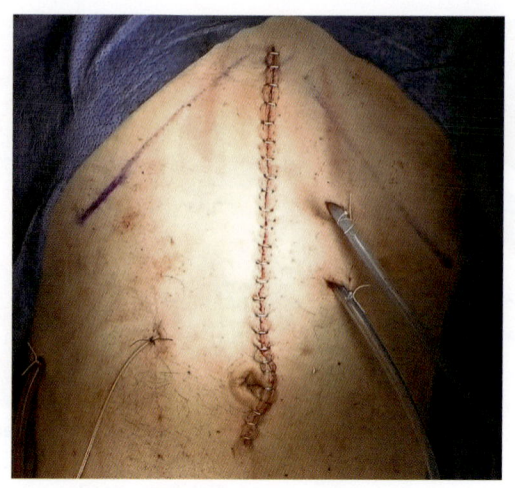

図6　膵頭十二指腸切除でのドレーン

③ 周術期の管理

- 術後は，手術当日はベッド上安静，術翌日から立位・歩行などのリハビリテーション治療を開始する．流動食などの食事は術後2〜5日で開始し，合併症がなければ10〜14日程度で退院となる．
- 膵臓手術は手術の複雑さと膵臓そのものの特性から術後合併症発生率は30〜60％と，他の消化器手術と比較して高率である．主な膵臓手術の術後合併症は，膵液瘻，腹腔内膿瘍，腹腔内出血，敗血症，胃排泄遅延，糖尿病などである．

▶膵液瘻

- 膵臓と小腸の吻合部や膵臓断端から膵液が漏れると膵液は消化液と混ざることで活性化される．周囲組織を溶かしたり細菌感染が重なると膿瘍を形成したりする．時に動脈を溶かして出血を引き起こし生命に関わる事態を引き起こす．
- 手術時に膵臓の吻合部や断端にドレーンを留置し，漏れた膵液を体外に回収し重篤な合併症を予防する．ドレーンは通常，2〜3本留置することが多く，術後のリハビリテーション治療においては逸脱などに注意が必要である（図6）．
- 膵液瘻がなければ術後4日前後で抜去するが，膵液瘻が続いている間は定期的に交換したり，洗浄したりしながら抜去できるまで慎重に経過をみていく．

▶腹腔内膿瘍

- 腹腔内に膿瘍が形成されることで，敗血症や出血につながることがある．膵液瘻や縫合不全から感染が拡がったり，腹水に細菌感染が起こったりして発生する．抗菌薬の投与や手術時に留置したドレーンから膿を排出して治療するが，ドレーンを追加で挿入することもある．

▶ 腹腔内出血

- 手術直後や翌日に手術操作した部位から出血したり，術後数日から数週間後に膵液瘻や腹腔内膿瘍により破綻した動脈から出血する場合がある．血管造影下にカテーテルを用いて動脈をコイルで詰めて止血したり，再手術で止血する．

▶ 敗血症

- 膵液瘻，腹腔内膿瘍，胆管炎などのさまざまな原因から重篤な細菌感染が引き起こされ，強い炎症反応，ショック，多臓器不全などが生じる．抗菌薬投与，原因となる病態の治療，多臓器不全に対する治療（人工呼吸器管理，持続的血液濾過透析）などの多面的な治療を行う．

▶ 胃排泄遅延

- 術後に胃の蠕動が低下して動きが悪くなり，嘔気・嘔吐の症状が出現する．症状が強い場合には鼻から胃内へ管を入れて内容物を出すこともあり，数日から数週間続くことがある．

▶ 糖尿病

- 膵切除による膵内分泌機能の低下から血糖値を下げるインスリンが不足して血糖値が高くなり，血糖降下薬の内服やインスリン皮下注射が必要となることがある．

- 膵がん手術は他の消化器外科手術と比較して手術時間は長く，時に多量の出血を伴うこともある高度侵襲手術である．術後の合併症も多岐にわたる．重篤な合併症を防ぎ早期退院や退院後の良好な ADL 獲得のために術後早期から適切なリハビリテーション治療を行うことが重要である．

🔵 文献

1) Igarashi T, et al：Prognostic factors in conversion surgery following nab-paclitaxel with gemcitabine and subsequent chemoradiotherapy for unresectable locally advanced pancreatic cancer：Results of a dual-center study. Ann Gastroenterol Surg 7：157-166, 2022

（吉岡伊作・藤井 努）

8 肝移植

① 疾患の概要

- 肝臓は生命維持のために欠かすことができない重要な臓器である．その主な働きは，栄養分の代謝・有害物質の処理・胆汁の産生とされる．
- 消化管から吸収された栄養分は門脈を介して肝臓に運ばれ，肝臓で分解・合成・貯蔵され，必要に応じて体が利用できる形に作り変えて全身に送られる．
- 一方，細胞から出た有害物質は肝臓で無害なものに作り変えられる．脂肪を分解する酵素である胆汁を生成する働きも重要である．
- 肝移植は，急性もしくは慢性肝不全患者に対する唯一の根治的治療である．肝移植治療がその必要性，安全性，および効果において他の治療よりも優位であると判断されるすべての疾患に適応があるといえる．
- 具体的には，急性肝不全，先天性肝・胆道疾患，胆道閉鎖症，先天性代謝異常症，バッド・キアリ症候群，原発性胆汁性肝硬変，原発性硬化性胆管炎，ウイルス性肝硬変，その他の非代償性肝硬変，肝細胞癌，肝芽腫，多発性肝嚢胞，移植後肝不全などである．
- 一方，禁忌としては制御不能な肝胆道系以外の活動性感染症や悪性腫瘍の合併があげられる．
- 非代償性肝硬変に合併する肝細胞がんは，Japan 基準を満たした場合に肝移植の適応となる．
- Japan 基準とは，ミラノ基準（単発 5 cm 以下もしくは 3 個以下 3 cm 以下で，遠隔転移および脈管浸潤を認めないもの）もしくは，5-5-500 基準（5 個以下かつ 5 cm 以下かつ AFP 500 ng/mL 以下）を満たしたものである．
- 肝移植には，近親者から肝臓の一部を提供してもらう生体部分肝移植，脳死者から肝臓を提供してもらう脳死肝移植に分類される．生体部分肝移植と脳死肝移植の比較を**表 1** に示す．わが国の肝移植はほとんどが生体肝移植であり，2021 年までに生体肝移植 10,121 例，脳死肝移植 718

表 1 生体部分肝移植と脳死肝移植の比較

	生体部分肝移植	脳死肝移植
利点	・阻血時間が短いため提供される肝臓の障害が少ない ・移植日程をあらかじめ決めることができるため十分な準備が可能	・脳死後に肝臓が摘出されるため提供者に負担がかからない ・提供される肝臓が大きいため患者の回復が早い ・脈管再建が比較的容易
欠点	・健康な提供者が手術を受けなければならない ・提供される肝臓が小さいことがある ・脈管再建が困難な場合がある	・待機期間が長い ・緊急手術となるため手術準備が制限される

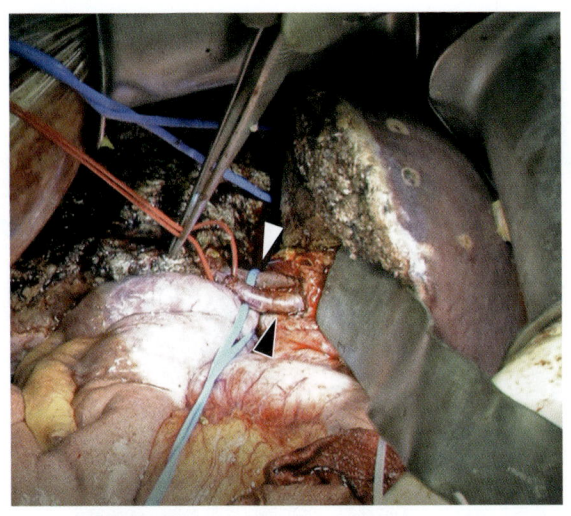

図1　生体肝移植ドナー右葉グラフト採取術
黒三角：右肝動脈，白三角：右門脈．

例が行われている．

② 手術法

🟢生体肝移植ドナー手術

- 生体肝移植ドナー手術では，ドナーの安全性確保が最重要であり，同時にグラフトの機能が確保されなければならない．ドナーには全肝の35％以上（最低30％以上）は残す．ドナーのCTによる検査から計測される予測肝重量を参考に，レシピエントの体格（体重）に必要なグラフトを選択する．

- GRWR（移植片対レシピエント体重比）が0.6〜0.7以上であることを基準としている．時間的余裕があれば，ドナー手術の2週間前に400 mLの貯血を行う．

- ドナーのグラフト摘出術は，右葉グラフト，拡大左葉グラフトのいずれかが主に選択され，ボリュームが足りないときには後区域グラフトが選択される．小児肝移植では外側区域グラフトが主に用いられる．

- 手術は上腹部正中切開で開腹し，冠状間膜・三角間膜を切離して肝臓を授動する．胆囊摘出後に，胆囊管に節つきチューブを挿入して胆道造影・リークテストに備える．

- 肝動脈を外膜損傷しないように愛護的に露出してテーピングする．門脈本幹を露出して頭側に剥離を進めて，門脈右枝（もしくは左枝）を全周性に剥離してテーピングする．

- 摘出側の動脈・門脈を一時的にクランプして虚血ラインを電気メスでマーキングする．肝離断は，超音波外科吸引装置（CUSA®；Cavitron Ultrasonic Surgical Aspirator）とバイポーラ鉗子を用いて行い，肝離断終了後に胆道造影により胆管切離線を決定する．肝門板ごと切離線に沿ってメッチェンバウム剪刀で切離し，肝動脈・門脈・肝静脈を遮断後に肝臓を摘出する（図1）．

- 肝静脈断端，門脈断端を血管縫合糸で連続縫合閉鎖する．出血，胆汁瘻，異物がないことを確認して，閉鎖式ポータブル低圧持続吸引ドレーンを肝切離面に留置して閉腹する．

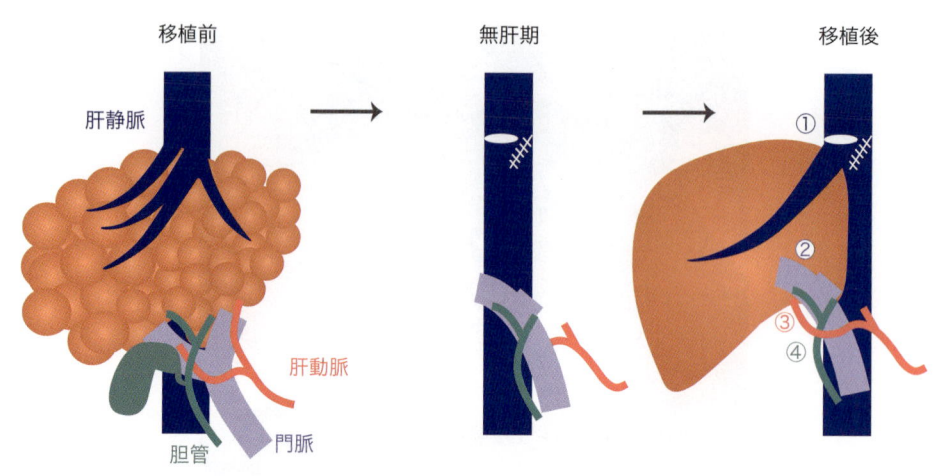

図2　生体肝移植レシピエント手術
数字は脈管再建の順番を示している．①肝静脈，②門脈，③肝動脈，④胆管．

生体肝移植レシピエント手術

- 生体肝移植レシピエント手術の概要を図2に示す．肝臓を4本の脈管を切除してから摘出する．その後，グラフト肝臓の脈管を肝静脈，門脈，肝動脈，胆管の順に吻合する．
- 皮膚切開は上腹部逆L字切開で開腹する．脾摘が予定されている場合は逆T字切開を行う．
- 肝円索を結紮し，肝鎌状間膜を切離して中・左肝静脈合流部を露出する．左冠状間膜，左三角間膜を切離して肝左葉を授動する．続いて，右冠状間膜，三角間膜，肝腎ヒダを電気メスで切離する．肝下部下大静脈の前面を露出し，癒着した副腎および下大静脈靱帯を結紮切離する．
- 剝離を頭側に進め右肝静脈をテーピングしておく．下大静脈の剝離を左側まで進めて尾状葉を可及的に遊離する．小網を切開してアランチウス管を切離し，中・左肝静脈の共通管にテーピングする．
- 胆嚢を摘出し，肝十二指腸間膜内で左・右・中肝動脈を同定して肝側で結紮切離する．門脈本幹を露出し，全周性に剝離してテーピングしておく．頭側に剝離を進め，左右の門脈枝にテーピングをしておく．総胆管は栄養血管を損傷するため剝離・露出はしない．左右の肝管を切離し，断端の出血部は血管縫合糸で縫合して止血しておく．
- 門脈本幹にブルドッグ鉗子をかけて，左右の門脈を肝側で結紮切離する．右肝静脈にサテンスキー血管鉗子をかけ切離する．さらに中・左肝静脈共通管にサテンスキー血管鉗子をかけて，全肝摘出を終了する．
- グラフト側の肝静脈形成が必要な場合は，バックテーブルで行う．レシピエントの大伏在静脈や門脈・肝静脈を用いて肝静脈吻合口を形成する．中肝静脈の枝（V5，V8）の再建は適合した径のネラトンチューブを内腔に挿入して狭窄をきたさないように縫合している．
- 腹腔内にグラフト肝を移入して肝静脈を再建する．後壁から前壁に（intraluminal法），5-0プロリーン糸で連続縫合を行う．門脈再建は，6-0プロリーン糸で連続縫合により行う．門脈再建後に肝臓への血流を再開する．肝動脈吻合は5倍のルーペを着用して行っている．肝動脈吻合は，8-0プロリーン糸を用いて結節縫合で行う（図3）．
- 胆道再建は，胆管-胆管吻合により行う．グラフトの胆管と総胆管を6-0 PDS®糸を用いて結節

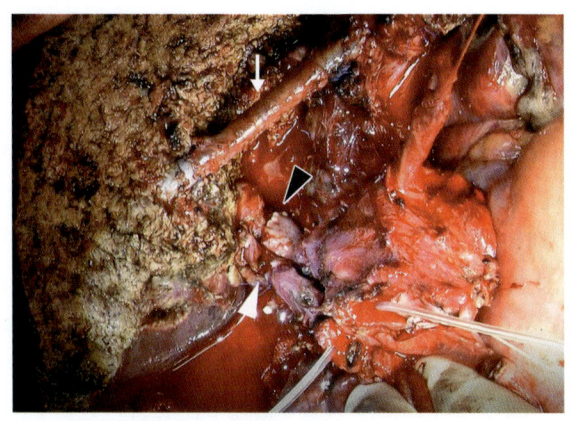

図3　生体肝移植レシピエント手術

黒三角：門脈，白三角：肝動脈，白矢印：大伏在静脈を用いた
V5 再建．

縫合している．胆嚢管から RTBD チューブを挿入し，先端を肝内胆管に留置し，胆汁外瘻用ステントチューブとする．

- ハイリスクのレシピエントには術後の経管栄養に備えて，経胃的に腸瘻チューブを挿入する．19 Fr J-Vac 閉鎖ドレーンを右横隔膜下とウィンスロー孔に留置する．

❸ 周術期の管理

- 肝移植後の一般的な経過を示す．手術後は挿管のまま集中治療室（ICU）へ入室する．術翌日から数日で肝機能・全身状態を考慮して人工呼吸器から離脱し，経腸栄養を開始する．摂食嚥下機能に問題なければ飲水・食事を開始し，リハビリテーション治療を開始する．

- 術後 1～2 週間で一般病棟へ転棟し，服薬指導，栄養指導，退院に向けたリハビリテーション治療を行う．術後 1～2 か月で退院する．

- 肝移植直後の一般的な管理では，心電図やパルスオキシメーターによるモニターを持続的に行い，血圧測定，中心静脈測定も定期的に行う．移植後 1 週間以内は採血，腹部エコーを朝・夕の 2 回行う．

- 予防的抗菌薬投与は，第二世代セファロスポリンを術直前から開始し，術後 3 日間点滴静注する．下肢の深部静脈血栓症の予防は術直前から開始し，術後も弾性ストッキングの着用，間欠的空気圧迫装置，抗凝固療法などを継続する．

- ドレーンは術後 1～2 週間で抜去し，胆管チューブは術後 2～3 週間で造影を行いクランプする．

- 移植後早期は，体位変換により血管の屈曲や捻転が生じる可能性があるため，術翌日は頭側挙上 30°まで，翌々日は 60°までとし，術後 3 日目以降に立位にすることが多い．

- 生体部分肝移植の場合，右葉グラフトの場合は左側臥位を，左葉グラフトの場合は右側臥位を制限する．

- 移植後早期合併症として出血，感染症，拒絶反応，血栓症・血流不全などがある．肝移植患者は血小板減少や凝固能異常による出血傾向に加えて，抗凝固療法により易出血状態である．

- 血液生化学所見のみならず，ドレーン性状・バイタルサイン・創部の観察が重要である．中心静脈カテーテルなど感染源となりうる人工デバイスは早期に抜去する．

- 急性拒絶反応は移植後5日目以降に発症する．確定診断は肝生検で行う．治療はステロイドパルスが有効であるが，抗ヒト胸腺細胞免疫グロブリンが必要なこともあり，感染症に注意が必要である．
- 肝動脈塞栓症は，血管内脱水による肝動脈血流低下が原因となることがあり，術後1週間程度はヘパリン投与を行う．
- 門脈血流不全・門脈血栓は，急性拒絶反応や既存の門脈血栓，シャント血流残存が原因となる．これらに対しては，手術による再吻合やIVR（画像下治療）による治療を行う．
- 移植後晩期合併症として胆管合併症，感染症，生活習慣病があげられる．胆管狭窄は，胆管チューブのクランプ後やチューブ抜去後に肝酵素上昇を認めた場合に疑う．エコーによる肝内胆管拡張像や胆道造影（DIC-CT, ERCP）により診断し，胆管ステント留置や吻合部のバルーン拡張で治療する．
- 移植後早期は細菌感染が多い．4週目以降はウイルス感染や真菌感染が増加してくる．免疫抑制薬の副作用である生活習慣病（高血圧，糖尿病，脂質異常症），腎機能障害，骨粗鬆症に対する治療も重要である．
- 肝移植後は免疫抑制薬の管理が重要である．移植直後はステロイドとカルシニューリン阻害薬（タクロリムス）を基本として，核酸合成阻害薬（ミコフェノール酸モフェチル）を必要に応じて加える．
- 免疫抑制薬の量は免疫状態に合わせて徐々に減量し，最終的には1剤もしくは2剤で管理する．免疫抑制薬の量が少ないと拒絶反応のリスクが上がり，多いと臓器障害や感染症のリスクが上がるため，血中濃度をモニタリングしながら免疫抑制薬を調整することが重要である．

（大平真裕・大段秀樹）

9 がん薬物療法

1 がんに対する4大治療法

- 現在，われわれ人類がもっているがんと闘う武器は4つある（表1）．手術療法，放射線療法，薬物（化学）療法（ホルモン療法含む），免疫療法である．4つに分ける根拠は，それらの抗腫瘍効果に対する作用機序の違いにある．
- 手術療法は手術による腫瘍の物理的摘出であり，放射線療法は腫瘍に対する放射線の直接の殺傷効果である．抗がん剤や分子標的薬を中心とした化学療法は腫瘍に対する毒性を期待した治療法である．
- 一方，免疫療法は腫瘍に対する直接の効果ではなく，腫瘍に対する免疫反応を活性化することで腫瘍を排除することを期待する治療法であり，作用機序が異なることから第4の治療法といわれている．
- この4つの治療法のなかで手術療法と放射線療法は局所療法，すなわちがんが局所やがん周囲のリンパ節などの領域にとどまっている場合に選択される治療法である．
- 一方，既にがんが原発巣から他臓器や全身に転移あるいは播種した場合は，化学療法と免疫療法が全身療法として適応となる．
- 手術療法や放射線療法の解説は他の項に譲るとして，ここでは全身療法としての化学療法と免疫療法にフォーカスしてその歴史的背景を紹介し，それらの現状を解説する．
- また，これら薬物療法の臨床効果は，performance status（PS）で示される全身状態や患者がもつ免疫能が治療効果と強く関係していることが知られている．これに関連して心身の活動性を上げるリハビリテーション治療の重要性についても述べる．

2 化学療法の歴史と現状

- 現在につながるがんに対する治療法の端緒として，化学療法は4つの治療法のなかで歴史的に最も新しい．手術療法，放射線療法，免疫療法はいずれも1880年から90年代に黎明期を迎えて

表1　人類がもっているがんと闘う武器

1. 手術療法（物理的摘出）
2. 放射線療法（放射線による障害）
3. 薬物（化学）療法（薬物による直接の殺傷）
4. 免疫療法（自らがもつ免疫力）

いる．一方，抗がん薬を主とする化学療法は第二次世界大戦中にその先駆け的な出来事があった．

- 第二次世界大戦後期の 1943 年 12 月 2 日，既に米国を中心とした連合軍はイタリアに上陸し，占拠していたバーリ港という軍港での出来事である．連合軍の輸送船がドイツ軍の空爆を受けた結果，輸送船に搭載していた大量のマスタードとナイトロジェンマスタードが噴出し，連合軍の兵士が大量に浴びる事件があった（コラム参照）．

- この毒ガスの大量曝露により連合軍の兵士 617 人中 83 名が死亡したが，不思議なことに死亡には 2 つのピークがあることがわかった．まず，大量曝露早期すなわち，曝露後 2〜3 日目に最初の死亡ピークがあった．これは毒ガス自身が直接の死亡原因であった．

- 一方，これより 1 週間遅れて 8〜9 日後に亡くなる兵士が出現し，2 度目のピークが現れた．詳細な解析の結果，白血球の大幅な減少による感染症が原因であることがわかった．

- この事実から，ナイトロジェンマスタードなどの毒ガスの成分は直接死亡に至らない低濃度においては増殖する細胞を障害することがわかり，この作用を利用した抗がん薬の研究が始まり，白血病や悪性リンパ腫の治療薬として使われ始めた．

- この歴史的事実からも理解できるように抗がん薬，特に細胞障害性抗がん薬の本質は"毒"である．化学療法は「毒をもって毒を制する」といわれる所以である．化学療法はこの"毒"の作用により，同時に正常細胞も障害してしまうことによる副作用が必ず付いてまわり，その毒性との兼ね合いが臨床的有用性を規定する．

- 抗がん薬の至適投与量は，臨床的有効性で決定されるのではなく，耐えうる毒性によって決定〔具体的には CTCAE (Common Terminology Criteria for Adverse Events) グレード 2 以下〕され，その至適投与量でこれに続く後期の臨床試験で臨床的有効性が検証される．

- 副作用の程度は個人差があるものの，抗がん薬において副作用は避けることができない．がん細胞が抗がん薬に耐性を獲得すること（不応）と同様に，抗がん薬が副作用で使用できなくなること（不耐）で使用の意義を失うことが抗がん薬の限界の大きな要因である．

- がん患者に抗がん薬の説明をすると副作用のイメージが必要以上に強調されている印象があるが，抗がん薬のコンセプトから考えると悪い評価をもたれているのも理解できる．

- いずれにしろ，抗がん薬から進化したといわれている分子標的薬でも，"cancer evolution theory（がん進化論：がん細胞は抗がん薬などのストレスから遺伝子を変化させることで生き延びる）"により耐性を必ず獲得し，現状ではがんを完治させることはできないことは残念ながら明白な事実である．

コラム：不都合な事実

- この事件は連合国にとってとても不都合な事実である．すなわち，マスタードやナイトロジェンマスタードなど毒ガスは，第一次世界大戦で使用され，きわめて非人道的ということで，国際連盟にて使用禁止と定められている物質であり，連合軍がこれを保持し前線に輸送していたことは批判をまぬかれないとして長期間秘匿されていた．実情は，劣勢に追い込まれたドイツ軍が苦し紛れに毒ガスを使用すればその報復として使用予定だったとされている．

③ がん免疫療法の歴史と現状

- その作用機序が全く異なることから，第4の治療法としてここ10年でエビデンスを確立してきたのが，免疫チェックポイント阻害薬（immune checkpoint inhibitor；ICI）を代表とするがん免疫療法である．

- 生体が生理的に有する異物を排除する免疫反応が腫瘍に対しても効果があるかもしれないという臨床試験は，1893年1月24日，William Bradley Coley博士が行ったコーリーワクチンの治療で行われた．John Ficken君という16歳の少年が巨大な腹部腫瘍に侵されていた．この患者に細菌をベースとするワクチンを腫瘍に直接注射した．注射をするたびに体温は上昇し，寒気が強まったが，一方，腫瘍は徐々に退縮した．1893年5月には腫瘍は1/5に退縮し，7か月後には残存する腫瘍の成長はなかった．ちなみに患者は26年後に心臓発作で死ぬまで健康に過ごした．

- この作用機序として，細菌である異物を認識する免疫反応が同時に抗腫瘍効果を発揮し，この免疫反応が抗腫瘍効果を示したと考えられた．ところが，米国の他の施設やFDA，日本のPMDAに相当する独Federal Institute for Drugs and Medical Devicesで検証したが有効性を再現できず，この治療法自体はエビデンスを確立できず広まらなかった．

- しかしながら，ヒトにはがんを拒絶する免疫反応が備わっているかもしれないと強く期待させ，現在のがん免疫療法につながる科学的研究の端緒となった．

- 当初，ステージIVの進行したがん患者は抗腫瘍免疫が減弱していると誰もが考えていた．したがって，免疫を高めるがん免疫療法を中心に臨床開発されてきた．がんワクチン，サイトカイン療法，細胞療法などでいずれも抗腫瘍免疫を高める治療法である．しかし，われわれのがんペプチドワクチンの第III相臨床試験[1]も含めて，残念ながら，ほとんどすべての臨床試験が臨床的有効性を証明できなかった．

- 一方，たとえステージIVの進行がん患者でもがんを拒絶できる強い抗腫瘍免疫能をもっていることから，「免疫チェックポイント」という免疫反応を抑制するブレーキのためにその抗腫瘍効果が発揮されないというコンセプトでICIの臨床開発が行われ，従来のがん薬物療法では達しえなかった，かつてないすばらしいエビデンスを確立した．具体的には，たとえステージIVのがん患者でもICIで完治を思わせる長期生存患者を生み出していることである[2~4]．その特徴的なKaplan-Meier曲線から，"カンガルーテール現象"と呼ばれている（図1）．

- われわれ人類は，がんを薬で治す武器を手にしたといって過言ではない．がんは既に死に至る病ではなく，糖尿病や高血圧のように慢性疾患となったといえる．

- がん免疫療法の作用機序は，抗がん薬や分子標的薬のように腫瘍に直接働くものではなく，患者がもつがんを拒絶する免疫反応を介し抗腫瘍効果を発揮する．まだ20%程度の長期生存に過ぎないが，抗腫瘍免疫を高めることでがんを完治させることができる可能性が出てきた．さらに，ICIの作用機序から考えると，がんの種類に関係なく有効性があると推察され，現在多くの種類のがんでその臨床的有用性が証明されつつある．

④ がん薬物療法におけるリハビリテーション治療の重要性

- がん免疫療法の登場でがん薬物療法は大きな変革を迎えた．上記のように薬物療法だけで完治が得られる可能性が出てきた．がん免疫療法の中心であるICIは，抗腫瘍免疫能を抑制状態から解

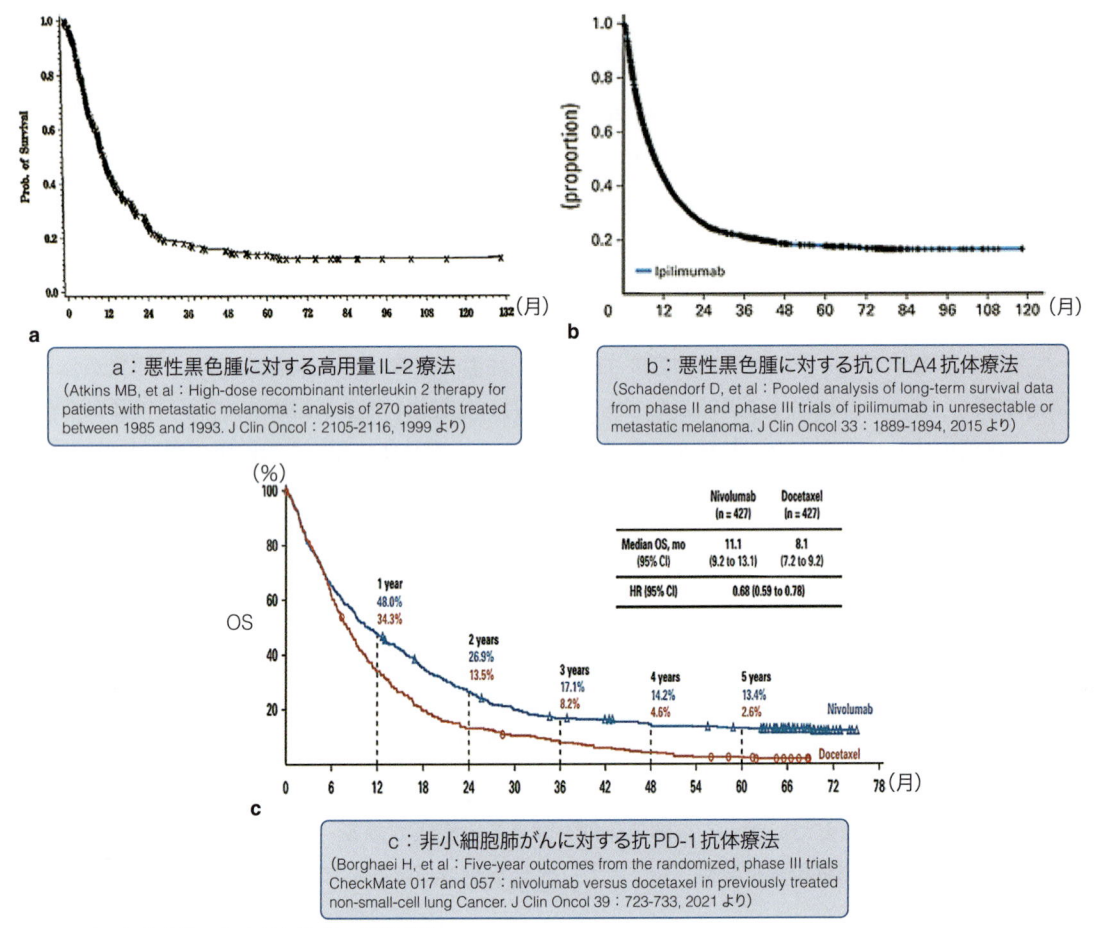

図1　がん免疫療法によるがん治療の長期成績

a：1999年の悪性黒色腫に対する高用量IL-2の治療効果．b：2015年の悪性黒色腫に対するイピリムマブの4,800症例の治療効果．いずれも長期生存あり．c：肺がんにおいても長期生存者が出ている．

き放つ．

- 患者の免疫能に影響する要因として腸内細菌が注目されている．腸内細菌が腫瘍周囲の免疫環境要因に強く関係し，ICIの臨床効果を規定しているとする報告[5,6]があり，特定の腸内細菌が抗腫瘍効果に影響を与えると考えられている．腸内細菌をモジュレーションすることで臨床的にICIの抗腫瘍効果を上げることを目的とした臨床試験が世界中で実施されている．

- ICIの臨床効果を規定しているその他の重要な要因に骨格筋量がある．サルコペニア状態では免疫能は減弱し，ICIの治療効果が著しく失われるとされる（図2）[7]．

- 特に，PMI（Psoas Muscle Index；L3の中央部のCTイメージにおける大腰筋面積量）（図3）で示される深部筋である大腰筋はICIの臨床効果とよく相関しているとされ，この相関関係は他の骨格筋では示されないという報告もある．

- 筋量と腸内細菌は一見関係ないように考えられるが，腸内細菌叢が筋形成に強く関係するという研究がある．実際，無菌マウスでは骨格筋ではなく，深部筋が著しく減少することが観察されている．

- 腸内細菌叢の作用によって筋でのアミノ酸吸収の上昇，またビタミンB_{12}や葉酸の合成上昇，短

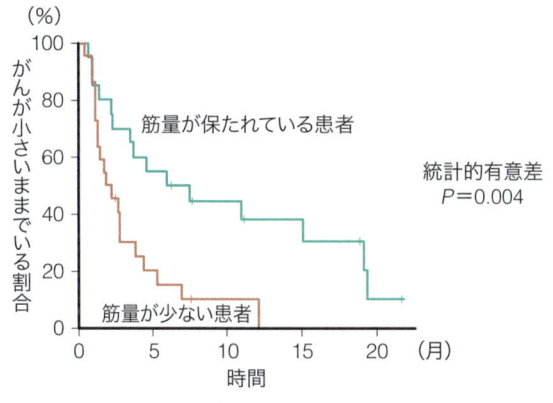

図2　筋量と免疫チェックポイント阻害薬の治療効果

（Shiroyama T, et al：Impact of sarcopenia in patients with advanced non–small cell lung cancer treated with PD-1 inhibitors：a preliminary retrospective study. Sci Rep 9：2447, 2019 より）

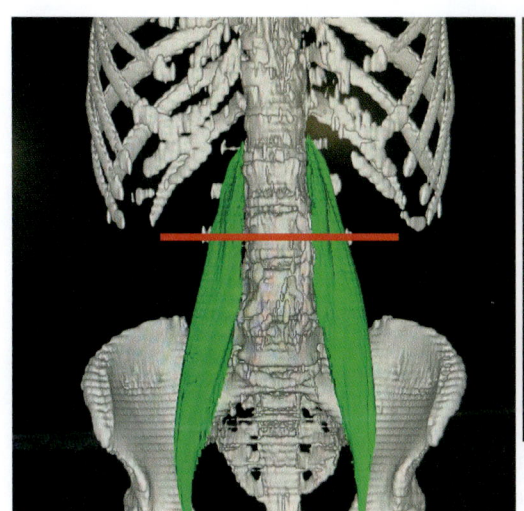
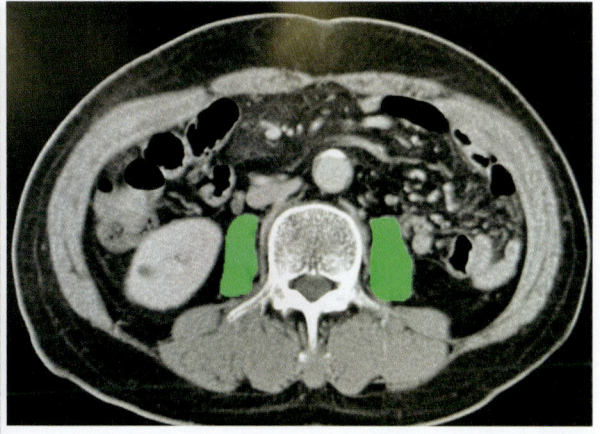

PMI：Psoas Muscle Index

図3　筋量と ICI（免疫チェックポイント阻害薬）

ICI の効果は Psoas Muscle Index（PMI）で表される大腰筋（緑色）の横断面の面積量と相関する.

鎖脂肪酸合成，Phenolic 合成物の産生上昇などによる筋合成が促進するとの研究がある[8]．

- 最近，運動量と生命予後に関する詳細なコホート研究が発表され，1 日 8,000 歩以上歩く人は明らかに死亡率が減少している[9]．心疾患の減少と解析されているが，適切な運動により筋量が増加し免疫が活性化することも考えられる．

- 高齢者のサルコペニアなど筋量の減少は糖代謝の異常をきたし老化現象を加速させることが知られており，腸内細菌叢の改善，適切な運動，食事など生活スタイルの改善などにより老化現象を抑制することができる可能性があると考えられている[10]．

- その中で，図4 にまとめたように，米国 National Cancer Institute（NCI）で食事と運動で腸内細菌叢が調節可能かどうかについての臨床試験（EDEN study）が始まっている．栄養摂取と身体活動によって，ICI を投与する悪性黒色腫患者の腸内細菌叢がどう変化するか，またこの介入により ICI の臨床効果を上げることができるかどうかを探索的に前向きに検討する，とてもユニーク

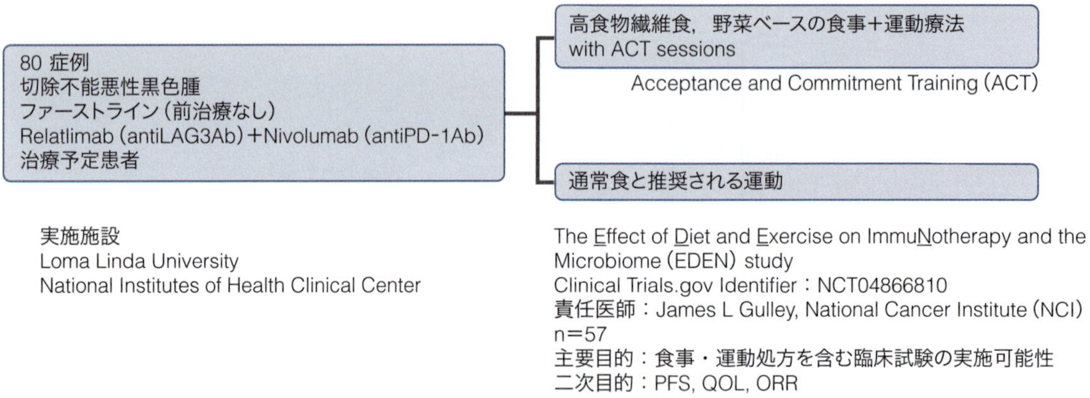

80 症例
切除不能悪性黒色腫
ファーストライン（前治療なし）
Relatlimab（antiLAG3Ab）＋Nivolumab（antiPD-1Ab）
治療予定患者

高食物繊維食，野菜ベースの食事＋運動療法
with ACT sessions

Acceptance and Commitment Training（ACT）

通常食と推奨される運動

実施施設
Loma Linda University
National Institutes of Health Clinical Center

The Effect of Diet and Exercise on ImmuNotherapy and the Microbiome（EDEN）study
Clinical Trials.gov Identifier：NCT04866810
責任医師：James L Gulley, National Cancer Institute（NCI）
n＝57
主要目的：食事・運動処方を含む臨床試験の実施可能性
二次目的：PFS, QOL, ORR

図4　運動療法によるがん免疫療法の効果増強を解析する臨床試験

な臨床試験であり，その結果が待たれる．

- 適切なリハビリテーション治療によるサルコペニアの改善は患者の PS を改善させるだけでなく，筋量も増加させ免疫能を上げることによりがん治療効果をも上昇させることが強く期待される．

- リハビリテーション治療の重要性は科学的にも証明されつつある．また，患者自身がもつ免疫能が ICI の治療効果を規定している．近い将来，ICI の治療を受けるがんの場合は，治療開始前に高食物繊維食[11] や適切な運動療法を中心としたリハビリテーション治療を受けて免疫能を高めた後に ICI 治療をすることが標準療法となるかもしれない．

🔖 文献

1) Yamaue H, et al：Randomized phase II/III clinical trial of elpamotide for patients with advanced pancreatic cancer：PEGASUS-PC Study. Cancer Sci 106：883-890, 2015

2) Atkins MB, et al：High-dose recombinant interleukin 2 therapy for patients with metastatic melanoma：analysis of 270 patients treated between 1985 and 1993. J Clin Oncol：2105-2116, 1999

3) Schadendorf D, et al：Pooled analysis of long-term survival data from phase II and phase III trials of ipilimumab in unresectable or metastatic melanoma. J Clin Oncol 33：1889-1894, 2015

4) Borghaei H, et al：Five-year outcomes from the randomized, phase III trials CheckMate 017 and 057：nivolumab versus docetaxel in previously treated non-small-cell lung Cancer. J Clin Oncol 39：723-733, 2021

5) Sivan A, et al：Commensal Bifidobacterium promotes antitumor immunity and facilitates anti-PD-L1 efficacy. Science 350：1084-1089, 2015

6) Vétizou M, et al：Anticancer immunotherapy by CTLA-4 blockade relies on the gut microbiota. Science 350：1079-1084, 2015

7) Shiroyama T, et al：Impact of sarcopenia in patients with advanced non–small cell lung cancer treated with PD-1 inhibitors：a preliminary retrospective study. Sci Rep 9：2447, 2019

8) Ticinesi A, et al：Gut microbiota, muscle mass and function in aging：a focus on physical frailty and sarcopenia. Nutrients 11：1633, 2019

9) Inoue K, et al：Association of daily step patterns with mortality in US adults. JAMA Network Open 6：e235174, 2023

10) Daily JW, et al：Sarcopenia is a cause and consequence of metabolic dysregulation in aging humans：effects of gut dysbiosis, glucose dysregulation, diet and lifestyle. Cells 11：338, 2022

11) Spencer CN, et al：Dietary fiber and probiotics influence the gut microbiome and melanoma immunotherapy response. Science 374：1632-1640, 2021

（角田卓也）

10 漢方薬治療

① 消化器外科と漢方薬治療

- 消化器外科手術では，食道，胃，大腸などはもちろん，肝臓，胆道，膵臓の術後にも一時的に食欲低下が生じる．
- 特にがんの場合は，消化管の狭窄・閉塞や悪液質などにより，術前から低栄養，サルコペニア，フレイルを呈していることが少なくない．
- さらに，術後の臥床により筋量や筋力の低下が進行し，サルコペニアやフレイルが悪化する．
- 近年，消化器外科領域においても腹腔鏡手術が導入され，侵襲や腸管の癒着が軽減されつつあるとはいえ，術後の体力低下への対策や腸管麻痺・癒着によるイレウス防止は重要な課題である．
- 漢方は，日本に伝来した西洋医学「蘭方」と区別するために名付けられたものであり，中国の伝統的な中医学とも異なる日本独自の医学である．
- 漢方薬にはさまざまな作用があるが，消化器外科治療でも大きな役割を果たしている．
- 本項では，消化器外科術後の体力低下（食欲不振，低栄養），腸管蠕動亢進，化学療法中の副作用などに対する漢方薬の効用について，比較的エビデンスレベルの高いデータに基づき述べる．

② 食道がん

- Nakamura らは，食道がん術後患者 40 例に対し，六君子湯投与群（n＝20，術後 4 週後から 48 週間，毎食後に六君子湯 2.5 g を内服）と対照群（n＝20）の 2 群に分け，六君子湯の術後の体重減少や QOL に対する効果を前向きに検討した[1]．
- 術後 52 週目の体重減少率が，対照群 18.0％に対し，六君子湯群 11.8％と，六君子湯群で有意に体重減少が抑制された（$P＝0.016$）(図 1)．
- 摂食亢進や体重増加，消化管機能調節作用を有する摂食促進ペプチドである活性型グレリン濃度（術後 52 週目）が，対照群では 75.6％と術前値より減少していたのに対し，六君子湯群は 131.7％と有意に増加した（$P＝0.039$）．
- 食事摂取量満足度に関するスコア（Functional Assessment of Cancer Therapy–Esophageal scale などで評価）が，六君子湯群で対照群に比べ有意に良好であった（$P＝0.031$）．
- 本臨床試験は，前向きではあるが非ランダム化試験であり，またサンプル数が少数である．したがって，大規模なランダム化比較試験において検証する必要がある．

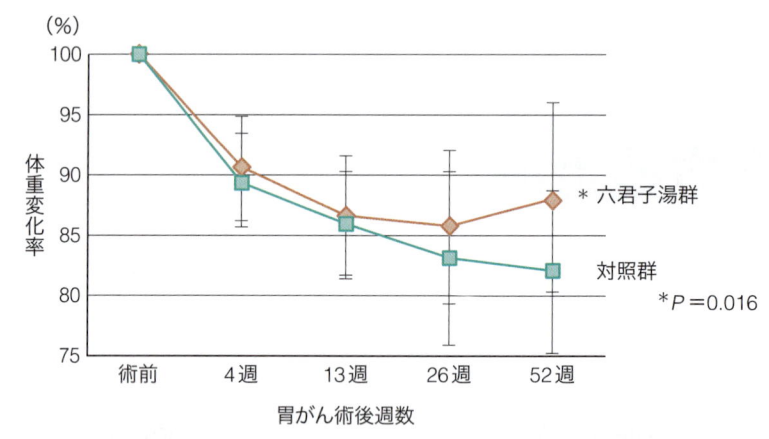

図1 食道がん術後の体重変化率

（Nakamura M, et al：The effects of rikkunshito on body weight loss after esophagectomy. J Surg Res 204：130-138, 2016 より）

❸ 胃がん

- Yoshikawa らは，胃がんに対し胃全摘術を施行した患者に対し，大建中湯の有用性に関する多施設共同二重盲検ランダム化比較試験を行った[2].
- 大建中湯群（n＝96）は，術後1日目から12日目まで大建中湯を内服または胃管から投与し（15 g 分 3），対照群（n＝99）はプラセボを投与した.
- 主要評価項目は，抜管後から初回排ガスならびに排便までの時間，便回数で，副次評価項目は，QOL 評価（FACT-Ga），CRP 値，重篤な腸管運動障害の有無，腸閉塞発症率であった.
- 初回排ガスまでの時間（中央値）は，大建中湯群 68.9 時間，対照群 68.3 時間と有意差を認めず.初回排便までの時間（中央値）は，大建中湯群 94.7 時間，対照群 113.9 時間と，大建中湯群で短い傾向であった（$P＝0.051$）.
- 腸閉塞発症率は両群間で有意差を認めなかった.
- サブグループ解析にて，D1 郭清以下の症例ならびに大建中湯総投与量 125 g 以上においては，初回排便までの時間（中央値）が，大建中湯群で各々有意に短かった（各々，$P＝0.02$，$P＝0.01$）（図2）.
- 本臨床試験は，多施設共同ランダム化比較試験であり，エビデンスレベルは高い.リンパ節郭清範囲が狭い低侵襲手術および大建中湯の高用量内服においては，大建中湯は胃がん術後の消化管運動を有意に促進するといえる.

❹ 肝切除

- Shimada らは，原発性および転移性肝がん切除施行予定患者に対し，大建中湯の有用性を検討する多施設共同二重盲検ランダム化比較試験を行った[3].
- 大建中湯群（n＝108）は，手術 3 日前から術後 10 日目まで大建中湯を内服投与し（15 g 分 3），対照群（n＝101）は同様にプラセボ投与を行っている.
- 主要評価項目は，抜管後から初回排便までの時間，CRP 値，アンモニア値で，副次評価項目は，腸閉塞や合併症発症率，術後在院日数であった.

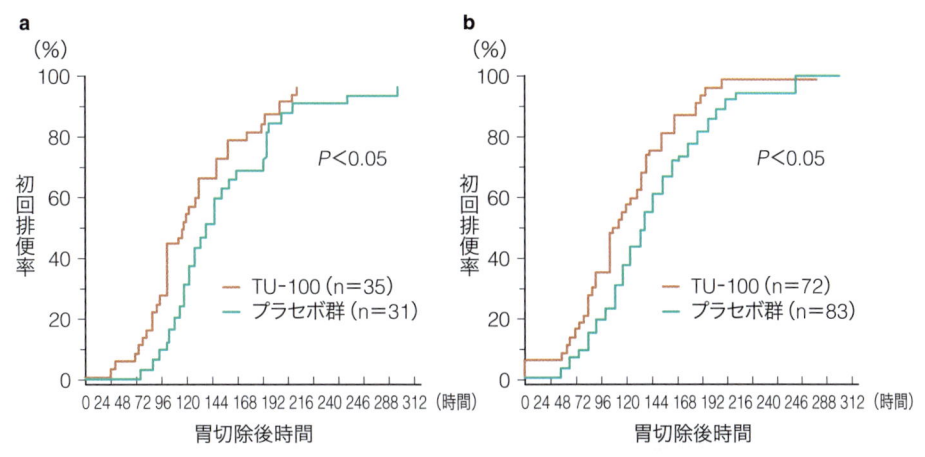

図2　D1 郭清以下の症例（a）ならびに大建中湯総投与量 125 g 以上の症例（b）における初回排便率

TU-100：大建中湯

（Yoshikawa K, et al：Effect of Daikenchuto, a traditional Japanese herbal medicine, after total gastrectomy for gastric cancer：A multicenter, randomized, double-blind, placebo-controlled, phase II trial. J Am Coll Surg 221：571-578, 2015 より）

- 初回排便までの時間（中央値）は，大建中湯群が 88.2 時間，対照群が 93.1 時間と，大建中湯群で有意に短かった（$P=0.047$）.
- CRP 値やアンモニア値，腸閉塞や合併症発症率，術後在院日数は両群間で有意差を認めなかった.
- 本臨床試験は，多施設共同ランダム化比較試験であり，エビデンスレベルは高い．主要評価項目である初回排便までの時間は，確かに大建中湯群で有意に短かった.
- ただし，短縮された時間は約 5 時間で，それも中央値は両群とも術後 4 日目であった．統計的に有意差はあるものの，実臨床における効用は小さいといわざるを得ない．臨床的により意義深い評価項目の検討が望まれる.

⑤ 肝移植

- 近年，術後早期回復プログラムである ERAS（Enhanced Recovery After Surgery）の概念が種々の外科手術に導入されつつあるが，肝移植は早期回復阻害要因が多く，ERAS プロトコールと対極にある.
- 術後早期経口摂取は早期回復にとって重要な因子であるが，肝移植では非代償性肝硬変や門脈圧亢進症を有していることが多く，腸管浮腫や腸管麻痺をきたしやすいため，早期栄養摂取に大きな課題がある.
- Kaido らは成人肝移植後の消化管障害に対する大建中湯の有効性を検討する目的で，多施設共同二重盲検ランダム化比較試験を施行した[4].
- 本臨床試験の特徴は，ERAS を念頭においた主要評価項目を設定した点である．肝移植後に大建中湯を投与し，腸管蠕動が促進されれば，早期経口摂取や経腸栄養が可能になり，早期回復・早期退院が可能となる，という仮説に基づいている.
- 具体的には「術後 7 日目の経口・経腸栄養の総カロリー量」が主要項目となっており，副次的評価項目は，経口・経腸栄養の総カロリー量の経時的推移，QOL 評価，肝機能，門脈血流量，肝再生率などが組み込まれている.

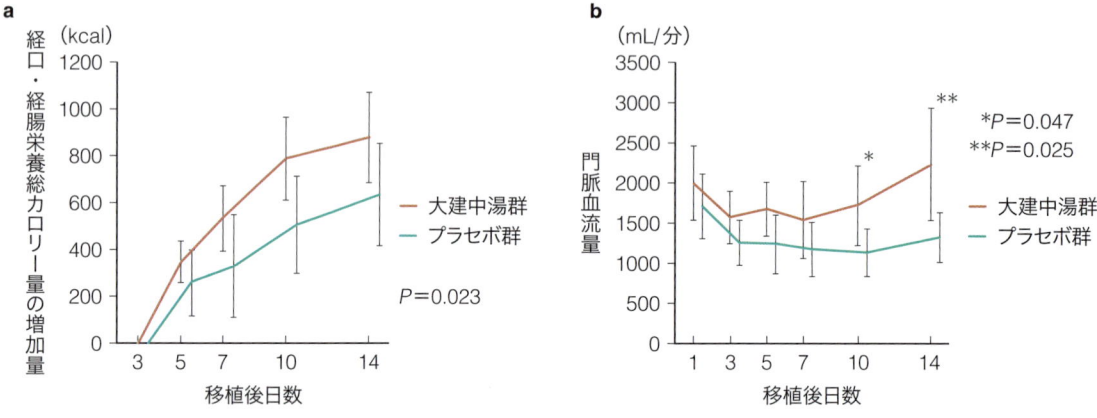

図3　経口・経腸栄養総カロリー量の増加量（a）と門脈血流量（b）

（Kaido T, et al：Effect of herbal medicine Daikenchuto on oral and enteral caloric intake after liver transplantation：a multicenter, randomized controlled trial. Nutrition 54：68-75, 2018 より）

- ERAS における漢方の意義を検討する初めてのランダム化比較試験であり，臨床的に重要な意味をもつ．
- 試験参加施設は，京都大学，東京大学，慶應義塾大学など成人肝移植を多く行っている全国 14 大学であった．対象は成人生体または脳死肝移植施行患者で最小化法を用いて大建中湯投与群とプラセボ投与群に 1：1 のランダムに割り付けられた．
- 術後 1 日目から 14 日目まで大建中湯またはプラセボを 1 日 3 回食前に 1 回 5 g 経口または経管投与した．
- 大建中湯群（n＝55）でプラセボ群（n＝49）に比べ，有意に経口・経腸投与の総カロリーの増加率が高く（P＝0.023）（**図 3a**），大建中湯は早期栄養投与に有用であった．
- さらに興味深いことに，大建中湯群ではプラセボ群に比べ，門脈血流量が有意に増加していた（P＝0.025）（**図 3b**）．肝移植においては，移植グラフトの機能や肝再生に影響を与える門脈血流量はきわめて重要である．
- 門脈血流量増加は小腸血流量増加に由来すると考えられ，Kono らはその機序として，ラットにおいて大建中湯が腸管上皮細胞上の transient receptor potential ankyrin 1（TRPA1）を刺激し，小腸上皮からのアドレノメジュリン放出を促進し，小腸血流量を増加させると報告している[5]．
- 消化器外科領域で，最も高度侵襲かつ，全身状態が不良な末期肝疾患患者に対する肝移植手術において，大建中湯の有用性が示された．他の消化器疾患の術後でも同様の結果が予想され，大建中湯は ERAS の実践に大きく寄与するであろう．

⑥ 化学療法

- 消化器がんの術後には補助化学療法を施行することが多く，消化器系の副作用としては，食欲不振，口内炎，悪心・嘔吐，下痢などがあげられる．化学療法における漢方の有用性を検討した臨床試験がある．
- Ohno らは，S-1（テガフール・ギメラシル・オテラシルカリウム）＋シスプラチン療法を施行する切除不能・進行再発胃がん患者 10 例を対象として，六君子湯投与群と非投与群にランダムに

割り付け，クロスオーバー試験を行った[6]．六君子湯投与中は，非投与中に比べ食欲不振が改善し，食事摂取量が有意に増加した．

- Seike らは，シスプラチンを含む化学療法を施行する進行食道がん患者 19 例を対象として，六君子湯投与群と非投与群にランダムに割り付け，副作用や QOL に対する意義を検討した[7]．六君子湯投与群では，非投与群と比べ食欲不振や悪心・嘔吐が軽減した．
- これらの臨床試験は，ランダム化比較試験ではあるがサンプル数が少数である．したがって，今後，大規模なランダム化比較試験にて有用性を検証する必要がある．

7 その他

- 前述した臨床試験以外にも，術後のフレイル，全身倦怠，せん妄に対し，漢方の有用性を検討した臨床試験が行われている．
- 近年，術前サルコペニアや内臓脂肪肥満が術後死亡のみならず，がん再発に対する危険因子であるとの報告が数多くなされ，予後に与える意義が注目されている[8～12]．
- 漢方により術後の食欲不振が改善し，早期に栄養摂取量が増せば，ERAS に寄与するのみならず，サルコペニアの改善も期待できる．その結果，手術成績の向上やがん再発抑制にも寄与するであろう．
- 今後，漢方が外科手術に果たす役割はますます大きくなると考えられる．質の高い臨床試験を行い，高いエビデンスを構築していくことが必要である．
- 消化器外科領域においても漢方がより一層普及し，患者の予後や QOL 向上につながることが期待される．

文献

1) Nakamura M, et al：The effects of rikkunshito on body weight loss after esophagectomy. J Surg Res 204：130-138, 2016
2) Yoshikawa K, et al：Effect of Daikenchuto, a traditional Japanese herbal medicine, after total gastrectomy for gastric cancer：A multicenter, randomized, double-blind, placebo-controlled, phase II trial. J Am Coll Surg 221：571-578, 2015
3) Shimada M, et al：Effect of TU-100, a traditional Japanese medicine, administered after hepatic resection in patients with liver cancer：a multi-center, phase III trial(JFMC40-1001). Int J Clin Oncol 20：95-104, 2015
4) Kaido T, et al：Effect of herbal medicine Daikenchuto on oral and enteral caloric intake after liver transplantation：a multicenter, randomized controlled trial. Nutrition 54：68-75, 2018
5) Kono T, et al：Epithelial transient receptor potential ankyrin 1(TRPA1)-dependent adrenomedullin upregulates blood flow in rat small intestine. Am J Physiol Gastrointest Liver Physiol 304：G428-436, 2013
6) Ohno T, et al：Rikkunshito, a traditional Japanese medicine, suppresses cisplatin-induced anorexia in humans. Clin Exp Gastroenterol 4：291-296, 2011
7) Seike J, et al：A new candidate supporting drug, rikkunshito, for the QOL in advanced esophageal cancer patients with chemotherapy using docetaxel/5-FU/CDDP. Int J Surg Oncol 2011：715623, 2011
8) Kaido T, et al：Impact of sarcopenia on survival in patients undergoing living donor liver transplantation. Am J Transplant 13：1549-1556, 2013
9) Hamaguchi Y, et al：Preoperative visceral adiposity and muscularity predict poor outcomes after hepatectomy for hepatocellular carcinoma. Liver Cancer 8：92-109, 2019
10) Kobayashi A, et al：Impact of sarcopenic obesity on outcomes in patients undergoing hepatectomy for hepatocellular carcinoma. Ann Surg 269：924-931, 2019
11) Okumura S, et al：Impact of skeletal muscle mass, muscle quality, and visceral adiposity on outcomes following resection of intrahepatic cholangiocarcinoma. Ann Surg Oncol 24：1037-1045, 2017
12) Okumura S, et al：Visceral adiposity and sarcopenic visceral obesity are associated with poor prognosis after resection of pancreatic cancer. Ann Surg Oncol 24：3732-3740, 2017

（海道利実）

VI

代表的な消化器がんリハビリテーション
診療の実際

1 食道がんにおけるリハビリテーション診療のポイントと取り組み

- 食道がんに対する食道切除再建術は手術侵襲が大きい術式であり，他の消化器がん手術と比較して術後合併症，特に肺炎，無気肺に代表される呼吸器合併症の発生頻度が高い[1]．
- 手術およびその後の日常生活に対する不安や術前の低栄養状態などが影響し，術後の運動耐容能の低下には対策が必要である．
- 進行食道がんに対する現在の標準治療には術前化学療法が含まれ[2]，治療期間が長くなることも術後の運動耐容能の低下につながる．
- 運動耐容能の低下は，術後の心肺合併症発生のリスクとなり，離床までの期間が延長し，術前の活動状態への早期回復の障害となっている．
- 食道がん周術期の運動療法を中心としたリハビリテーション診療は，今や必要不可欠となっている．筆者の施設の食道がんチームによる，「食道がん周術期早期離床プログラム」について概説する．

1 食道がんのリハビリテーション診療 （周術期早期離床プログラム）（図1）

- 術後早期回復は，医療スタッフ全員の共通した目標である．さまざまな周術期の対策を有機的に組み合わせた ERAS（Enhanced Recovery After Surgery）プロトコールが発信されて以来，各がん手術に応じてその考え方が急速に定着した（⇒ 19 頁，図 2 参照）．
- 食道がんに対する手術療法は最も根治性が高い治療法である．しかし，回復遅延の原因となる高

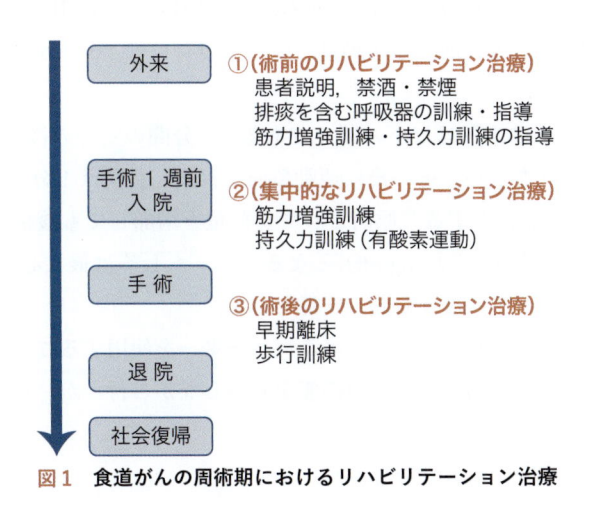

外来
① (術前のリハビリテーション治療)
　患者説明，禁酒・禁煙
　排痰を含む呼吸器の訓練・指導
　筋力増強訓練・持久力訓練の指導

手術 1 週前入院
② (集中的なリハビリテーション治療)
　筋力増強訓練
　持久力訓練 (有酸素運動)

手術
③ (術後のリハビリテーション治療)
　早期離床
　歩行訓練

退院

社会復帰

図1　食道がんの周術期におけるリハビリテーション治療

齢，喫煙・飲酒歴，手術の高侵襲性，高頻度の合併症などにより，ERAS プロトコールの内容に変化が生じる．

- 筆者の施設の「食道がん周術期早期離床プログラム」は，個別の心肺機能，併存症を考慮した柔軟性のあるリハビリテーション治療プログラムである．リスク因子として，「食道がん周術期早期離床プログラム」の未実施が多変量解析における単独因子として算出された（$P=0.04$；オッズ比＝3.94）[3]．
- 「食道がん周術期早期離床プログラム」では，患者やその家族をはじめ，全医療スタッフが合併症の発生機序を理解したうえで共通認識をもち，的確な運動療法や呼吸器の訓練を中心としたリハビリテーション治療を実施して術後の合併症予防につなげることが大切である．

▶ 術前指導

- 患者は外科から紹介されてリハビリテーション科を受診し，リハビリテーション科医から周術期のリハビリテーション治療の重要性について説明を受け，その後，入院までの自主訓練を実施する．
- 的確なリハビリテーション診断の後，禁煙禁酒，排痰指導，口すぼめやハフィングなどの呼吸器の訓練，筋力増強訓練，持久力訓練などを実施する．
- 筋力増強訓練と持久力訓練は主に階段昇降とスクワットを中心とするが，心肺機能および年齢などを考慮した内容とする．
- 具体的な訓練指導と並行し，看護師から術前オリエンテーションを行う．早期離床の重要性の理解を深めるとともに術後のイメージを伝える．ICT を用いて食道がん術後 1 日目の歩行の様子の動画を見せ，その状況のイメージを頭に入れてもらう．
- 歯科口腔ケアも初診時から開始する．

▶ 術直前の集中的なリハビリテーション治療（図 2）

- 手術の 1 週前に入院し，術前に集中的なリハビリテーション治療を行う．心肺機能などのリハビリテーション診断を行い，年齢も考慮しながら訓練内容を決定する．
- 心肺機能訓練（有酸素運動）では，米国スポーツ医学会が推奨するリズミカルな有酸素運動である自転車エルゴメーターを連続 30 分以上実施する[4]．負荷量はあらかじめ行った運動負荷試験の結果から予備心拍数（heart rate reserve；HRR）法を用い，70% HRR 強度の目標心拍数とする．また，高齢者，喫煙者，導入前から活動量の少ない場合には，50〜60% HRR 程度の強度を設定して訓練を行う．
- 自転車エルゴメーターの実際は以下の通りである．4 分間の安静の後，10 W を負荷した 2 分間のウォーミングアップを行い，その後に運動負荷を行う．負荷は 1 分ごとに 10 W のランプ負荷法を用い，50 駆動回転/分とする．原則として負荷量を増加しても酸素摂取量がそれ以上増加しない状態，すなわち頭打ち（leveling off）となるまで，もしくは最大心拍数が（220−年齢）/分に達するまで運動を続け，その後 4 分間の安静をとる．
- 自転車エルゴメーターの替わりにハンドエルゴメーターを使用することもある．
- 持久力訓練には階段昇降も用いる．心肺機能を考慮しながら行うが，基本的には高負荷，高頻度で行う．
- 持久力訓練と並行して呼吸器の訓練も行う．

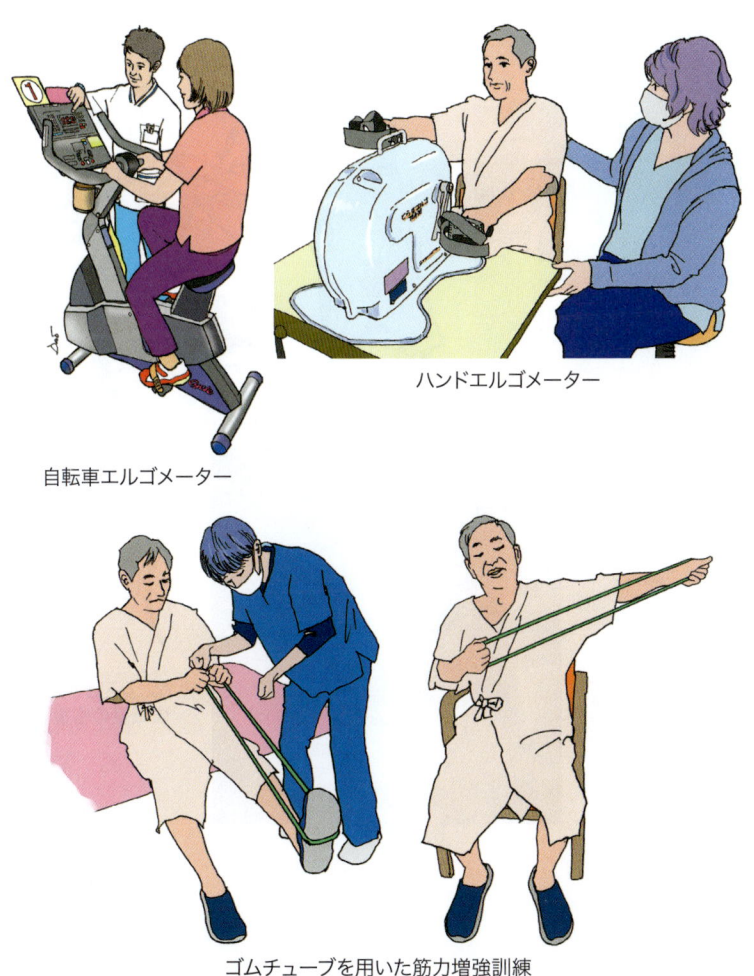

自転車エルゴメーター　　ハンドエルゴメーター

ゴムチューブを用いた筋力増強訓練

図2　術前の集中的なリハビリテーション治療

- 筋力増強訓練も積極的に行う．ゴムチューブなどを用いる訓練のほか，スクワット，ヒールレイズを50回×6セットを午前，午後の2回行い，1日600回を標準とする．抗重力筋，特に中殿筋および大腿四頭筋の筋力増強訓練を行う．

- 上記の訓練内容には「食道がん周術期早期離床プログラム臨床試験」（承認番号：第498号）を反映させ，各パラメーター（VO_2max，%肺活量，1秒量，1秒率，機能的残気量，% $FEV_{1.0}$，% DL_{CO}，PaO_2，$PaCO_2$）を測定した結果を優先している[5]．

▶術後のリハビリテーション治療（図3, 4）

- 術後はICUに入室となり，術後数時間後に抜管となる．バイタルサインに異常がなければ，手術翌日に一般病棟に転棟となり，術後のリハビリテーション治療が開始となる．また，同時に口腔ケアも始める．

- 腹腔鏡下手術やロボット支援下手術といった低侵襲手術は，術後のリハビリテーション治療を円滑に行ううえで有利である．

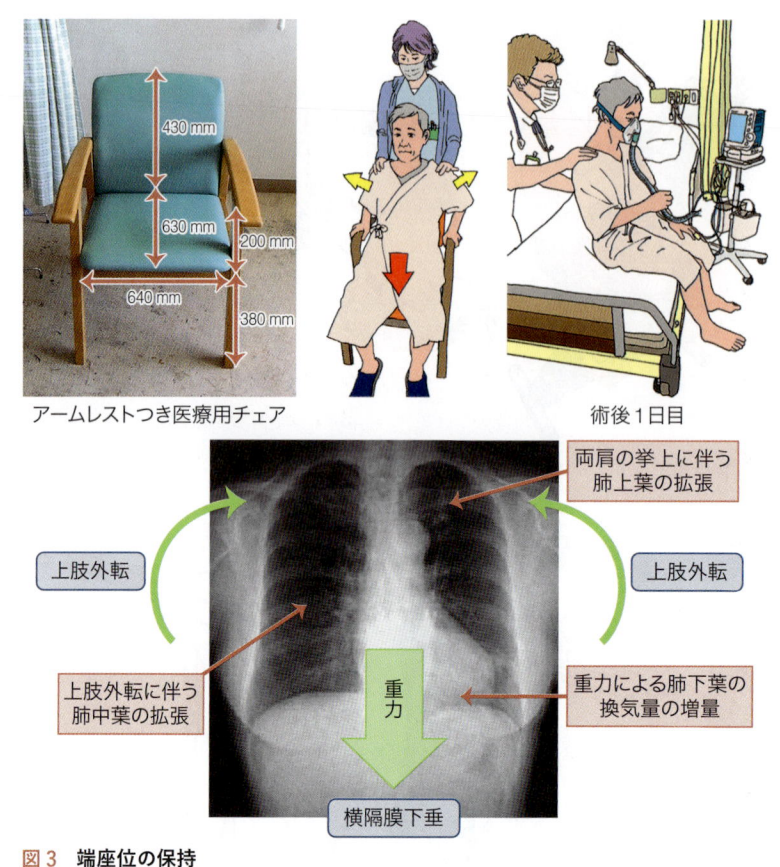

アームレストつき医療用チェア　　　　　　　　　　　　術後 1 日目

図3　端座位の保持

- 硬膜外麻酔と静脈麻酔を併用した疼痛コントロールを徹底する.
- 昼夜逆転の防止が重要であり, 睡眠時間のコントロールを行う. 筆者の施設ではデクスメデトミジンの夜間持続静脈内投与を標準としている.
- 術後 1 日目からアームレストつき医療用チェアを使用し, 端座位を保持することが重要である（図3）. 就寝時以外は, ベッド上の長座位ではなく椅子での端座位を基本とする.
- アームレストつき医療用チェアでは, 図3のように両上肢が外転して肺中葉が拡張し, 両肩挙上により肺上葉も拡張する. また, 深く座位を保持することで重力による横隔膜下垂が生じ, 肺下葉の換気量が増量する.
- 端座位では臥床による肺の沈下を防ぐことができ, 褥瘡の予防にもつながる. 加えて, 端座位は消化器が垂直位となり, 食道亜全摘後の患者には理想的である.
- ベッド上長座位と比較して, 端座位は下肢静脈圧が重力で低下するため, 静脈還流が減少する. そのため循環動態が安定し肺のうっ血は抑制される. また, 端座位を保持することで, 立位が容易になる.
- ベッド上長座位とは異なり, 頭位を下げることが少なくなり, 昼夜逆転が起こりにくい利点もある.
- 表1 に早期離床プログラム達成目標をまとめる. 術後 2 日目から介助なし歩行による歩行訓練（図4）, 術後 4 日目からリハビリテーション室での訓練開始を目標としている. 歩行訓練, 階段昇降, 呼吸器の訓練などを行う. 摂食嚥下障害がなければ, 術後 5 日目から経口摂取開始とな

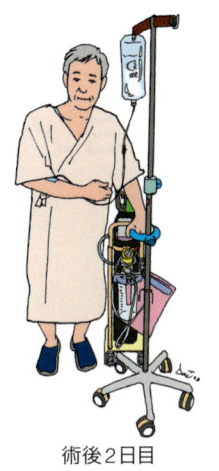

術後2日目

図4　歩行訓練

表1　食道がんの周術期早期離床プログラム

術後1日目	ICUから帰室 端座位保持 立位・歩行訓練
術後2日目	介助なし歩行による歩行訓練
術後4日目	リハビリテーション室での訓練
術後5〜7日目	飲水，経口摂取開始
術後14日目	退院

り，術後14日目の退院を目標としている．

参考文献

1) Ojima T, et al：Randomized clinical trial of landiolol hydrochloride for the prevention of atrial fibrillation and postoperative complications after oesophagectomy for cancer. Br J Surg 104：1003-1009, 2017

2) Ojima T, et al：Neoadjuvant chemotherapy with divided-dose docetaxel, cisplatin and fluorouracil for patients with squamous cell carcinoma of the esophagus. Anticancer Res 36：829-834, 2016

3) Nakamura M, et al：An analysis of the factors contributing to a reduction in the incidence of pulmonary complications following an esophagectomy for esophageal cancer. Langenbecks Arch Surg 393：127-133, 2008

4) Pollock ML, et al：The recommended quantity and quality of exercise for developing and maintaining cardiorespiratory and muscular fitness, and flexibility in healthy adults. Med Sci Sports Exe 30：975-991, 1998

5) 小池有美，他：胸部食道癌患者に対する術前心肺機能強化トレーニング効果に関する前向き研究．日消外会誌 43：487-494，2010

（尾島敏康・山上裕機）

2 胃がんにおけるリハビリテーション診療のポイントと取り組み

1 胃がん治療の現状

- 胃がんに対する開腹術では，術後の無気肺・肺炎や麻痺性イレウスなどの合併症が問題となる．
- 近年，胃がんに対する腹腔鏡下手術が増加し，2023 年には進行胃がんにおいても，多施設ランダム化比較試験（RCT）の長期成績が報告され，わが国での標準治療となった[1]．今後，低侵襲手術の比率はますます増加することが予想される．
- 腹腔鏡下手術では体壁侵襲の軽減，術後疼痛の抑制，腸管蠕動の促進，呼吸器合併症の減少などのメリットがある．実際，National Clinical Database（NCD）データを用いた腹腔鏡下手術における肺炎の発生率は 1.5% と低値であった[2]．
- 胃がんに対するロボット支援下手術も加速度的に増加している．筆者の施設を中心とした腹腔鏡下手術とロボット支援下手術の RCT において，ロボット支援下手術のほうが術後全合併症を減少させることが明らかとなった[3]．
- 低侵襲手術が全盛のなか，胃がんの周術期のリハビリテーション診療でポイントとなるのは「高齢者」と「肥満」である．
- 積極的な周術期のリハビリテーション治療が行われ，その治療効果が明らかにされている．

2 高齢者の胃がんにおけるリハビリテーション診療のポイント

- 高齢者ではフレイルやサルコペニアが術後合併症と関連のあることが明らかにされている．サルコペニア診断基準では，「筋力」「身体機能」「骨格筋量」の 3 つの項目で評価される（第Ⅲ章 3「術前のリハビリテーション診断」，⇒ 82 頁を参照）．
- また，高齢者では認知機能レベルの把握は重要である．認知機能評価としては MMSE（mini-mental state examination），DASC-21（dementia assessment sheet for community-based integrated care system-21 items）などがある．軽度の認知機能低下（BPSD）には不顕性であり，評価後明らかになることも少なくない．認知機能評価は治療計画に役立つ（表 1, 2）．
- 生活機能に関連する ADL の評価には FIM（functional independence measure）が用いられる．
- 術後は経口摂取量低下から体重減少が生じる．特に余力のない高齢者では ADL 低下に直結する．
- グレリンは食欲増進ホルモンとして知られ，主に胃から分泌されるが，幽門側胃切除で術前の 40%，胃全摘で術前の 12% に分泌量が低下する．六君子湯は活性型グレリンの分泌を増加させることで，体重減少の抑制や QOL を向上させることが期待できる漢方薬である[4]．また，経口グレリン様作用薬であるアナモレリンは現在，がん悪液質のみの保険適用であり，胃がん術後に

表 1　Mini-Mental State Examination（MMSE）

	質問内容	回答
1 （5点）	今日は何年ですか	年
	今の季節は何ですか	
	今日は何曜日ですか	曜日
	今は何月何日ですか	月 日
2 （2点）	ここは何県ですか	県
	ここは何市ですか	市
	ここはどこですか（施設名・建物名）	
	ここは何階ですか	階
	ここは何地方ですか（例 関東地方）	
3 （3点）	物品名 3 個（相互に無関係） 検者はものの名前を 1 秒間に 1 個ずつ言い，被検者に繰り返させる 正答は 1 個につき 1 点，その後，3 個すべて言うまで繰り返す（6 回まで） 何回繰り返したかを記す＿＿回	
4 （5点）	100 から順に 7 を引く（5 回まで各 1 点）	
5 （3点）	3 で示した物品名を再度復唱させる	
6 （2点）	（時計を見せながら）これは何ですか	
	（鉛筆を見せながら）これは何ですか	
7 （1点）	次の文章を繰り返す（1 回で正確に復唱できたら 1 点） 「みんなで，力を合わせて綱を引きます」	
8 （3点）	（3 段階の命令）（各段階で正しく作業できたら 1 点） 「右手にこの紙を持ってください」	
	「それを半分に折りたたんでください」	
	「机の上に置いてください」	
9 （1点）	（次の文章を読んでその指示に従ってください） 「目を閉じなさい」	
10 （1点）	（何か文章を書いてください）	
11 （1点）	（次の図形を書いてください）	
		合計得点

〔Folstein MF, et al："Mini-mental state". A practical method for grading the cognitive state of patients for the clinician. J Psychiatr Res 12（3）：189-198, 1975 より〕

表2　DASC-21
地域包括ケアシステムにおける認知症アセスメントシート（DASC）

1〜6：「まったくない」1点，「時々ある」2点，「頻繁にある」3点，「いつもそうだ」4点			
1	財布や鍵など，物を置いた場所がわからなくなることがありますか		記憶
2	5分前に聞いた話を思い出せないことがありますか		
3	自分の生年月日がわからなくなることがありますか		
4	今日が何月何日かわからないときがありますか		見当識
5	自分のいる場所がどこだかわからなくなることはありますか		
6	道に迷って家に帰ってこれなくなることはありますか		
7〜15：「問題ない」1点，「大体できる」2点，「あまりできない」3点，「まったくできない」4点			
7	電気やガスや水道が止まってしまったときに，自分で適切に対処できますか		問題解決 判断力
8	1日の計画を自分で立てることができますか		
9	季節や状況に合った服を自分で選ぶことができますか		
10	1人で買い物はできますか		家庭外 のIADL
11	バスや電車，自家用車などを使って1人で外出できますか		
12	貯金の出し入れや，家賃や公共料金の支払いは1人でできますか		
13	電話をかけることができますか		家庭内 のIADL
14	自分で食事の準備はできますか		
15	自分で，薬を決まった時間に決まった分量のむことはできますか		
16〜21：「問題ない」1点，「声かけや見守りを要する」2点，「一部介助を要する」3点，「全介助を要する」4点			
16	入浴は1人でできますか		身体的 ADL①
17	着替えは1人でできますか		
18	トイレは1人でできますか		
19	身だしなみを整えることは1人でできますか		身体的 ADL②
20	食事は1人でできますか		
21	家の中での移動は1人でできますか		
	DASC-18 合計（1〜18の合計）	点	
	DASC-21 合計（1〜21の合計）	点	

〔粟田主一：地域包括ケアシステムにおける認知症アセスメントシートDASCについて．平成25年度老人保健事業推進費等補助金「地域包括ケアシステムにおける認知症総合アセスメントの開発・普及と早期支援機能の実態に関する調査研究」報告書．pp134-144，2014より〕

ルーチンでは使用できないが，今後期待したい薬剤である．

❸ 肥満患者におけるリハビリテーション診療のポイント

- 近年，わが国において食生活の欧米化や運動不足から肥満人口が増加している．
- 今後，肥満患者の増加により，近位部胃がん，食道胃接合部がんが増加し，胃全摘術，噴門側胃切除術の増加が見込まれる．これらの手術は幽門側胃切除術と比べ，縫合不全や肺炎などの術後合併症の頻度が高い．きめ細かい周術期管理が必要となる．

- 肥満は深部静脈血栓塞栓症のリスク因子であり，予防的な術後の抗凝固薬が推奨されるとともに，運動療法を中心としたリハビリテーション治療の開始時には肺動脈血栓塞栓症を発症する可能性も念頭に置かなければならない．

- 急変の前兆（頻呼吸，呼吸困難，胸痛，意識レベル低下，SpO_2 低下，頻脈，血圧変動など）をとらえ，急変に至る前に Rapid Response System（院内迅速対応システム）を活用して早期に対応しなければならない．

- 肥満患者の手術ではリンパ節郭清や再建の手技の難易度がともに上がる．手術を安全に行うために，術前の減量が重要となる．筆者の施設では肥満が認められた場合，内科に依頼して，2週間程度の減量入院（運動療法と栄養療法）を行ったうえで手術を実施している．

- 約2か月の減量指導により約8％の良好な術前減量を達成できる．また，体成分分析装置（InBody®）を用いた検討により，骨格筋量を維持しながら，体脂肪量を減少させていることが明らかとなった（図1）．

- 肥満があると脂肪肝による肝腫大が認められるが，術前減量により肝臓体積が減少する．特に胃手術時に影響する外側区域ではより多くの体積減少が認められる（図1）．

❹ ERAS 概念に沿ったクリニカルパス

- 2005年，Fearon によるコンセンサスレビューによって ERAS（Enhanced Recovery After Surgery）と呼ばれる術後回復能力強化プログラムが，周術期のさまざまなエビデンスに基づいて作成され，その考え方が急速に普及した．

- 推奨される内容は22項目と多岐にわたるため，これらすべてを適応するのではなく，各項目の意義を理解し，そのエッセンスを活用していくことが望まれる．

- 日本外科代謝栄養学会の ESSENSE（Essential Strategy for Early Normalization after Surgery with patient's Excellent satisfaction）プロジェクトではわが国の実情に合わせて，「生体侵襲反応の軽減」「身体活動性の早期自立」「栄養摂取の早期自立」「周術期不安軽減と回復意欲の励起」の4つを重要なポイントとしてあげている．

- 筆者の施設では胃がん手術はほぼ100％低侵襲手術であり，「生体侵襲反応の軽減」に沿っている．患者指導は術前後に複数回行い，「栄養摂取の早期自立」「周術期不安軽減と回復意欲の励起」につなげている．「身体活動性の早期自立」に関しては術前・術後を通じ，筋力増強訓練や持久力訓練（有酸素運動）を中心とした運動療法を行い，呼吸器の訓練なども高密度で実施している．その効果は高齢者や肥満者などでより高まる．

- 胃がん手術のクリニカルパスを示す（表3）．リハビリテーション治療の内容は筋力増強訓練，歩行訓練，呼吸器の訓練である．術翌日からの離床を基本としている．

- 食道胃接合部がんで縦隔内に手術操作が及ぶ場合には，食道がん術後のプログラムに準じてリハビリテーション治療を施行している（食道がんの周術期早期離床プログラム，⇒ 237頁を参照）．

- 経鼻胃管の留置はなく，飲水は術翌日から開始する．

- 術後2日目に持続硬膜外麻酔チューブと尿バルーンカテーテルを抜去し，術後3日目に食事を再開する．腹部ドレーンはドレーン排液のアミラーゼ値で血清の3倍未満であれば抜去している．

- 術後5日目には末梢点滴を抜去し，ルートフリーとする．

- 今後，硬膜外麻酔を施行せず，神経ブロック，IV-PCA，アセトアミノフェン定期投与などを活用し

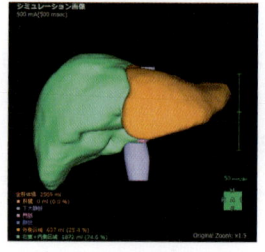

※ analyzed by SYNAPSE VINCENT®

術前減少量（kg）

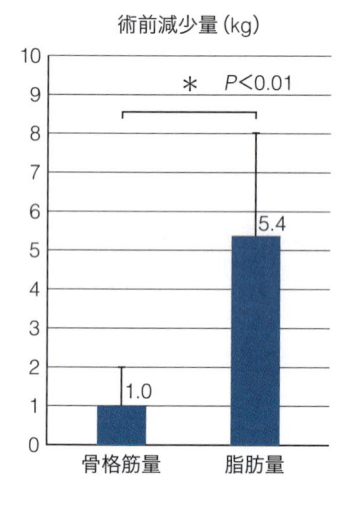

全肝体積（mL）

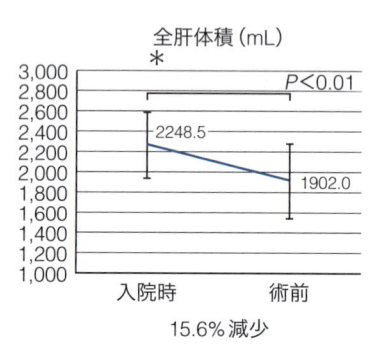

15.6%減少

外側区域体積（mL）

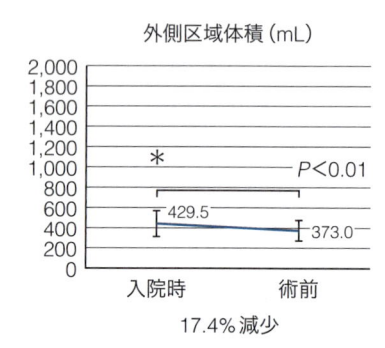

17.4%減少

図1　術前減量効果

表3　胃がん手術のクリニカルパス（筆者の施設）

術前	栄養指導 リハビリテーション治療の説明
術後0日目	経鼻胃管抜去（術直後）
術後1日目	飲水 立位・介助歩行
術後2日目	硬膜外チューブ抜去，尿道留置カテーテル抜去 病棟内歩行
術後3日目	経口摂取開始，腹部ドレーン抜去 リハビリテーション室での訓練
術後5日目	末梢静脈ルート抜去
術後7日目	栄養指導 退院

てドレーン留置を少なくして活動量を上げれば，さらなる術後回復促進につながる可能性がある．

🔵 **文献**

1) Etoh T, et al：Five-year survival outcomes of laparoscopy-assisted vs open distal gastrectomy for advanced gastric cancer. The JLSSG0901 randomized clinical trial. JAMA Surg 158：445-454, 2023

2) Yoshida K, et al：Surgical outcomes of laparoscopic distal gastrectomy compared to open distal gastrectomy：A retrospective cohort study based on a nationwide registry database in Japan. Ann Gastroenterol Surg 2：55-64, 2017

3) Ojima T, et al：Short-term outcomes of robotic gastrectomy vs laparoscopic gastrectomy for patients with gastric cancer：a randomized clinical trial. JAMA Surg 156：954-963, 2021

4) Takiguchi S, et al：Clinical application of ghrelin administration for gastric cancer patients undergoing gastrectomy. Gastric Cancer 17：200-205, 2014

（早田啓治・山上裕機）

3 結腸がんにおけるリハビリテーション診療のポイントと取り組み

1 リハビリテーション治療は合併症を減少させるだけでなく，予後も改善する

- 積極的な周術期のリハビリテーション治療が，大腸がん手術患者において術後身体機能の回復に有効であり，術後合併症の発生を抑制できる[1~3].
- Brown らは外科的切除を施行したステージⅢの大腸がんに対する身体活動の影響を報告している．9 代謝当量（METs）・時間/週以上の身体活動群の再発リスクは 9 METs 以下の群に比較して低く，身体活動が再発を予防することが示されている[4].
- Trépanier らは大腸がん手術を受けたステージⅢの患者で，術前のリハビリテーション治療を行った場合，生存率が有意に高くなることを報告している[5]．リハビリテーション治療ががんの予後の改善にも寄与していることが明らかになっている．

2 結腸がんのリハビリテーション診療のポイント

- リハビリテーション診療は，リハビリテーション科医，外科医，他科の医師，専門職，看護師からなるリハビリテーション医療チームで取り組む必要がある．
- 術前から術後にかけて，病状，状況が変化するなかで，的確なリハビリテーション診断を行いながら安全で適切なリハビリテーション治療を実施していく．そのためにはリハビリテーション医療チームでしっかりと情報を共有しなければならない．術後合併症の予防，早期の離床，早期の退院，早期の社会復帰につながるリハビリテーション治療を行う（図1）.

▶術前のリハビリテーション治療

- 60 歳以上で待機的大腸がん手術を予定している場合，初診の段階からリハビリテーション科を受診し，術前のリハビリテーション治療を開始する．
- リハビリテーション科医の診察により，日常の生活状態やリスクに合わせて個別のリハビリテーション処方が作成される．自主訓練が指導されるが，本人だけでは難しい場合には家族に対する指導も必要となる．
- がんと診断されると，安静にしなければと思い込んで運動をやめてしまう場合が少なからずある．活動量が減少すると体力低下につながり術後合併症のリスクが上昇する．術後の化学療法にも影響が出る．

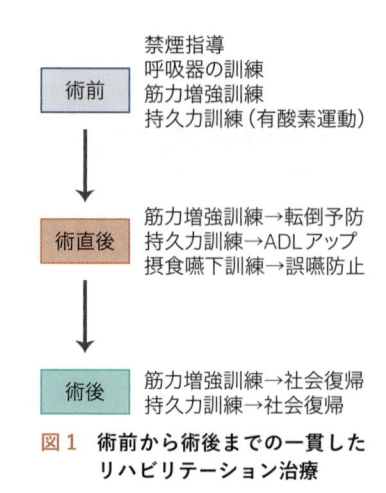

図1 術前から術後までの一貫した リハビリテーション治療

- 禁忌以外は積極的にリハビリテーション治療を行う.
- 初診日に血液生化学検査，心電図検査，呼吸機能検査，胸腹部X線を行い，術後合併症のリスク因子について検討し，リハビリテーション科医と消化器外科医が情報共有し，リハビリテーションプログラムの内容を決定する.
- 喫煙者には必ず禁煙するように指導する.
- 呼吸器のハイリスク要因がある場合は，機器を用いた訓練，腹式呼吸訓練，ハフィングなどをより積極的に行う.喘息，肺気腫などの併存症がある場合は専門医にコンサルトする.
- 術直前2週間の集中的な高負荷のリハビリテーション治療は効果的である.
- 肥満のある場合は特に術前のリハビリテーション治療が大切になる.
- 患者の認知機能に問題がある場合が少なくない.認知機能の低下があると不穏やせん妄が生じやすいが，入院前に高齢者では DASC-21（dementia assessment sheet for community-based integrated care system-21 items：地域包括ケアシステムにおける認知症アセスメントシート）や MMSE（mini-mental state examination：ミニメンタルステート検査）を用いて問診を行い，認知機能低下の有無を確認しておく（⇒ 243，244頁，**表1，2**）.
- 認知機能の低下がある場合は，可能な範囲になるが家族の協力が助けになる.
- 筆者の施設では認知症サポートチーム（DST）にコンサルトし，術前・術後のリハビリテーション治療が円滑に行えるようにサポートを受けている.また，必要に応じて神経精神科の医師にコンサルトする.

▶術直後のリハビリテーション治療

- 術翌日からの早期離床がポイントになる.リハビリテーション医療チームで安全に術直後の離床から始まるリハビリテーション治療を行っていく.
- 高齢の場合，運動機能に個人差が大きく，術前から歩行に難渋していることもある.そのような場合は，端座位を優先させて歩行訓練は急がない.
- 術翌日から経口水分摂取の再開を目指す.
- 術前から摂食嚥下機能の低下がある場合，全身麻酔での気管内挿管や胃管留置などの影響を考慮

し，術後初回の飲水時のみならず，経口摂取時には誤嚥に常に注意を払う．

- 術前から摂食嚥下機能の低下を認めない患者でも同様に注意が必要である．
- 摂食嚥下障害がある場合には，速やかに間接・直接の摂食嚥下訓練を行う．
- 誤嚥性肺炎などの合併症も要注意であるが，経口摂取が十分に進まない場合は栄養状態が低下する．低栄養はいろいろな合併症を引き起こす大きな要因となる．
- 経鼻栄養チューブによる経管栄養，CV カテーテル留置による高カロリー輸液なども患者の併存症や全身状態を考慮しながら積極的に進めていく．
- 術後の回復状態，患者の併存症の状態を見ながら，筋力増強訓練と持久力訓練などを再開する．少しでも早い社会復帰を見据えて，術直後から着実に訓練を進めていくことが重要である．
- 術後の不穏やせん妄なども忘れてはならない．高齢者は環境の変化に弱く，術後のストレスも加わるため術後にこのような精神症状が出現する．リハビリテーション治療を行ううえで大きな支障になる．
- 術前の認知機能評価質問票をもとに，必要に応じて術前から認知症サポートチームや神経精神科の医師にコンサルトを行い，急性期の対処法を十分に準備しておく．
- 術直後は点滴やドレーンなどのラインがたくさん留置されている．これらの抜去事故が起こらないよう確認しておく．また，患者自身の意欲とは裏腹に身体能力は落ちている．転倒などの事故の防止に留意する．

▶ 術後のリハビリテーション治療

- 術後のリハビリテーション治療では，急性期から回復期や生活期に向けた取り組みがポイントになる．
- 高齢になると併存症の有無なども含め，個人差が大きい．リハビリテーション医療チームの構成員がしっかりと連携して，より安全に確実に社会復帰へつなげていくことが重要である．生活期ではかかりつけ医の存在がポイントになる．
- がんの予後が改善されている現在では，術後の経過観察は長期にわたる．治療経過やがんの状態のみでなく患者の生活にも注意を払う必要がある．社会復帰の状況をサポートする取り組みも必要である．

文献

1) Li C, et al：Impact of a trimodal prehabilitation program on functional recovery after colorectal cancer surgery：a pilot study. Surg Endosc 27：1072-1082, 2013
2) Gillis C, et al：Prehabilitation versus rehabilitation：a randomized control trial in patients undergoing colorectal resection for cancer. Anesthesiology 121：937-947, 2014
3) Mayo NE, et al：Impact of preoperative change in physical function on postoperative recovery：argument supporting prehabilitation for colorectal surgery. Surgery 150：505-514, 2011
4) Brown JC, et al：Association between physical activity and the time course of cancer recurrence in stage III colon cancer. Br J Sports Med 57：965-971, 2023
5) Trépanier M, et al：Improved disease-free survival after prehabilitation for colorectal cancer surgery. Ann Surg 270：493-501, 2019
6) 辻　哲也：がんのリハビリテーション診療ガイドライン．金原出版, 2019

（岩本博光）

4 直腸がんにおけるリハビリテーション診療のポイントと取り組み

1 直腸がんのリハビリテーション診療（周術期早期離床プログラム）

- 術前のリハビリテーション治療・術直後の集中的なリハビリテーション治療，術後のリハビリテーション治療については，第VI章 1「食道がんにおけるリハビリテーション診療のポイントと取り組み」（⇒ 237 頁）を参照していただきたい．

2 直腸がん手術の合併症

- 直腸がんの術後合併症として肺炎，腸閉塞，尿路感染，創感染などがあげられるが，最も重篤なのは縫合不全である．
- 縫合不全は約 10％に発症し致死的な経過をたどるため，縫合不全のリスクが高い場合には一時的な人工肛門（ストーマ）を造設されることが多い．
- 直腸がん手術特有の機能的な合併症としては，排尿機能低下，性機能低下に加えて排便機能低下があげられる．吻合を伴う手術〔低位前方切除術や内肛門括約筋切除術（ISR）〕においては，低位前方切除後症候群（low anterior resection syndrome；LARS）と呼ばれる頻便や失禁などの排便機能低下が大きな問題となる．
- LARS では術後 1 年を経過しても排便機能に関わるさまざまな問題を抱え，特に QOL の低下につながる排便逼迫感（トイレに駆け込みたくなる状況）は術後 45％にみられる[1]（表1）．

3 低位前方切除後症候群（LARS）（図1）

- LARS は，5 項目による簡便な質問票で点数化され，major LARS，minor LARS，no LARS に分類される．各種の治療を行う．
- LARS に関しては大部分の症例では術後 2 年くらいまでは緩やかな症状の改善を認めるが，QOL の低下が著しいときが少なからず存在する．
- 薬物療法では，整腸薬，ロペラミドなどの止痢薬，ポリカルボフィルカルシウムなどの膨張性薬剤が使用されるが効果は限定的であることが多い．
- 便を軟化させる香辛料や高脂肪食の制限や繊維性食物の摂取増加などの食事指導も行われる．
- バイオフィードバック療法，骨盤底筋体操，経肛門的洗腸療法も考慮される．それでも効果がない場合は仙骨神経刺激療法も選択肢である．
- LARS に対する仙骨神経刺激療法は，一定の有効性を示す報告もあるが，刺激装置の埋め込みを

表1 直腸がん切除後の排便状況

	術後3か月	術後1年
1日4回以上	52%	47%
ガスと便の区別可能	84%	94%
便調節薬が必要	30%	33%
夜間便漏れ	16%	8%
おむつ（当てもの）使用	46%	30%
排便後のすっきり感なし	59%	49%
排便時間10分以内	78%	70%
夜間の排便	37%	30%
排便逼迫感	62%	45%

（Matsuda K, et al：Randomized clinical trial of defaecatory function after anterior resection for rectal cancer with high versus low ligation of the inferior mesenteric artery. Br J Surg 102：501-508, 2015 より）

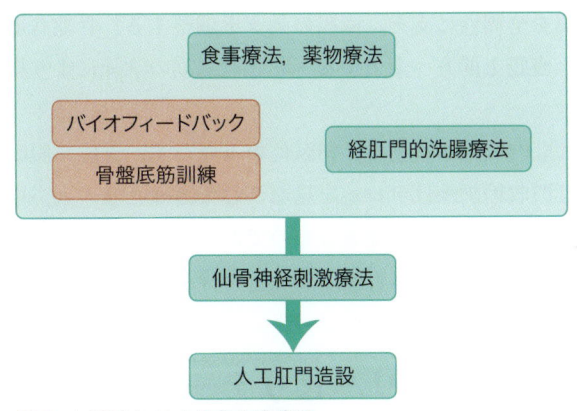

図1　LARS に対する主な治療法

伴う侵襲的なものであり，リスク・ベネフィットを考慮する．
- 排便機能低下が続き，著しく QOL が低下している際は人工肛門の造設も検討される．

❹ バイオフィードバック療法 （図2）

- 排便機能のプロセスを制御する方法を習得させる治療法である．モニターを利用しながら，制御情報を視覚や聴覚でとらえる．便失禁や尿失禁の治療に用いられる．
- 肛門は無意識に収縮をコントロールしている不随意筋である内肛門括約筋と意識的に収縮をコントロールできる随意筋である外肛門括約筋で構成されている．術後は意識的に肛門括約筋を収縮させることで，排便コントロールを行うように指導するが，うまくイメージができない場合がある．それを改善するためにバイオフィードバック療法が行われる．
- 具体的には，患者の肛門内へ圧測定器を留置し，肛門括約筋が収縮することによる圧波形の変化をモニター上で視認することで，自身で肛門収縮のイメージを持てるように訓練を行う（図2）．

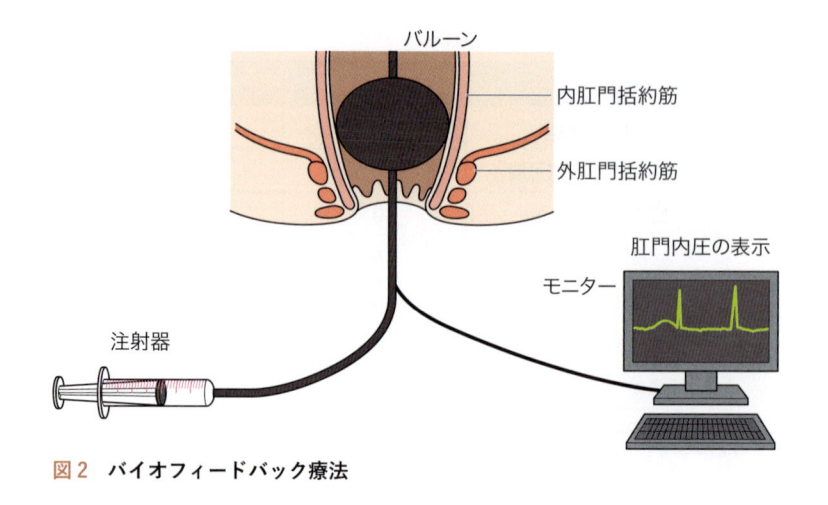

図2 バイオフィードバック療法

❺ 骨盤底筋訓練

- 骨盤底筋は下部直腸を全周性に支え，直腸の動きを調整する．骨盤底筋の一部である恥骨直腸筋は収縮することで，直腸を前方へ牽引する．恥骨直腸筋の訓練により排便をコントロールしやすくなる．
- さまざまな体勢での肛門収縮が有効で，仰臥位のみならず，立位，腹臥位，座位による肛門収縮訓練が行われる．肛門収縮訓練はテレビを見ながらであったり，入浴中にであったりと個人の日常生活の中に容易に組み込むことができるものであり，指導が重要である．
- 排便には肛門括約筋のみならず腹筋も使用する．全身的な筋力増強訓練も有効とされる．

❻ 排便機能低下に対するリハビリテーション治療の効果

- 排便機能低下に対して骨盤底筋の筋力増強訓練やバイオフィードバック療法の併用が有用である．
- しっかりとしたリハビリテーション治療プログラムにより排便機能の回復が期待できることが報告されている[2]．

🔖 文献

1) Matsuda K, et al：Randomized clinical trial of defaecatory function after anterior resection for rectal cancer with high versus low ligation of the inferior mesenteric artery. Br J Surg 102：501-508, 2015
2) Harji D, et al：A novel bowel rehabilitation programme after total mesorectal excision for rectal cancer：the BOREAL pilot study. Colorectal Disease 23：2619-2626, 2021

（松田健司）

5 肝がんにおけるリハビリテーション診療のポイントと取り組み

1 肝細胞がんの特徴

- 肝細胞がんでは，慢性肝疾患に罹患していることが多く，肝機能は低下している．そのため，エネルギーの貯留機能が低下し，エネルギー源として筋のタンパク質が供給されるようになる．結果として，慢性肝疾患を有している場合は，筋量が減少しやすくなる．
- 肝細胞がんの主たる原因であるB型・C型慢性ウイルス性肝炎が，抗ウイルス薬の登場により制御・治癒が可能となり，ウイルス性肝炎あるいは肝硬変自体の長期予後が得られるようになってきた．
- この結果，図1に示されるように，近年の肝細胞がん患者は高齢化が著しく，約半数が後期高齢者となっている．さらに近年は，非ウイルス性肝炎由来の肝細胞がん患者も増えつつある．その多くは，metabolic dysfunction-associated steatotic liver disease（MASLD）/metabolic dysfunction-associated steatohepatitis（MASH）を由来とする慢性肝障害からの発がんである．MASLD/MASHでは肥満・耐糖能障害が背景にあるため，耐糖能障害に起因する血管病変・循環器障害が併存していることが多く見受けられる．
- 一般に筋量の減少において，加齢のみが原因となるものを一次性サルコペニア，腫瘍による消耗

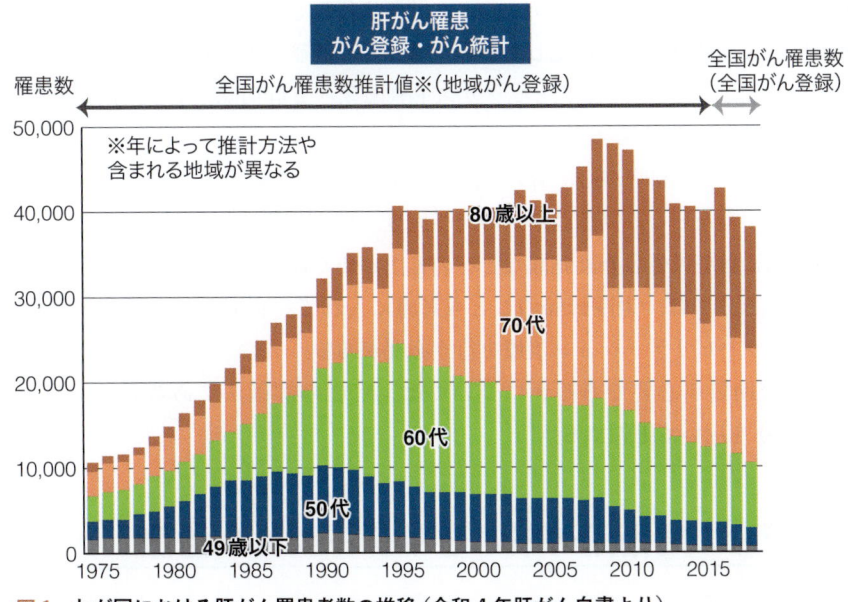

図1　わが国における肝がん罹患者数の推移（令和4年肝がん白書より）

253

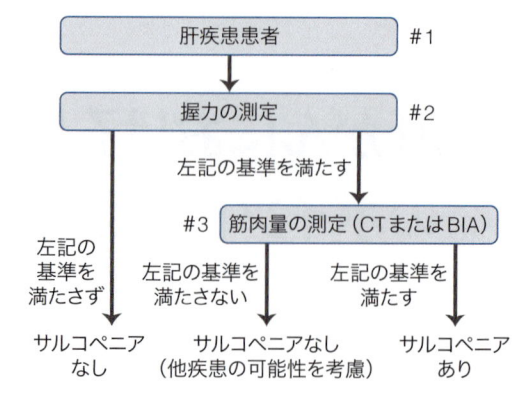

		JSH
CT	男性：42 cm² /m²	
	女性：38 cm² /m²	
BIA	男性：7.0 kg/m²	
	女性：5.7 kg/m²	
握力	男性：<28 kg	
	女性：<18 kg	

BIA：生体電気インピーダンス法

左上記のカットオフ値は，今後の検討により変更がありうる．

#1．肝疾患関連のサルコペニアは，肝疾患患者において筋肉量の減少と筋力低下を来した状態と定義する．
#2．握力測定に関しては，スメドレー式握力計を用いた新体力テストに準ずる．
#3．CT面積は第三腰椎（L 3）レベルの筋肉量を原則として採用する．今回のデータは筋肉量計測ソフトを用いて導かれたデータを採用した．筋肉量計測ソフトを持たない施設においては簡易法としてL 3 レベルでの腸腰筋の長軸×短軸の左右合計（カットオフ値：男性 6.0 cm² /m²，女性 3.4 cm² /m²）やmanual trace 法によるPsoas muscle index（カットオフ値：男性 6.36 cm² /m²，女性 3.92 cm² /m²）を用いてもよい．これらのカットオフ値は今後の検討により変更がありうる．

図2　日本肝臓学会が提唱するサルコペニアの判定基準（第 2 版）
〔日本肝臓学会 編「肝疾患におけるサルコペニア判定基準（第 2 版）」2021 年
https://www.jsh.or.jp/medical/guidelines/jsh_guidlines/sarcopenia.html（2024 年 9 月閲覧）〕

状態・慢性肝障害に伴う栄養障害が原因となるものを二次性サルコペニアと呼称するが，最近の肝細胞がん患者は，その複合状態にあるといえる．

❷ 高齢肝細胞がんの術前診断（評価）

- 腫瘍の状態や，背景に存在する慢性肝障害の状態を把握するとともに，加齢に伴う筋量の減少および筋力の低下（サルコペニア状態）や，運動機能・認知機能低下（フレイル状態）も評価して，術前の活動状態に対するリハビリテーション診断を行う必要がある．
- 日本肝臓学会より肝臓疾患に特化したサルコペニアの評価基準が示されている（図 2）．
- フレイルの評価法である「基本チェックリスト」（図 3a）と肝切除治療の周術期成績の関連性を前向きに検討した．
- 高齢（65 歳以上）の肝細胞がんにおいて，フレイル状態と判断された場合，呼吸器・循環器系合併症や術後せん妄などの周術期合併症の発生頻度が高まる傾向にあった．また，退院転帰において，療養目的に自宅以外の介護施設などへの転出が多くなる傾向にあった（図 3b）[1]．
- 手術療法にあたっては，退院転帰のことも考慮に入れて，サルコペニア・フレイル状態を評価し，周術期のリハビリテーション治療を行う必要がある．
- どれだけの介助量が必要であるかについては，ADL の評価法である FIM（functional independence measure）を用いて把握する．

❸ 肝細胞がんの周術期のリハビリテーション治療

- 肝細胞がんの周術期のリハビリテーション治療は，フレイル・サルコペニア状態に対するリハビ

a

基本チェックリスト

No.	質問項目	回答（いずれかに○をお付け下さい）	
1	バスや電車で 1 人で外出していますか	0.はい	1.いいえ
2	日用品の買い物をしていますか	0.はい	1.いいえ
3	預貯金の出し入れをしていますか	0.はい	1.いいえ
4	友人の家を訪ねていますか	0.はい	1.いいえ
5	家族や友人の相談にのっていますか	0.はい	1.いいえ
6	階段を手すりや壁をつたわらずに昇っていますか	0.はい	1.いいえ
7	椅子に座った状態から何もつかまらずにたちあがっていますか	0.はい	1.いいえ
8	15 分くらい続けて歩いていますか	0.はい	1.いいえ
9	この 1 年間に転んだことがありますか	1.はい	0.いいえ
10	転倒に対する不安は大きいですか	1.はい	0.いいえ
11	6 ヵ月間で 2〜3 kg 以上の体重減少がありましたか	1.はい	0.いいえ
12	身長　　cm　体重　　kg（BMI＝　　　　　X注）		
13	半年前に比べて固いものが食べにくくなりましたか	1.はい	0.いいえ
14	お茶や汁物等でむせることがありますか	1.はい	0.いいえ
15	口の渇きが気になりますか	1.はい	0.いいえ
16	週に 1 回以上は外出していますか	0.はい	1.いいえ
17	昨年と比べて外出の回数が減っていますか	1.はい	0.いいえ
18	周りの人から「いつも同じことを聞く」などの物忘れがあるといわれますか	1.はい	0.いいえ
19	自分で電話番号を調べて，電話をかけることをしていますか	0.はい	1.いいえ
20	今日が何月何日かわからない時がありますか	1.はい	0.いいえ
21	（ここ 2 週間）毎日の生活に充実感がない	1.はい	0.いいえ
22	（ここ 2 週間）これまで楽しんでやれていたことが楽しめなくなった	1.はい	0.いいえ
23	（ここ 2 週間）以前は楽にできていたことが今ではおっくうに感じられる	1.はい	0.いいえ
24	（ここ 2 週間）自分が役に立つ人間だと思えない	1.はい	0.いいえ
25	（ここ 2 週間）わけもなく疲れたような感じがする	1.はい	0.いいえ

（注）BMI（＝体重（kg）÷身長（m）÷身長（m））が 18.5 未満の場合に該当とする.

b

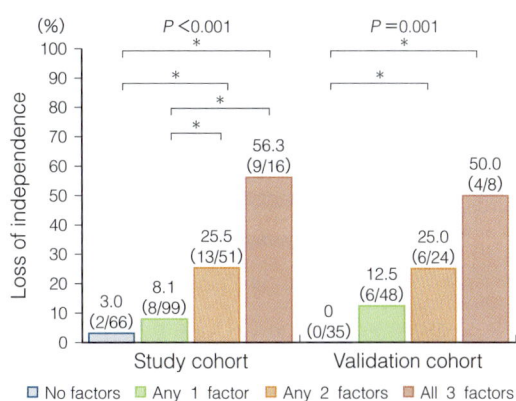

factor：フレイル，76歳以上，開腹手術

図 3 **厚生労働省作成の基本チェックリスト（a）と，チェックリスト点数と術後の自立性喪失（介護施設などへの転出）の相関（b）**

（Tanaka S, et al：Preoperative risk assessment for loss of independence following hepatic resection in elderly patients：a prospective multicenter study. Ann Surg 274：e253-e261, 2021 より）

リテーション治療に置き換えられる.

術前のリハビリテーション治療の有用性

- 消化器がんにおいては，手術待機中に心肺機能強化・下肢筋力強化を行うことで，術後合併症の発生頻度が低くなることが明らかにされている[2]．これが，消化器がんにおける術前リハビリテーション治療の主たる目的となる.

- また，術後の早期離床は術後合併症の軽減につながる．術前から患者とその意識を共有することも重要である.

- 術直後に慣れていないリハビリテーション治療を行うと，疼痛も伴い患者の不安が大きくなる．これに対し，術前からリハビリテーション治療を行うことで，術直後のリハビリテーション治療の意義が理解され，術直後のリハビリテーション治療の再開が円滑になる.

- 術前待機期間中は，自宅生活が継続されるが，自宅での自主訓練としては，筋力増強訓練・歩行訓練・呼吸器の訓練があげられる.

- 特に，肝臓の手術は上腹部手術となるので，術後無気肺になりやすい．腹式呼吸を取り入れることで，肺全体を膨らますことができるようになり術後無気肺の予防につながる．このような観点からも，訓練内容を指導するとよい.

- 他方，肝細胞がんでは，慢性肝機能障害に伴う栄養障害が併存している．このため，筋から供給

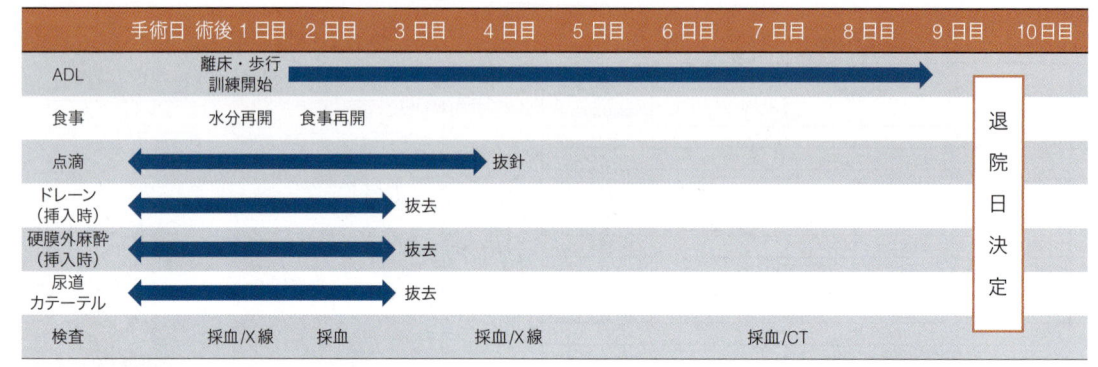

図4　肝切除後のクリニカルパス（筆者の施設）
術後7日目の検査結果をみて，退院の日程を決定する．

されるタンパク質（アミノ酸）がエネルギー源となる傾向にある．この結果，肝細胞がんではサルコペニアになりやすいのであるが，術前リハビリテーション治療を行う際には，分岐鎖アミノ酸（BCAA）の補給・処方も含めた栄養療法を行う．

▶ERAS を意識したクリニカルパスと術後のリハビリテーション治療

- ERAS とは，Enhanced Recovery After Surgery の略語で，フレイル・サルコペニア状態の患者では，長期臥床で容易に筋量が落ちてくるので，早期離床を目指した周術期管理が重要となる．
- 肝切除後のクリニカルパスの概要を示す（図4）．術後リハビリテーション治療の内容は，術前と同様に筋力増強訓練・歩行訓練・呼吸器の訓練である．翌日からの離床・歩行訓練の開始を基本としている．
- 肝臓の手術に特有な合併症である右胸水貯留に対しては，利尿薬の処方とともに腹式呼吸を取り入れた呼吸器の訓練を行う．
- 消化管再建がない場合は，翌日から経口水分摂取と食事を再開する．栄養点滴ラインは術後4日目を目安に抜去する．
- ドレーンは，術後出血や胆汁漏などの合併症発生の可能性が低い場合は留置しない．留置例であってもドレーンの早期抜去を心掛け，術後3日目のドレーン排液ビリルビン値を測定し，血清価の3倍未満であれば，それ以降の胆汁漏発生の可能性は低いと判断し抜去する．
- 術後疼痛管理としては，硬膜外麻酔・経静脈患者管理鎮痛（intravenous patient controlled analgesia；IV-PCA）での管理が標準的に行われる．近年は，鏡視下手術が主流となってきたため，術後疼痛管理で難渋することはなくなった．

▶周術期のリハビリテーション治療における留意点

- 上述の通り，術直後から術後4日目頃までは，点滴やドレーンなどの留置ラインが多いので，リハビリテーション治療中の抜去がないように，留置ラインを整理してリハビリテーション治療を行う．
- 術後疼痛鎮静として硬膜外麻酔が実施されている間は，血管拡張作用があるため，起立性低血圧

を起こすおそれがある．このため，起立直後は血圧が安定しているか確認したうえで，歩行訓練を始める必要がある．

- 非常にまれではあるが，リハビリテーション治療開始直後に深部静脈血栓症による肺動脈血栓塞栓症が発症する可能性がある．長期臥床により下肢の静脈に形成された血栓が流出し，肺動脈が閉塞する病態であり，急激な酸素飽和度の低下・ショック状態・呼吸困難・胸痛・失神などの重篤な症状をきたし，時に心停止に至る．これらの症状が認められた場合は，即座に Rapid Response System[3] を活用する必要がある．

文献

1) Tanaka S, et al：Preoperative risk assessment for loss of independence following hepatic resection in elderly patients：a prospective multicenter study. Ann Surg 274：e253-e261, 2021
2) Kitahata Y, et al：Intensive perioperative rehabilitation improves surgical outcomes after pancreaticoduodenectomy. Langenbecks Arch Surg 403：711-718, 2018
3) Sento Y, et al：The characteristics, types of intervention, and outcomes of postoperative patients who required rapid response system intervention：a nationwide database analysis. J Anesth 35：222-231, 2021

（上野昌樹）

6 膵がんにおけるリハビリテーション診療のポイントと取り組み

① 膵がんにおけるリハビリテーション診療の意義

- 若年者と比較して高齢者では，高血圧や糖尿病などの術前併存疾患の存在，主要臓器機能・免疫能・栄養状態の低下が認められることがある．このことは術後合併症のハイリスク因子となる．
- 膵臓手術で行われる膵頭十二指腸切除術（pancreaticoduodenectomy；PD）の手術侵襲は大きく，術後合併症率は 30〜50％と高率である．
- PD の在院死は 2.8％あり，年齢は PD 術後在院死の危険因子の 1 つとしている[1]．
- 2012 年欧州静脈経腸栄養学会（ESPEN）から，PD に対して科学的根拠に基づいた術後の回復能力を強化するために術後回復能力強化プログラム（Enhanced Recovery After Surgery；ERAS）が提唱された[2]．
- ERAS の導入は周術期管理の標準化・効率化による入院期間短縮・コスト削減を図ると同時に，術後合併症率の低減・安全性向上を目指すことを目的としている．
- ERAS では「術後早期離床は呼吸機能の改善や蠕動運動（腸の運動）促進，手術創治癒促進などの効果がある」として，術後の「早期離床」を提唱している．
- 「障害が起こる前」に的確な診断のうえに機能強化を実施して予防を行っていくという考え方は重要である（図 1）．手術前の運動療法は注目されている．
- 日本リハビリテーション医学会で作成された「がんのリハビリテーション診療ガイドライン第 2 版」[3]では「消化器がんで腹部手術を行う予定の患者に対して，術前にリハビリテーション治療（運動療法，呼吸リハビリテーション）を行うことは，行わない場合に比べて推奨されるか？」というクリニカルクエスチョンに対して，「消化器がんで腹部手術を行う予定の患者に対して，術前にリハビリテーション治療（運動療法，呼吸リハビリテーション）を行うことを提案する」が

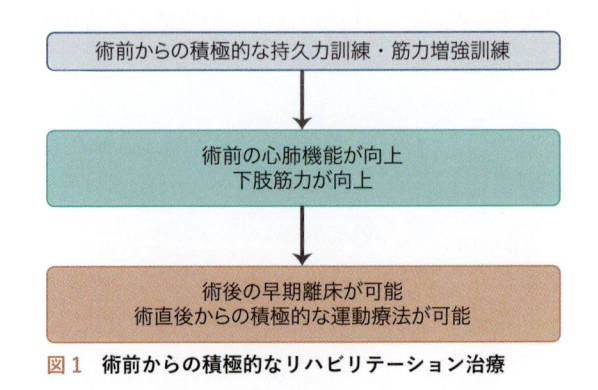

図 1 術前からの積極的なリハビリテーション治療

表1　膵頭十二指腸切除における術前運動療法の効果

	術前運動療法なし (n＝254)	術前運動療法あり (n＝341)	*P* value
膵液瘻 grade A/B/C	46/21/3	74/38/10	
grade B＋C	24 (9.4%)	48 (14.1%)	0.0987
胃内容排泄遅延 grade A/B/C	8/11/11	13/8/8	
grade B＋C	22 (8.7%)	16 (4.7%)	0.061
腹腔内膿瘍	24 (9.4%)	38 (11.1%)	0.5873
腹腔内出血	3 (1.2%)	12 (3.5%)	0.1115
創感染	6 (2.4%)	12 (3.5%)	0.6286
術後肺炎	11 (4.3%)	3 (0.9%)	0.0058
在院死亡	3 (1.2%)	3 (0.9%)	0.6977

（Kitahata Y, et al：Intensive perioperative rehabilitation improves surgical outcomes after pancreaticoduodenectomy. Langenbecks Arch Surg 403：711-718, 2018 より）

推奨度 2C（弱い推奨）となっている．

- 術後合併症対策のための術前運動療法に関する後方視的臨床研究では，2003〜2014 年に膵頭十二指腸切除術を 576 例施行した患者において，周術期管理として 2009 年以降，術前運動療法を導入した患者と導入前の患者において術後合併症を比較した．その結果，術前運動療法が膵頭十二指腸切除術後呼吸器合併症および術後在院日数を減少させることが示された[4]（**表1**）．

② 膵がん手術におけるリハビリテーション治療の実際

- がんの周術期のリハビリテーション治療の考え方では，術前からの積極的な心肺機能の持久力訓練（有酸素運動）や筋力増強訓練を導入することによって，術前に心肺機能を含めた体力の向上が図れる．これにより，高難度手術後の体力低下から早期に回復させることができる．術前から心肺機能強化と筋力増強を行うことによって術後経過の改善が期待できる（**図2**）．
- 初診時から手術に向けた外科とリハビリテーション科との診療協力が大切であり，外来の時点で患者に応じた術前の運動療法をリハビリテーション科医が処方する（**図3**）．
- リスクが高い場合（高齢者，肥満，心疾患の既往，呼吸機能障害など）は 1 週間以上，術前リスクのない場合も術前に 1 週間の入院期間を設ける．心肺機能の持久力訓練（有酸素運動）（**図4**）や筋力増強訓練を集中的に行う．
- 膵がんにおいて術後の化学療法は予後延長のため必要である．膵がんに対する術後リハビリテーション治療プログラムに基づいた運動療法を併用した化学療法では，術後 S-1 化学療法の完遂率を 93% に改善させている[5]．
- 術後の運動療法開始前と 6 か月後の体成分分析装置による測定と血液生化学検査の結果では，身体の成分比率が向上して，栄養指標は改善していた（**図5**）[5]．
- 離床開始前からこれらの項目があてはまる場合は起立性低血圧や状態変化の可能性があると考

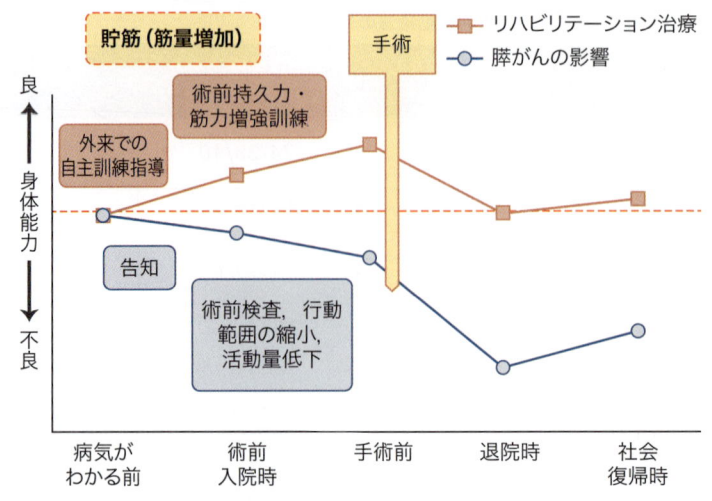

図2 がん周術期患者の身体能力の変化

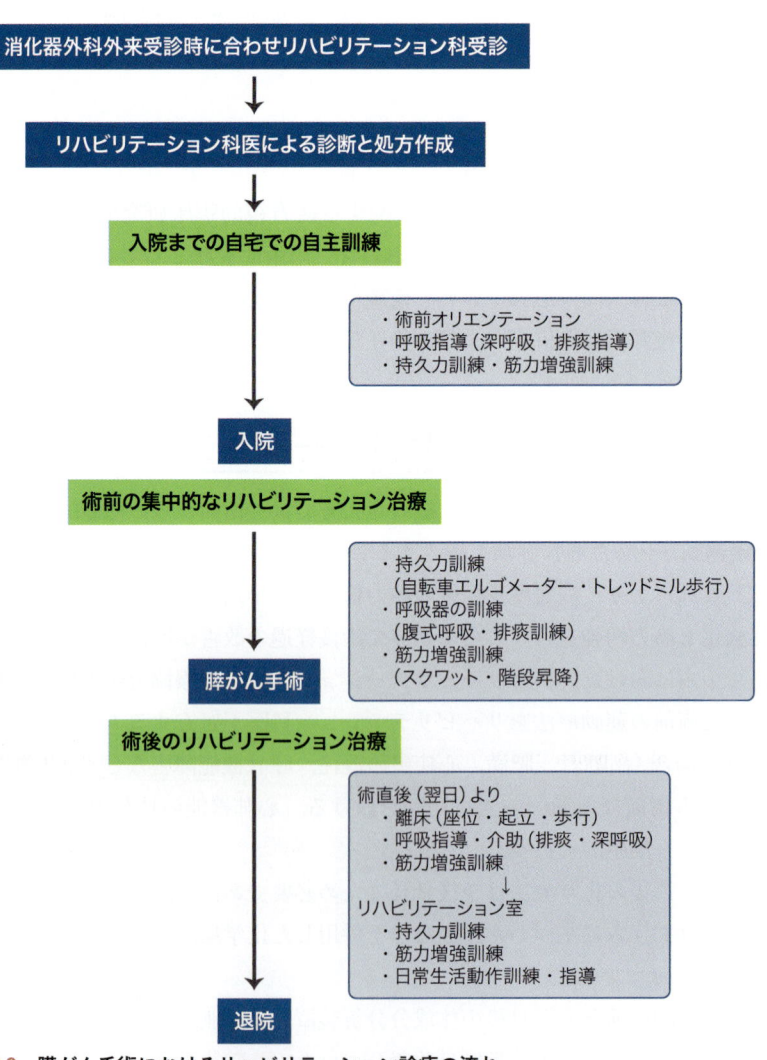

図3 膵がん手術におけるリハビリテーション診療の流れ

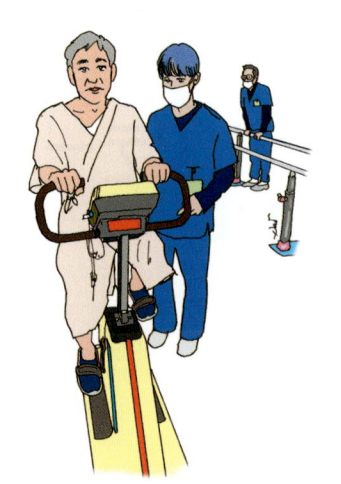

最大酸素摂取量の60〜70 ％の負荷
連続 30 分以上持久力訓練（有酸素運動）を実施
自転車エルゴメーター　30 分×2 セット（午前・午後）
スクワット　300 回×2 セット（午前・午後）
階段昇降　2 セット（午前・午後）
呼吸指導（腹式呼吸，ハフィング）

図 4　術前の持久力訓練（心肺強化のために術前 1 週間実施）

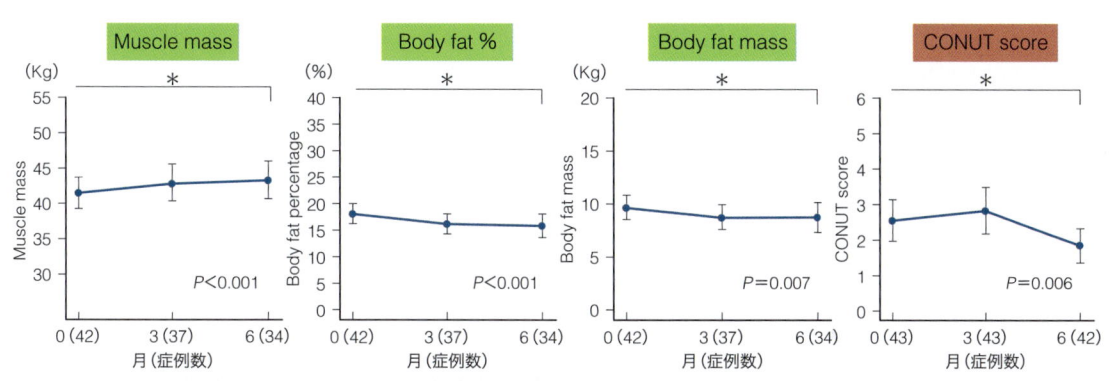

図 5　術後の運動療法開始前・6 か月後の体成分分析・栄養状態

CONUT：controlling nutritional status
（Okada K, et al：Supervised exercise therapy and adjuvant chemotherapy for pancreatic cancer：a prospective, single-arm, phase II open-label, nonrandomized, historically controlled study. J Am Coll Surg 235：848-858, 2022 より）

え，慎重にリハビリテーション治療を行う必要がある．

- 失神時，起立性低血圧との鑑別として呼吸困難や胸痛を伴う場合は肺血栓塞栓症の可能性があることも念頭におく必要がある．

文献

1) Kimura W, et al：A pancreaticoduodenectomy risk model derived from 8575 cases from a national single-race population（Japanese）using a web-based data entry system：the 30-day and in-hospital mortality rates for pancreaticoduodenectomy. Ann Surg 259：773-780, 2014

2) Lassen K, et al：Guidelines for perioperative care for pancreaticoduodenectomy：Enhanced Recovery after Surgery（ERAS®）Society recommendations. Clin Nutr 31：817-830, 2012

3) 日本リハビリテーション医学会：がんのリハビリテーション診療ガイドライン. 第 2 版, 金原出版, 2019

4) Kitahata Y, et al：Intensive perioperative rehabilitation improves surgical outcomes after pancreaticoduodenectomy. Langenbecks Arch Surg 403：711-718, 2018

5) Okada K, et al：Supervised exercise therapy and adjuvant chemotherapy for pancreatic cancer：a prospective, single-arm, phase II open-label, nonrandomized, historically controlled study. J Am Coll Surg 235：848-858, 2022

（川井 学・川西 誠）

肝胆膵がんにおけるリハビリテーション診療のポイントと取り組み

① 肝胆膵がんにおけるリハビリテーション診療

- 高度侵襲肝胆膵外科手術では，術後の合併症が高率に発生する．そしてひとたび合併症が生じると，入院期間が延長するだけでなく，患者の QOL は著しく低下する．さらに合併症対策に多くの医療資源が投じられ，医療経済的にも大きな負担になる．したがって，術後合併症を最小限に減らすことは，高度侵襲肝胆膵外科手術を行ううえで大きな課題である．
- 術後合併症を減らすには，外科医が術前診断能力を高め，手術技術を磨き，手術に関連する解剖学的知識を深めるよう努力を惜しまないのは当然のことである．しかしこれだけで術後合併症を減らすことはできない．近年のさまざまな研究で，患者自身が手術に備えてさまざまな努力をすることが重要視されてきている．
- その中の最たるものに，的確なリハビリテーション診断のもと術前に筋量を蓄え，運動能力を向上させるための術前のリハビリテーション治療の取り組みがある．これは，外科とリハビリテーション科が協力して取り組むものであるが，最も重要なのは，患者自身が術前のリハビリテーション治療の重要性を理解し，それに真剣に取り組むことである．
- また同時に重要なのは，医療者側が，術前のリハビリテーション治療の効果をよく理解し，そのデータに精通していることである．そうでなければ，患者に説得力をもって勧めることはできない．
- 本項では，胆道がんを含めた高度侵襲肝胆膵外科手術における術前のリハビリテーション治療の重要性について，臨床研究の成果も踏まえて概説する．

② 術前筋量が術後経過に及ぼす影響

- 近年，外科手術において術前筋量が術後のアウトカムに及ぼす影響について，数多くの臨床研究が報告されている．術前筋量が少ないと術後短期合併症の発生率がより高くなり，悪性腫瘍手術後の長期予後が不良になるという報告が多い[1,2]．
- 消化器外科手術では，術前に必ず腹部 CT を撮影する．多くの研究では，この腹部 CT を用いて術前筋量を評価している．具体的には，第3腰椎レベルの大腰筋面積を，筋量の指標としている．図1 は第3腰椎レベルの大腰筋面積を示したものである．
- 筆者の施設では，左右大腰筋面積の総和（total psoas area；TPA）を身長の2乗で除して計算した標準化 TPA を筋量の指標としている．
- 胆管がんの中でも最も手術の難易度が高い肝門部領域胆管がんでは，腫瘍とともに大量の肝臓切除および肝外胆管切除が必要になる．この術式は通常の肝切除に比べてもはるかに手術侵襲度が

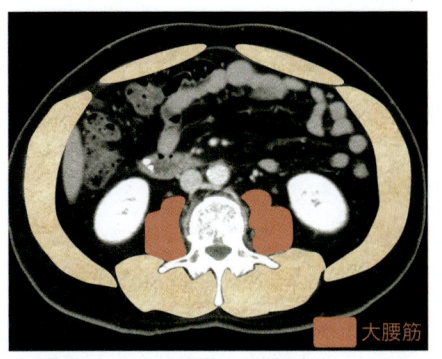

大腰筋

第3腰椎レベルの大腰筋の面積を指標としている

図1　腹部 CT 画像を用いた筋量測定法

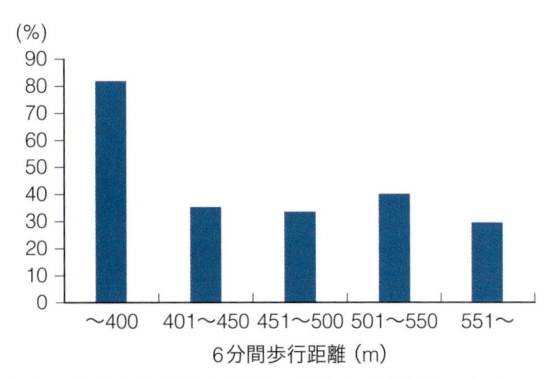

6分間歩行距離 (m)

図2　術前 6 分間歩行距離と術後合併症発生率 (Clavien-Dindo 分類 Ⅲa 以上)

高く，術後合併症もより高率に発生する．

- 肝門部領域胆管がんで手術予定の 256 例を対象にした臨床研究[3] では，術前 CT を用いて標準化 TPA を算出し，これを性別ごとに下位 1/3 をサルコペニア群，残り 2/3 を非サルコペニア群とすると，術後合併症発生率は非サルコペニア群では 37% であったのに対して，サルコペニア群では 54% と有意に高かった．

- 術後在院日数も非サルコペニア群が中央値で 30 日であったのに対して，サルコペニア群では 39 日と有意に長かった．また，肝門部領域胆管がん術後の長期予後もサルコペニア群では，非サルコペニア群に比べて不良であった (5 年生存率 33% vs. 57%)[4]．

- これらの結果は，術前に筋量が少ない場合は，手術後も再発が多く予後が不良であることを示している．

③ 術前運動能力が術後経過に及ぼす影響

- 術後経過において，術前の筋量だけでなく，運動能力も重要である．

- 大量肝切除術，膵頭十二指腸切除術，あるいは肝膵十二指腸切除術などの非常に侵襲の大きな肝胆膵外科手術予定の患者 81 例を対象に，術前に 6 分間歩行距離 (シンプルな運動能力評価方法であり，運動能力の指標として用いられる) を測定した結果は以下の通りである．

- 6 分間歩行距離が 400 m 未満では，術後の主要な合併症発生率 (Clavien-Dindo 分類Ⅲa 以上)[5] が 80% 以上と，400 m 以上歩ける患者が約 30% であったのに比べて明らかに高かった[6] (図2)．また，手術後の長期予後も有意に不良であることが示された．

④ 術前のリハビリテーション治療への取り組み (名古屋大学プレハビリテーション)

- 上記の臨床研究から，術前に筋量が少ないこと，運動能力が低いことは高度侵襲肝胆膵外科手術を受けるうえで圧倒的に不利であることが明らかである．これに対して，術前に可能な限り筋量を増やし，運動能力を向上させておく取り組みが重要となる．

- 筆者の施設では，2016 年から「高度侵襲外科手術における術前運動・栄養療法導入の筋量・筋

力増大および術後合併症抑制効果に関する研究（UMIN 000020780）」を開始している．対象は，担がん状態で大量肝切除術，膵頭十二指腸切除術，肝膵十二指腸切除術など，いずれも高度な侵襲を伴う肝胆膵外科手術を受ける予定の患者とした．対象の多くが，胆管がん，膵がんなどである．これらの対象に，術前から運動療法および栄養療法を行う「名古屋大学プレハビリテーションプログラム（Nagoya University Prehabilitation Program；NUPP）」を実施した．

- NUPP は，1 日 30 分以上，Borg 指数[7] 11〜13 の運動強度（楽である〜ややきつい）での歩行に加えて，ハーフスクワット 10 回，つま先立ち 10 回，ブリッジ 10 回，腹筋運動 10 回，腕上げ 10 回を 1 日に 2〜3 セット行うという運動療法を最低週に 3 日以上行う内容である（図 3）．

- 栄養療法としては，筋増強に重要とされるロイシンを多く含むアミノ酸ジェル製剤を 1 日 2 パック（1 パック 30 kcal，タンパク質 3 g 含有）内服させた．

- NUPP を行った 76 例と，傾向スコアマッチング法を用いて臨床的背景因子をそろえた NUPP 導入以前の 76 例を比較した結果は以下の通りである．

- NUPP 導入群では 6 分間歩行距離は有意に改善し（中央値で 530 m から 554 m に改善），筋量が増え，体脂肪量が減り，筋脂肪比が有意に改善した[8]

- 一般的にがんを含めた悪性疾患は消耗性の疾患であり，手術待機中に患者は徐々に体重が減り栄養状態も低下していく．当然，運動能力や筋量も待機期間中に悪化してしまうというのが，一般的な外科医の認識であった．

- NUPP 導入によりこれらの悪化を防げるというよりも，むしろ改善させることができた．

- NUPP 導入群では，NUPP 非導入群に比べて体重減少量も少なく，血清アルブミン値や Prognostic Nutritional Index などの栄養指標も有意に良好であった．

- 術後経過については，合併症発生率は全体的に NUPP 導入群で低く，NUPP 非導入群に比べて術後在院日数が中央値で 7 日間短縮された．これは，術前のリハビリテーション治療を行ったほうが早く回復することを示している．

❺ 術前の運動量が術後合併症発生に及ぼす影響

- 前述の臨床研究で NUPP に一定の効果があることは確認された．しかしここで疑問に上がったのは，患者に術前のリハビリテーション治療をどのくらい実施するとよいのか，であった．この疑問に答えるためにわれわれは新たな臨床研究を開始した．

- この研究では，これまで同様に高度な侵襲を伴う肝胆膵外科手術予定の患者を対象として，術前の身体活動量を評価した．具体的には，身体活動量計を朝起きた時から夜寝る時まで常に装着させ，手術待機期間中の平均活動量を評価した．

- 手術前平均 1 日歩数では 1 日平均 2,000 歩から 10,000 歩以上までと，患者ごとに大きなばらつきがあった[9]．すべての患者は，初診時に NUPP の指導を受けていたうえでの結果である．

- 1 日平均歩数 5,000 歩をカットオフとし，平均 5,000 歩以上歩いた患者と歩いていなかった患者を比較してみると，5,000 歩未満の患者では，術後の感染性合併症の発生率，特に敗血症の発生率が有意に高率であった．

- NUPP 施行前後で患者の血液中リンパ球数の変化も評価した．血中リンパ球数は，免疫機能のよい指標になる．リンパ球数の変化量は，NUPP 施行中の 1 日平均歩数と正の相関関係を示した．メカニズムは不明であるが，この結果は，術前により多く歩いているとリンパ球数が増え，免疫

ウォーキングをする習慣をつけましょう

（1日 30 分以上・週 3 日以上）

ウォーキングエクササイズ

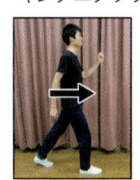

自覚的運動強度 Borg 指数	
6	
7	非常に楽である
8	
9	かなり楽である
10	
11	楽である
12	
13	ややきつい
14	
15	きつい
16	
17	かなりきつい
18	
19	非常にきつい
20	

歩くときの負荷は，楽である〜ややきついと思うぐらいのペースで歩きましょう．

この数字に 10 を掛け算をすると目標の脈拍数（回/分）になります．

筋力をつけましょう

（1日 5 種類×2〜3 セット・週 3 日以上）

［1］ハーフスクワット（10 回）

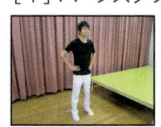 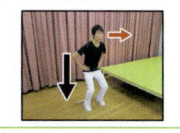 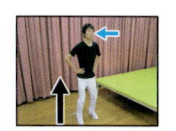

①足を肩幅に開き，背筋をのばして立つ．

②息を吐きながら，ゆっくりと，無理なく曲がるところまで膝を曲げ，姿勢を 5 秒間保持する．

③息を吸いながら，ゆっくり膝を伸ばす．

［2］つま先立ち（10 回）

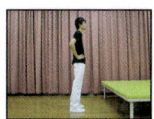 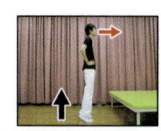

①背筋をのばして立つ（壁や机に手をついてもかまいません）．

②息を吐きながら，かかとを上げて，姿勢を 5 秒間保持し，ゆっくりおろす．

筋力をつけましょう

（1日 5 種類×2〜3 セット・週 3 日以上）

［3］ブリッジ（10 回）

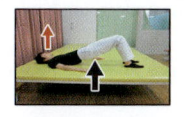

息を吐きながらお尻を上げます．息を吸いながら戻します．

［4］腹筋運動（10 回）

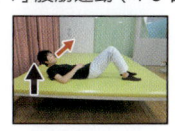

息を吐きながら上半身をゆっくり起こします．おへそを見るつもりで体を丸めます．息を吸いながら戻します．

筋力をつけましょう

（1日 5 種類×2〜3 セット・週 3 日以上）

［5］腕を前へ上げる（10 回） ダンベルはペットボトルで代用でも可能　軽いものから少しずつ増やすとよい

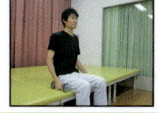 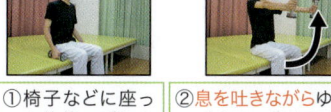 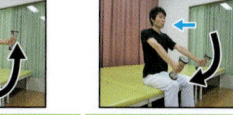

①椅子などに座った状態で重りを持ち，呼吸を整えます．

②息を吐きながらゆっくり手を目の高さまで持ち上げます．できるだけ肘を伸ばします．持ち上げた状態で呼吸を整えます．

③息を吸いながら，元に戻します．

体調がすぐれないときは，回数や種目を減らす，または運動を中止するなど，無理のない範囲で行いましょう．

図 3　術前のリハビリテーション治療を実施する NUPP（名古屋大学プレハビリテーションプログラム）

能力が向上することを示している．現在，筆者らは術前に 1 日 5,000 歩以上歩くことを推奨している．

6 これからの展開

- 術前の訓練に対する患者のモチベーションをいかに上げるかも重要である．
- 筆者らは効率よく術前訓練を行う「目標指向型プレハビリテーション療法」を考案し，従来の NUPP とを比較する無作為化比較試験を開始している．
- 「目標指向型プレハビリテーション療法」は英語での Goal-Directed prehabilitation に相当するため，GOLD-NUPP と名づけた．この研究は 2019 年 1 月から開始され（UMIN000038791），現在

従来型 NUPP 群 90 例，GOLD-NUPP 群 90 例となっている．近日中に結果が明らかになる予定である．

- 消化器外科手術では，術前に筋量を増やし，運動能力を向上させることが術後のアウトカムを改善するために非常に重要であることが確固たるデータをもとに認識されつつある．この重要性を医療チームが十分に理解し，説得力をもって患者に説明することにより，患者側のモチベーションアップにつながる．このような活動が最終的に消化器がん手術後の短期予後，長期予後の改善につながることを期待したい．

文献

1) Robinson TN,et al：Simple frailty score predicts postoperative complications across surgical specialties. Am J Surg 206：544-550, 2013
2) Snowden CP, et al：Submaximal cardiopulmonary exercise testing predicts complications and hospital length of stay in patients undergoing major elective surgery. Ann Surg 251：535-541, 2010
3) Otsuji H, et al：Preoperative sarcopenia negatively impacts postoperative outcomes following major hepatectomy with extrahepatic bile duct resection. World J Surg 39：1494-500, 2015
4) Otsuji H, et al：Surgery-related muscle loss and its association with postoperative complications after major hepatectomy with extrahepatic bile duct resection. World J Surg 41：498-507, 2017
5) Dindo D, et al：Classification of surgical complications：a new proposal with evaluation in a cohort of 6336 patients and results of a survey. Ann Surg 240：205-213, 2004
6) Hayashi K, et al：Preoperative 6-minute walk distance accurately predicts postoperative complications after operations for hepato-pancreato-biliary cancer. Surgery 161：525-532, 2017
7) Borg GA：Psychophysical bases of perceived exertion. Med Sci Sports Exerc 14：377-81, 1982
8) Nakajima H, et al：Clinical benefit of preoperative exercise and nutritional therapy for patients undergoing hepato-pancreato-biliary surgeries for malignancy. Ann Surg Oncol 26：264-272, 2019
9) Nakajima H, et al：How Many steps per day are necessary to prevent postoperative complications following hepato-pancreato-biliary surgeries for malignancy？Ann Surg Oncol 27：1387-1397, 2020

（横山幸浩・江畑智希）

8 術後補助化学療法と運動療法

- 近年，消化器がんにおいて，多剤併用療法による強力なレジメンの術前術後の化学療法が行われている．生存期間を延ばしつつあるが，高率な有害事象の発生率と経済的負担が伴っている．
- 一方，がん治療への運動療法の効果が基礎研究・臨床研究で示され，難治がんである膵がんに対しても応用できる可能性がある．
- 筆者らは運動療法を腫瘍制御に応用する新規臨床研究を通して，術後補助化学療法における運動療法の意義を検討している．本項ではその内容を概説する．

1 日常身体的活動量とがん死亡率

- 近年，乳がんおよび結腸直腸がんの患者において，日常の身体活動が多いほど，がん関連死亡率が低下することが報告されている．
- これらのエビデンスが基礎となり，乳がんと診断された女性に対し，がんに特化した米国がん研究協会の運動ガイドラインでは週に少なくとも 150 分間の中程度以上の強度の運動を奨励している．
- また動物実験では，運動療法自体ががんの進行と再発を有意に抑制することが示されている[1]．
- 膵がんでは，全欧州の大規模試験 ESPAC-3 において，術後補助化学療法の完遂率は，肉眼的に根治切除術を受けた患者の予後規定因子であり，その向上が予後改善の鍵とされている．

2 運動療法を併用した膵がん術後補助治療の有用性に関する第II相試験（UMIN000030124）

- 本研究は，膵がんに対する医療者監督下の運動療法が S-1 補助化学療法の完遂率を改善することができるか，また補助療法を受けている患者が許容可能で効果的な運動計画を開発することができるかを調べることを目的とした単一施設の前向き第II相試験である．
- 膵がん手術の周術期に高負荷のリハビリテーション治療を施行し退院した後，患者は内服抗がん薬（S-1）の 4 週間内服，2 週間休薬を 1 コースとした 4 コースの補助化学療法を行いながら，リハビリテーション科医と理学療法士による直接監督下の運動療法を，院内のリハビリテーションセンターで外来患者として週に 3 日行った（表1，図1）．43 人の膵がん術後患者がこの研究に登録された（表2）．
- 米国麻酔科学会（American Society of Anesthesiologists；ASA）による術前身体状態（physical status；PS）の分類による Grade 3 の割合は 23% であった．

表1 運動療法の内容とスケジュール

＜術前＞
①スクワット 300 回，ヒールレイズ，中殿筋の筋力増強訓練などの抗重力筋の筋力増強訓練約 1 時間
②エアロバイク　85％ HRR（心拍予備量）で 30 分
③ハンドエルゴメーター　85％ HRR で 20 分
④階段昇降　20 分
⑤自主訓練

＜術後＞
①翌日から廊下歩行
②徐々に軽めのスクワット，階段昇降
③術創部の状態に合わせてエアロバイクやハンドエルゴメーター再開
退院時には入院時の 85％以上の体力を目指す

＜退院後通院＞ 3 日/週
①スクワット 300 回，ヒールレイズ，中殿筋の筋力増強訓練などの抗重力筋の筋力増強訓練約 1 時間
②エアロバイク　85％ HRR（心拍予備量）で 30 分
③ハンドエルゴメーター　85％ HRR で 20 分
④階段昇降　20 分
⑤自主訓練

術前入院時と，手術前，退院時に CPX（cardiopulmonary exercise training：心肺運動負荷試験）と 6 分間歩行テストを行う．通院による心肺機能の持久力訓練（有酸素運動）は，退院時の CPX から負荷を決定する．

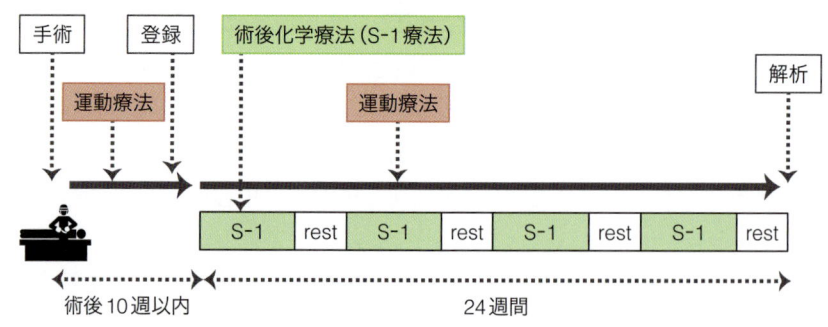

図1 術後の運動療法を併用した化学療法のスケジュール

- 膵がん切除術において合併切除は，門脈が 19％，動脈が 11％，その他臓器が 9％に施行された．術後補助化学療法中の有害事象で Grade 3 および 4 の発生率は 28％であった．これらの有害事象の大部分は，予想された好中球減少症であり，Grade 3 の発熱性好中球減少症の 1 例を除いて，重篤な有害事象の発生は認めなかった．
- 主要評価項目である S-1 療法の完遂率は 93％で，教室の既報に基づく本試験の完遂率の閾値である 53％を上回った．
- 完遂前に治療を中止した患者は 43 人中 3 人のみで，いずれの場合も原疾患の早期再発が中止の理由であった[2]．

表2 臨床試験登録患者

登録患者	n＝43
性（男性/女性）	32（74％）/11（26％）
年齢	69［49，78］
ASA-PS*（1/2/3）	1（2％）/32（74％）/10（23％）
体重（kg）	56.6［33.6，92.2］
腫瘍主座（膵頭部/膵体尾部）	24（56％）/19（44％）
術前療法（あり/なし）	19（44％）/24（56％）
併存疾患	
糖尿病	17（40％）
高血圧羞悪	17（40％）
術前胆管ドレナージ（あり/なし）	15（35％）/28（65％）
術式	
膵頭十二指腸切除術	26（60％）
膵体尾部切除術	17（40％）

*米国麻酔科学会（ASA）による術前身体状態（PS）
（Okada KI, et al：Supervised exercise therapy and adjuvant chemotherapy for pancreatic cancer：a prospective, single-arm, phase ii open-label, nonrandomized, historically controlled study. J Am Coll Surg 235：848-858, 2022 より改変）

❸ 術後補助化学療法前後の患者評価と運動療法の有用性

- 治療期間中の登録患者のフレイルの評価は，基本チェックリスト（⇒ 255 頁）において有意な減少を，G8 スクリーニングツールにおいて有意な増加を示し，どちらも運動療法が患者の虚弱状態を軽減したことを示した（図2）.

- 体成分分析装置と血液検査では，筋量，体脂肪量，体脂肪率，栄養状態〔controlling nutritional status（CONUT）値〕のデータにおいて，治療前後で有意に良好な変化が観察された（⇒ 261 頁，図 5 参照）.

- 試験終了時，無再発生存期間の中央値は 20 か月で，全生存期間の中央値には達しておらず，プロトコール治療の安全性が確認された.

- 消化器がん手術を受けた患者が補助化学療法を完遂するための重要な要因には，経口摂取量と消化管機能の維持，抗がん薬の消化管毒性の制御，疲労および精神的抑うつの防止などが含まれる.

- 運動療法はこれらの要因を改善することが最近の研究で複数報告されており，本研究においても運動療法は患者が補助化学療法を完遂できる方向に進めるべくこれらの要因に作用した可能性がある.

- 運動療法の抗腫瘍効果については，残存腫瘍の成長を遅らせ，手術後の無再発時間を延長した可能性もあり，今後これらの現象をヒトにおいて証明するための基礎研究や臨床研究が待たれる.

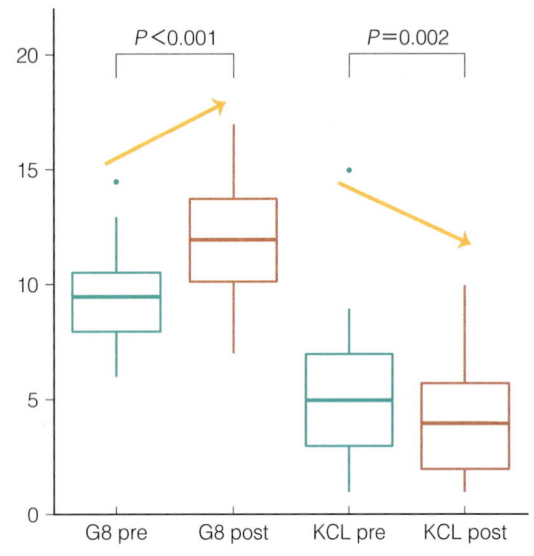

図2　化学療法前後のフレイル評価

G8：G8 スクリーニングツール，KCL：基本チェックリスト
〔Okada KI, et al：Supervised exercise therapy and adjuvant chemotherapy for pancreatic cancer：a prospective, single-arm, phase ii open-label, nonrandomized, historically controlled study. J Am Coll Surg 235：848-858, 2022 より改変〕

 文献

1）Pedersen L, et al：Voluntary running suppresses tumor growth through epinephrine- and IL-6-dependent NK cell mobilization and redistribution. Cell Metab 23：554-562, 2016

2）Okada KI, et al：Supervised exercise therapy and adjuvant chemotherapy for pancreatic cancer：a prospective, single-arm, phase ii open-label, nonrandomized, historically controlled study. J Am Coll Surg 235：848-858, 2022
https://www.youtube.com/watch？v=AT7pM2MMSCo（2024 年 9 月閲覧）

（岡田健一）

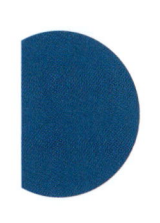

リハビリテーション医学・医療便覧（用語解説）

基本用語・概念	
リハビリテーション診療 (rehabilitation practice)	「活動を育む医学」がリハビリテーション医学である．リハビリテーション医療はリハビリテーション医学という科学的な裏づけのもと実践される．リハビリテーション診療はリハビリテーション医療の中核であり，そのなかには活動の現状を把握し，問題点を明らかにした上で活動の予後予測を行うリハビリテーション診断，活動の予後を最良にするリハビリテーション治療，活動を社会的にサポートするリハビリテーション支援の3つのポイントがある．
リハビリテーション診断 (rehabilitation diagnosis) 〔表1（⇒7頁）〕	ヒトの「活動」に着目し，病歴，身体診察，各種の心身機能の評価・検査，ADL・QOLの評価，栄養評価（栄養管理），画像検査，血液・生化学検査，電気生理学的検査，生理学的検査，内視鏡検査，排尿機能検査，病理学的検査などを組み合わせ，活動の現状と問題点を把握し，活動の予後予測を行っていくのがリハビリテーション診断である．
リハビリテーション治療 (rehabilitation treatment) 〔表1（⇒7頁）〕	ヒトの「活動」の予後を最良にするために，理学療法（運動療法，物理療法），作業療法，言語聴覚療法，摂食機能療法，義肢装具療法，認知療法・心理療法，電気刺激療法，磁気刺激療法，ブロック療法，薬物療法，生活指導，排尿・排便管理，栄養療法（栄養管理），手術療法などを組み合わせて実施するのがリハビリテーション治療である．
リハビリテーション支援 (rehabilitation support) 〔表1（⇒7頁）〕	リハビリテーション治療とともに，ヒトの「活動」を環境調整や社会資源の活用によってサポートしていくのがリハビリテーション支援である．家屋（住宅）評価・改修，福祉用具，介護老人保健施設や介護老人福祉施設などの支援施設，経済的支援，就学・就労支援，自動車運転再開支援，パラスポーツ（障がい者スポーツ）の支援，法的支援（介護保険法，障害者総合支援法，身体障害者福祉法など），災害支援などがある．
リハビリテーションマネジメント (rehabilitation management)	リハビリテーション医学・医療は自立を促す手段として最も有用なものである．介護保険など医療保険の範囲外で行われるリハビリテーションアプローチにも，リハビリテーション医学・医療のエッセンスが活かされるべきである．介護分野での医師の管理によるリハビリテーションアプローチはリハビリテーションマネジメントと呼ばれる．
超高齢社会 (super-aged society)	世界保健機関（WHO）や国際連合の定義で，高齢化率（総人口のうち65歳以上の高齢者が占める割合）が21％を超えた社会を指す．日本は2007年に超高齢社会になった．
国際障害分類 (International Classification of Impairments, Disabilities and Handicaps；ICIDH)	1980年に世界保健機関（WHO）が発表した障害レベルの分類．障害を「機能障害 (impairment)」「能力障害 (disability)」「社会的不利 (handicap)」の3つの階層に分類している．2001年には国際生活機能分類（ICF）が同じくWHOにより採択されている．
健康寿命 (healthy life expectancy)	2000年にWHO（世界保健機関）が定義した，「健康上の問題で日常生活が制限されることなく生活できる期間」のこと．平均寿命から日常的・継続的な医療・介護が必要な期間を除いたものが健康寿命になる．

ADL (activities of daily living)	ニューヨーク大学のリハビリテーション科医 George Deaver が理学療法士 Mary Eleanor Brown とともに提起した概念で，日本リハビリテーション医学会の 1976 年の定義では「ひとりの人間が独立し生活するために行う基本的な，しかも各人ともに共通に毎日繰り返される一連の身体動作群をいう」となっている．つまり ADL は身辺動作（セルフケア）を指し，家事動作，交通機関利用などの応用動作を生活関連動作（activities parallel to daily living；APDL）として区別して用いることもある．また，排泄，食事，移動，整容，更衣など生命・生活維持に関連した活動を「基本的 ADL」，買い物や食事の支度などを「手段的 ADL（instrumental ADL；IADL）」，両者を合わせ「拡大 ADL」と呼ぶ考え方もある．さらに，ADL には禁制やコミュニケーションなど動きを伴う「動作」以外を含めることもある．日本語として「日常生活動作」や「日常生活活動」という用語が使われる．
不動 (immobility, immobilization)	体が動かない，動かさない状態を示し，非活動性萎縮（disuse atrophy）を含むさまざまな障害につながる．これらの不動による合併症は廃用症候群と呼ばれることがある．自然と動けなくなる immobility と，なんらかの理由で動かさない immobilization の両者を指す概念であるが，臨床的にリハビリテーション医療の対象となるのは後者であることが多い．
リーチ動作 (reaching motion)	物体を取るときや触れるときに行われる重要な動作であり，望む場所に随意的に手を近づけるよう位置づけていく行為．単に手を伸ばして物を取るという運動だけではなく，知覚や協調・認知機能，環境との相互作用も必要となる．リーチ動作が達成されるためには上肢運動だけでなく，上肢運動を適切に行うために体幹や下肢を含めた姿勢の制御が必要である．
心身機能 (body function)	2001 年に WHO（世界保健機関）が発表した「国際生活機能分類（ICF）」の構成要素のなかで，身体の生理機能（心理・精神機能を含む）を指す言葉．
参加 (participation)	2001 年に WHO（世界保健機関）が発表した「国際生活機能分類（ICF）」の構成要素のなかで，生活・人生場面へのかかわりを指す言葉．日本リハビリテーション医学会が提唱している「社会での活動」に相当する．
肢体不自由児 (children with physical disabilities)	生まれつき，または出産時の障害，あるいは幼いときの病気や事故などによって，上肢，下肢，脊椎などの運動器に不自由がある児のことで，肢体不自由児の療育に尽力した，東京大学整形外科の高木憲次が作った用語とされる．
療育 (ryoiku, treatment and education)	東京大学整形外科の高木憲次による用語とされる．「療育とは，現代の科学を総動員して不自由な肢体を出来るだけ克服し，それによって幸にも恢復したら『肢体の復活能力』そのものを出来る丈有効に活用させ，以て自活の途の立つように育成することである」（療育 第 1 巻第 1 号，1951）と定義されている．
障害	
麻痺 (paralysis)	神経や筋の障害により身体機能の一部が損なわれる状態．運動神経が障害される運動麻痺と，感覚神経が障害される感覚麻痺があり，障害部位によって中枢神経が障害される中枢性麻痺と末梢神経が障害される末梢性麻痺に分類される．
片麻痺 (hemiplegia) 不全片麻痺 (hemiparesis)	身体の片側上下肢にみられる運動麻痺のこと．完全には運動機能が失われていない場合に不全片麻痺という．脊髄損傷などでみられる両下肢の麻痺を対麻痺，両上下肢の麻痺を四肢麻痺，上下肢のうち一肢だけが麻痺している状態を単麻痺と呼ぶ．片麻痺は身体の左右のどちらかに麻痺のある状態である．脳性麻痺にみられる上肢より下肢に障害が強い四肢の麻痺を両麻痺という．
不随意運動 (involuntary movement)	意図とは無関係に動く異常運動のこと．不随意運動の種類として振戦，ミオクローヌス，ジストニア，ジスキネジア，舞踏運動，バリスムス，アテトーゼなどがある．
構音障害 (dysarthria)	言語障害のうち，発音が正しくできない状態のこと．口蓋裂や口腔がん術後などによる器質的構音障害，脳血管障害や神経・筋疾患などによる運動障害性構音障害，構音獲得の遅れや誤った習慣による機能性構音障害，聴覚障害に伴う二次的な発音上の障害による聴覚性構音障害に分類される．

内部障害	身体障害者福祉法では，心臓機能障害，じん臓機能障害，呼吸器機能障害，ぼうこう又は直腸の機能障害，小腸機能障害，ヒト免疫不全ウイルスによる免疫機能障害，肝臓機能障害の7つが内部障害（内部機能障害）に分類される．
廃用症候群 (disuse syndrome)	「不動」の説明で述べた，体が動かない，あるいは動かさないことにより生じる，非活動性萎縮を含むさまざまな障害の総称である．Hirschberg らが教科書（Rehabilitation—A Manual for the Care of the Disabled and Elderly, JB Lippincott, 1964）のなかで用いた disuse syndrome という言葉を和訳したものとされている．しかし現在，海外で使用されることはきわめて稀で，また国内では「生活不活発病」という用語を提案する考えもあるなど，適切な用語としては定まっていない．法令では使用される用語である．
Volkmann 拘縮	肘から前腕にかけての外傷により前腕筋群に阻血が生じ，その結果，手関節以遠にみられる拘縮のこと．小児の上腕骨顆上骨折などに伴うことが多く，前腕の屈筋群の阻血により手指の屈曲拘縮が生じる．神経障害はほぼ必発である．
リハビリテーション診断	
ASIA (American Spinal Injury Association)	米国脊髄障害協会の略で，1973年に設立された．同協会がまとめた脊髄損傷の障害評価法は，脊髄損傷の神経学的および機能的分類のための国際基準となっており，治療効果や予後に関する詳細な評価が行われる．また，機能障害の重症度スケールである ASIA 分類は，Frankel 分類を改変したもので，完全麻痺から正常レベルの A〜E まで5段階で評価される．完全損傷の A の定義，不全損傷の C と D の区分（筋力による）が明確となったことから広く用いられている．
関節可動域テスト (range of motion test；ROM test)	運動器疾患では特に重要である．解剖学的基本肢位（ほぼ直立姿勢）を0°として，そこからの可動範囲を測定して記載する．身体の前・後の運動が屈曲・伸展．内・外の運動が内転・外転．垂直軸周りの運動を内旋・外旋と呼称する．各関節の動かせる範囲を知ることができる．
徒手筋力テスト (manual muscle testing；MMT)	徒手によって筋の出力を判定する検査法で，Daniels らが開発した徒手筋力テスト法が広く用いられている．0〜5までの6段階で判定する．
筋トーヌス (muscle tonus)	完全に弛緩している筋でも，筋のもつ弾性や刺激に対する神経・筋の反応などによって不随意にわずかな緊張が存在する．このような筋の持続的な筋収縮を筋トーヌス（筋緊張）という．神経支配されている筋に持続的に生じている一定の緊張状態による張力である．安静時に関節を他動的に動かして筋を伸張する際に生じる抵抗感を指す．筋トーヌスの異常の代表的なものに痙縮と固縮がある．
二点識別覚 (two point discrimination)	皮膚に二点同時に刺激を与え，二点として知覚できるかどうかを判断していく．複合感覚．触覚，痛覚といった感覚が正常であるにもかかわらず二点識別覚が障害されている場合，視床より中枢の神経障害が疑われる．
巧緻運動 (skilled movement)	物をつまむ，箸を使う，ボタンをかけるなどの複合的な運動機能を必要とする細かな動作．作業療法の対象となる．
VAS (visual analogue scale)	計測したい事象の強度を，100 mm の直線の左端 (0) を「なし」や「該当しない」，右端 (100) を「最大のもの」や「最も該当する」として，現在の状態がどのあたりにあるかを患者・被検者などに示させる評価法．主に疼痛の評価スケールとして使用される．被検者内での再現性が高く経時的な変化の比較には適しているが，被検者間の比較では信頼性が低い．
リハビリテーション治療	
運動学習 (motor learning)	Richard A Schmidt は，運動学習を「熟練パフォーマンスの能力に比較的永続的変化を導く練習や経験に関係した一連の過程」と定義している．一般にはバスケットボールのフリースローの練習なども含むが，リハビリテーション医学・医療では運動療法などによるパフォーマンスの向上に際して用いる用語である．運動学習の理論では，仮想軌道制御仮説，フィードバック誤差学習理論，スキーマ説など多くが提唱されており，統一した見解はない．

関節可動域訓練 (range of motion exercise)	拘縮などによって生じた関節可動域制限に対して，その予防や回復を目的とした訓練．患者自らが行う自動運動，患者自らの運動にリハビリテーション医療チームの専門職などが介助する自動介助運動，専門職などの第三者が行う他動運動，また機器などを用いて行う運動に分けられる．疼痛や拮抗筋の反射性収縮が出現しないようにゆっくりとスムーズに行うことが重要である．筋緊張を和らげ疼痛の閾値を上げるため温熱療法を併用して行うこともある．
筋力増強訓練 (レジスタンストレーニング) (muscle strengthening training)	骨格筋の出力・持久力の維持向上や筋肥大を目的とした運動の総称．目的の骨格筋へ負荷を加えることによって行うものは，レジスタンストレーニング（抵抗運動）とも呼ばれる．負荷の加え方にはさまざまなものがあるが，重力や慣性を利用するもの，ゴムなどによる弾性を利用するもの，油圧や空気圧による抵抗を用いるものが一般的である．
ストレッチ (stretch)	筋に長軸方向の牽引力を加えて伸張させることを目的とした運動療法である．単にストレッチという場合は，反動をつけずに筋をゆっくりと伸長させて，その状態を維持する静的（スタティック）ストレッチを指す．筋原線維のミオシンフィラメントとアクチンフィラメントのオーバーラップを最小とすることで，筋節長は最長となり最大限の筋の伸張が得られる．一方，目的とする筋の拮抗筋を反復して随意的に収縮させ，相反神経抑制により筋の緊張を低下させ伸張を行う方法がダイナミックストレッチである．
リラクゼーション (relaxation)	疼痛や運動に対する恐怖心への自己防御反応として生じた筋の過緊張が運動障害や関節可動域制限の原因となる．これらの筋の不必要な緊張を意識的に取り除くことがリラクゼーションである．温熱療法，光線療法，超音波療法，徒手運動療法などがあり，過剰な交感神経活動を緩和して副交感神経活動が優位な状態へ導く効果がある．
全身持久力訓練 (general endurance training)	一定の強度の運動を長く続けられる能力を養う訓練で，循環・呼吸機能（心肺機能）を高めるジョギング，水泳，サイクリングのような有酸素運動が適しており，有酸素運動により酸素の摂取と運搬にかかわる心肺機能が高まる．全身持久力を測る指標として最大酸素摂取量がある．
筋持久力訓練 (muscular endurance training)	一定の負荷に対して筋収縮を長く持続できる能力である静的筋持久力と，筋の弛緩と収縮を反復して続けられる能力である動的筋持久力がある．筋線維周囲の毛細血管の発達により酸素供給力が高まることで筋持久力は向上する．筋持久力訓練では，最大筋力の30％以上の負荷で，静的あるいは動的な運動を継続することが推奨されている．
自動運動 (active motion)	自身の意図により筋を収縮させ，目的とする身体の部位を動かす運動様式を指す．通常は自重以外の抵抗や負荷を加えずに行う．リハビリテーション診療では，疼痛の出現や増悪が危惧される場合の関節可動域訓練，MMT [2]〜[3] の筋力低下を示す場合の筋力訓練として用いられる（あるいは，処方される）．
自動介助運動 (active-assisted motion)	自身の意図による筋収縮に加え，外力で補助しながら目的とする部位を動かす運動様式を指す．具体的には，介助者による補助や自身の患肢以外の上肢などを利用した介助がある．リハビリテーション治療では，MMT [2] の筋力低下を示す場合の筋力訓練として用いられる（あるいは，処方される）．
他動運動 (passive motion)	目的とする部位周囲の筋収縮を伴わず，外力のみを用いて身体を動かす運動様式を指す．介助者による補助や自身の患肢以外の上肢などを利用した介助，continuous passive motion (CPM) など専用の機器を用いた訓練がある．リハビリテーション治療では，自動運動が困難な場合の関節拘縮予防，関節可動域制限に対する可動域拡大を目的に利用される．また，MMT [0]〜[1] の筋力低下に対して視覚注意下に他動運動を行いながら，筋収縮を意識させることで筋出力発揮が促通され（バイオフィードバック），筋力増強効果が期待できる．
等尺性運動 (isometric exercise)	筋の両端が固定され，筋の長さが変化しない収縮様式で行われる運動を指す．関節運動が生じないため，外傷の急性期，手術後早期で局所の安静や固定を必要とする場合の筋力増強訓練として用いられる．特定の関節角度で実施された場合，その角度での筋力増強効果が最も大きい（関節角度特異性の原則）ため，関節角度を複数変えて実施するべきである．

等張性運動 (isotonic exercise)	負荷を一定にすることにより，筋が発生する張力が一定となる収縮様式で行われる運動を指す．リハビリテーション治療では筋力増強訓練として頻用され，身体部分の自重や重錘を負荷とした抗重力位での抵抗運動として実施される．しかし，実際には動かし始めの慣性，運動に伴うモーメントアームや角速度などの変化により，厳密な等張性運動を行うのは困難である．
等運動性運動 (isokinetic exercise)	筋の収縮速度を一定に保った収縮様式で行われる運動を指す．リハビリテーション治療では，関節運動の角速度が一定になるように専用の機器を使用して実施される．筋には張力が一定に保たれている間，一定の速度で収縮する特性があるので，この性質を利用して筋力増強訓練以外にも筋力測定時の収縮様式として利用される．
開放性運動連鎖 (open kinetic chain；OKC)	運動連鎖のなかで連動する関節のうち遠位の関節が自由に動くことができる状態での運動を指す．座位での重錘を利用した大腿四頭筋の等張性筋力増強訓練など，体幹や四肢近位部が固定された状態で遠位部に抵抗を加えながら行う筋力増強訓練が OKC トレーニングである．
閉鎖性運動連鎖 (closed kinetic chain；CKC)	運動連鎖のなかで連動する関節のうち遠位の関節の自由が外力により制限（固定）された状態での運動を指す．足底を床に固定して行うスクワットや手掌を床に固定して行う腕立て伏せなどが CKC トレーニングである．
促通 (facilitation)	主に中枢神経障害による運動機能障害に対し，末梢感覚器官への刺激，すなわち感覚入力の操作によって中枢神経系へ影響を及ぼし，機能障害の回復を促進することを目的とした治療手技．促通手技（ファシリテーションテクニック），神経生理学的アプローチ，小児領域では神経発達学的治療法と呼ぶこともある．
協調性訓練 (coordination training)	脳血管障害，頭部外傷（外傷性脳損傷），脳性麻痺などの中枢性神経障害の患者に対して行われ，個々の筋に対する随意的なコントロールおよび多数の筋による円滑な運動を行えるようにする訓練の総称．正常な運動パターンの促通や，異常な運動パターンの抑制を行う．
補装具 (supportive device)	「障害のある児・者などの身体機能を補完または代替し，かつ，その身体への適合を図るように作製されたもの」と定義される．障害のある児・者などの身体に装着される．日常生活において，あるいは就労もしくは就学のために長期間にわたり継続して使用される．
回復期リハビリテーション病棟 (convalescent rehabilitation ward)	脳血管障害，大腿骨近位部骨折などの患者に対して，ADL の向上による在宅復帰を目的とした集中的なリハビリテーション診療を行うための病棟である．構造・設備，医師および専門職の配置，リハビリテーション治療実績などの施設基準がある．回復期リハビリテーション病棟入院料が設定されている．
地域包括ケア病棟 (integrated community care ward)	急性期医療を経過した患者および在宅において療養を行っている患者などの受け入れ，ならびに患者の在宅復帰支援などを行う機能がある．地域包括ケアシステムを支える役割を担う病棟である．施設基準があり，地域包括ケア病棟入院料が設定されている．
地域包括医療病棟 (integrated community-based medical ward)	高齢者の救急患者等に対して，栄養管理を含むリハビリテーション診療，入退院支援，在宅復帰等の機能を包括的に提供する病棟であり，急性期一般・地域包括ケア病棟・回復期リハビリテーション病棟の間に位置する役割が期待されている．10対1以上の看護配置，平均在院日数21日以内，リハビリテーション専門職2名以上，常勤・専任管理栄養士の配置が必須であり，地域包括医療病棟入院料が設定されている．地域包括ケア病棟と異なり，疾患別リハビリテーション料は包括範囲外・出来高算定可能である．
外的キュー (external cue)	Parkinson 病のすくみ足は，視覚マーカーや聴覚刺激などの外的な刺激によって回復する．このような外的刺激を外的キュー（または外的キューイング）と呼ぶ．
リハビリテーション支援（制度・法律・施設ほか）	
介護保険 (long-term care insurance)	市町村が保険者となり，国・都道府県・医療保険者・年金保険者が重層的に支え合って，福祉サービスと一部の医療サービスを提供する制度．従来の福祉措置とは異なり，国民が助け合いの考え（相互扶助）に立って保険料を負担し，介護が必要となった高齢者へ介護サービスを提供するという特徴がある．

介護保険法 (long-term care insurance act)	高齢者の増加に伴い，従前の高齢者福祉・医療制度による対応には限界があったため，高齢者の介護を社会全体で支え合うために 2000 年に施行された制度を規定する法律．
要介護認定 (care need certification)	介護サービスの必要度を判断するもの．主治医意見書と認定調査員が行う 74 項目の評価結果をもとにコンピュータで一次判定を行い，それを原案として保健・医療・福祉の学識経験者が二次判定を行う．該当なし，もしくは 7 段階の要介護度（要支援 1・2，要介護 1〜5）に分類される．
居宅サービス事業所 (in-home service business provider)	居宅にいる利用者にサービスを提供する事業所．都道府県知事の指定を受けた「指定居宅サービス事業所」は，介護保険法上の居宅サービス（訪問介護，訪問入浴介護，訪問看護，訪問リハビリテーション，居宅療養管理指導，通所介護，通所リハビリテーション，短期入所生活介護，短期入所療養介護，特定施設入居者生活介護，福祉用具貸与および特定福祉用具販売の 12 のサービス）を提供できる．なお「居宅」とは，自宅のほか，有料老人ホームなどの施設も含む法律用語で，「在宅」とは区別される．
ケアプラン (plan of care service)	居宅サービス計画，施設サービス計画，介護予防サービス計画の総称．
ケアマネジャー (care manager)	介護支援専門員．要介護者や要支援者からの相談に応じるとともに，要介護者や要支援者が心身の状況に応じた適切なサービスを受けられるよう，ケアプラン（介護サービスなどの提供についての計画）の作成や市町村・サービス事業者・施設などとの連絡調整を行う者であって，要介護者や要支援者が自立した日常生活を営むのに必要な援助に関する専門的知識・技術を有し，介護支援専門員証の交付を受けた者．
介護療養型医療施設 (sanatorium medical facility for the elderly requiring long-term care)	介護報酬でまかなわれる療養病床を有する病院，診療所および老人性認知症疾患療養病棟．療養病床は，2018 年度から医療保険に一本化される予定であったが，6 年延長された．病状が安定期にあり，療養上の管理・看護・介護・機能訓練が必要な要介護者に対し，療養上の管理，看護，医学的管理の下における介護その他の世話，および機能訓練その他の必要な医療を行う．
介護医療院 (integrated facility for medical and long-term care)	要介護者に対し，「長期療養のための医療」と「日常生活上の世話（介護）」を一体的に提供する（介護保険法上の介護保険施設であるが，医療法上は医療提供施設として法的に位置づけられる）．地方公共団体，医療法人，社会福祉法人といった非営利法人などが開設主体となる．
介護老人保健施設（老健） (long-term care health facility)	病院と自宅の中間的施設として位置づけられる公共型施設．病状安定期にあり，看護・介護・機能訓練を必要とする要介護者に対し，看護，医学的管理の下に介護および機能訓練，その他の必要な医療，ならびに日常生活上の世話（介護）を行う．
介護老人福祉施設 （特別養護老人ホーム，特養） (welfare facility for the elderly)	身体上または精神上著しい障害があるために常時の介護を必要とし，かつ，居宅にてこれを受けることが困難な要介護者に対し，入浴，排泄，食事などの介護その他の日常生活上の世話，機能訓練，健康管理および療養上の世話を行うことを目的とする施設．特別養護老人ホーム（特養）とも呼ぶ．
サービス付き高齢者向け住宅 (senior residence offering services)	高齢者単身・夫婦世帯が居住できる賃貸などによる住まい．バリアフリーなどの高齢者にふさわしい規模・設備と見守りサービスが基準を満たしている必要がある．見守り以外に食事の提供や介護などの生活支援を行う施設もある．ケアの専門家（看護師や介護福祉士など）が少なくとも日中建物に常駐している．
有料老人ホーム (fee-based home for the elderly)	高齢者を入居させ，食事の提供，入浴・排泄・食事などに対する介護の提供，洗濯・掃除などの家事の供与，健康管理を行う施設．月額利用料に加え入居一時金が必要となる施設もある．自立している高齢者のみを対象としている施設もある．設置の際に届出・都道府県知事の指定が必要である．
グループホーム (group home)	認知症の高齢者が専門スタッフの援助を受けながら共同生活を送る小規模の介護施設．
小規模多機能型居宅介護 (multifunctional long-term care in small group home)	自宅生活をする要介護者を対象に，施設への通いを中心として，利用者の自宅への訪問や短期間の宿泊を組み合わせて提供する地域密着型のサービス．障害が中〜重度となっても在宅での生活が継続できるように支援する．

軽費老人ホーム (low-cost home for the elderly)	家庭環境，住宅事情などの理由により居宅において生活することが困難な高齢者が無料または低額な料金で入所でき，食事の提供や日常生活上必要な便宜を受ける施設．A型，B型，C型に分けられ，C型をケアハウスと呼ぶ．
ショートステイ（短期入所） (short-term admission for daily life long-term care)	短期入所生活介護のこと．介護老人福祉施設などに，常に介護が必要な利用者が短期間入所できる．入浴や食事などの日常生活の支援や機能訓練を提供する．利用者が可能な限り自宅で生活できるように，利用者の状態が悪いときの療養や介護者の負担軽減などを目的に使われる．
レスパイトケア (respite care)	乳幼児や障害児・者，高齢者などを在宅でケアしている家族に代わり，一時的にケアを代替する家族支援サービス．施設への短期入所（ショートステイ）や自宅への介護人（ヘルパー）派遣などがある．家族が介護から解放される時間をつくり，心身疲労や共倒れなどを防止することが目的である．
デイケア (day care)	通所リハビリテーションのこと．居宅要介護者について，介護老人保健施設，病院，診療所，その他の施設で，心身の機能の維持回復を図り，日常生活の自立を助けるために行われる理学療法，作業療法，その他の必要なリハビリテーションアプローチを指す．
デイサービス (day service)	通所介護のこと．居宅要介護者について，老人デイサービスセンターなどの施設で入浴，排泄，食事などの介護，その他の日常生活上の世話や機能訓練を行う．
認知症施策推進総合戦略（新オレンジプラン）〔comprehensive strategy to accelerate dementia measures (new orange plan)〕	認知症の人の意思が尊重され，できる限り住み慣れた地域のよい環境で自分らしく暮らし続けることができる社会の実現を目指して厚生労働省が 2015 年に策定した．
地域包括ケアシステム (community- based integrated care system)	重度な要介護状態となっても住み慣れた地域で自分らしい暮らしを人生の最後まで続けることができるよう，医療・介護・予防・住まい・生活支援が包括的に確保される体制．おおむね 30 分以内に必要なサービスが提供される日常生活圏域を単位として想定している．
障害者総合支援法 (general support for persons with disabilities act)	障害者自立支援法を引き継ぎ，2013 年に施行された，「障害者の日常生活及び社会生活を総合的に支援するための法律」のこと．障害者の地域社会における共生の実現に向けて，障害福祉サービスの充実など障害者の日常生活および社会生活を総合的に支援することを目的としている．対象者に難病患者が含まれ，支援の度合いを示す「障害支援区分」が用いられている．
身体障害者福祉法 (act on welfare of physically disabled persons)	身体障害者の自立と社会経済活動への参加を促進するため，身体障害者を援助，保護し，身体障害者の福祉の増進を図ることを目的とし，1949 年に施行された法律．身体障害者の等級などが定められている．
障害者虐待防止法 (act on the prevention of abuse of persons with disabilities)	2012 年に施行され，障害者に対する虐待の禁止，国などの責務，虐待を受けた障害者に対する保護および自立の支援のための措置，養護者に対する支援のための措置などを定める法律．「虐待を受けた」と思われる障害者を発見した者に速やかな通報を義務づけている．
障害者施設等一般病棟 (general ward for persons with disability)	児童福祉法に規定する医療型障害児入所施設およびこれらに準じる施設にかかわる一般病棟，ならびに，それと別に厚生労働大臣が定める重度の障害者，筋ジストロフィー患者または難病患者などを主として入院させる病棟に関する施設基準に適合しているものとして保険医療機関が届け出た一般病棟．略して障害者病棟と呼ぶこともある．
身体障害者更生相談所 (recovery consultation office for persons with physical disabilities)	医師・身体障害者福祉司・心理判定員・職能判定員などの専門職員が配置され，障害の内容を専門的な立場から判断して，身体障害者手帳の交付，診査・更生相談（医療保健施設への紹介，公共職業安定所への紹介など），更生医療の各種相談判定にあたる施設．各都道府県に最低 1 か所設置されている．
障害年金 (disability pension)	病気や外傷によって一定程度以上の障害が残り，生活や仕事などが制限されるようになった場合に受け取ることができる年金．国民年金に加入していた場合は「障害基礎年金」，厚生年金に加入していた場合は「障害厚生年金」が請求できる．
特別児童扶養手当 (special child-rearing allowance)	精神または身体に障害を有する児童の福祉の増進を図ることを目的とし，児童を家庭で監護，養育している父母などに支給される手当．

特別障害者手当 (special disability welfare allowance)	精神または身体に著しい重度の障害を有し，日常生活において常時特別の介護を必要とする特別障害者に支給され，福祉の増進を図ることを目的としている．
高額療養費制度 (high-cost medical expense benefit)	1か月の医療費の自己負担額が一定の額を超えた場合，本人の請求に基づいて超えた分の払い戻しを受けることができる制度．自己負担額は収入に応じて規定されている．
傷病手当金 (disability allowance)	療養のために仕事を4日以上休んで給与の支払いがない場合，標準報酬の6割が1年6か月の範囲で支給される制度．
成年後見制度 (adult guardianship system)	認知症，知的障害，精神障害などにより判断能力が不十分な者について，本人の権利を守る援助者を選ぶ制度．本人以外に家族，親族，検察官，市町村長などが申し立てをでき，家庭裁判所が決定する．
難病法 (law for the patients with intractable disease)	正式名称を「難病の患者に対する医療等に関する法律」といい，2015年に施行された，難病の患者に対する医療費助成などに関する法律．
生活保護 (government allowance for low-income family)	生活に困窮するものに対し，その困窮の程度に応じて必要な保護を行い，健康で文化的な最低限度の生活を保障するとともに，自立を助長することを目的とする制度．
摂食嚥下障害	
EAT-10 (eating assessment tool-10)	摂食嚥下障害のスクリーニング質問票である．10項目の質問で構成されており，それぞれが5段階（0点：問題なし～4点：ひどく問題）で回答される．合計点が3点以上の場合に，異常があると判定される．
FOIS (functional oral intake scale)	食事の"摂取の状況"を7段階で評価する．経管栄養から経口摂取までを一元化した評価法であり，実際の"食事摂取の状況"に基づいている．嚥下内視鏡検査 (VE) や嚥下造影検査 (VF) の所見は必要としない．
簡易栄養状態評価表短縮版 (mini nutritional assessment-short form ; MNA-SF)	栄養状態の簡易な評価法である．食事量減少と体重減少の程度，歩行能力，急性疾患であるか否か，精神的・神経的問題の有無，BMI（もしくはふくらはぎの周囲長）に基づいて評価される．12点以上であれば低栄養はないものと判定される（満点は14点）．
GNRI (geriatric nutritional risk index)	高齢者を対象とした，栄養状態の評価法．血清アルブミン値，現体重，理想体重（身長から決定される）の3つの項目で算出される値であり，98点以下の場合に低栄養リスクがあると判定される．
CONUT (controlling nutritional status)	血清アルブミン値，総リンパ球数，総コレステロール値から算出される栄養状態の評価法．特に身体計測を行うことなく，採血結果のみから算出可能である．
反復唾液嚥下テスト (repetitive saliva swallowing test ; RSST)	臨床上，広く用いられている摂食嚥下機能の評価法．道具や食物を用いないため，安全にかつ簡便に施行可能である．実際には，自分の"つば"を繰り返し飲み込むように指示する（空嚥下を繰り返させる）．そして「30秒間で何回飲み込むことができたか」を数える．30秒以内に正常な嚥下が3回できれば，「正常」と判定する．
水飲みテスト (water swallowing test ; WST)	摂食嚥下機能の簡易的な検査法の1つである．30 cc の水をコップで飲ませて，①1回でむせることなく飲める，②2回以上に分けるがむせることなく飲むことができる，③1回で飲むことができるが，むせることがある，④2回以上に分けて飲んでも，むせることがある，⑤むせることがしばしばで，全量飲むことが困難である，の5段階で評価する．なお，水飲みテストは広義の意味で改訂水飲みテストも含むことがある．
改訂水飲みテスト (modified water swallowing test ; MWST)	少量の冷水の嚥下を観察する，摂食嚥下機能の評価法．嚥下反射とむせの有無，呼吸状態などを観察して，①嚥下なし，むせる and/or 呼吸切迫，②嚥下あり，むせずに呼吸切迫，③嚥下あり，むせる and/or 湿性嗄声，④嚥下あり，むせなし，⑤その後に空嚥下が2回/30秒以上可能，の5段階で評価する．実際には，冷水3 mL を口腔前庭に注いでから，それを嚥下するように指示する．
食物テスト (food test ; FT)	ティースプーン1杯程度（4 g）のプリン状の食物の摂食嚥下の状態を1～5の5段階で評価する．

がん	
ECOG performance status	ECOG (Eastern Cooperative Oncology Group) が決めたがん患者の ADL の評価法.
EORTC QLQ-C30 (European Organization for Research and Treatment of Cancer QLQ-C30)	がん患者の QOL の自己記入式評価法で,総合的 QOL,5 つの機能スケール,9 つの症状スケールからなる.

栄養管理	
栄養サポートチーム (nutrition support team;NST)	医師,看護師,歯科医師,歯科衛生士,管理栄養士,薬剤師,理学療法士,作業療法士,言語聴覚士など,多職種が協力して,安全かつ有効な栄養管理を行うための医療チームである.質の高い NST 活動を行うためには,NST のメンバーがそれぞれの専門性に応じて,栄養管理に関する高度の知識や技術を習得しておく必要がある.
GLIM (global leadership initiative on malnutrition) 基準	2018 年に公開された世界初の低栄養診断国際基準である.低栄養スクリーニングによるリスク判定と,現症 (phenotypic criteria),病因 (etiologic criteria) の評価により低栄養を判定する.低栄養のスクリーニングには,妥当性の確認された評価法を用いる.現症の評価には体重減少,体組成分析を用いた骨格筋量の減少の項目がある.病因の評価には栄養の摂取量と疾患の種類の項目がある.低栄養は現症で 1 つ以上,病因で 1 つ以上の項目があれば診断される.
二重エネルギー X 線吸収測定法〔dual energy X-ray absorptiometry;DEXA (DXA)〕	体組成分析の方法の 1 つである.エネルギーレベルの異なる 2 種類の X 線を照射し,X 線が体内を通過する際の減衰率から体成分を骨と軟部組織に分けて定量する.また,軟部組織における脂肪量と除脂肪量の割合も,2 種類のエネルギーレベルにおける両組織の 2 種類の X 線の質量減衰係数の比から求めることができる.全身 DEXA (DXA) では部位別の体組成分析が可能である.
生体電気インピーダンス分析法 (bioelectrical impedance analysis;BIA)	体内に微弱な電流を流し,その電気的インピーダンスを利用して水分量,体脂肪,筋量を算出する方法である.多周波の部位別測定により,全身および部位別の体組成分析が可能である.

疼痛	
VAS (visual analogue scale)	主に疼痛の評価スケールとして使用される (130 頁参照).
NRS (numerical rating scale,数値的評価スケール)	痛みの強さを 0 (痛みなし) ～10 (今まで体験したなかで最も強い痛み) までの 11 段階で表現させる.
MPQ (McGill pain questionnaire,マクギル疼痛質問票)	痛みの部位,性質,時間的変化,強さを総合的に評価する自記式質問票で,合計点は 0～78 点である.
PDI (pain disability index)	疼痛による ADL 低下を家庭での役割,余暇活動,社会生活,就労,性的活動,身辺動作,生命維持の 7 つの項目で評価する.

ADL・QOL 関連	
Barthel 指数	1965 年に Barthel らによって開発された ADL の評価法.ADL の機能的評価を数値化したもの.全 10 項目 (食事,移乗,整容,トイレ,入浴,移動,階段昇降,更衣,排便管理,排尿管理) で構成され,「できる ADL」を各項目の自立度に応じて 15～0 点で採点し,満点は 100 点で最低点は 0 点となる.FIM に比べて点数が大まかであり,細かい ADL の能力を把握しにくい.
FIM (functional independence measure,機能的自立度評価法)	1983 年に Granger らによって開発された ADL の評価法.対象年齢は 7 歳以上.日常生活上の「できる動作」より,むしろ「している動作」を評価する.評価項目は,運動項目 13 項目 (セルフケア,排泄コントロール,移乗,移動の能力) と認知項目 5 項目 (コミュニケーション能力と社会的認知能力) の計 18 項目で,各項目を 1～7 点の 7 段階で評価し,満点は 126 点で点数が高いほど機能がよい.
HAQ (Stanford health assessment questionnaire,スタンフォード健康評価質問票)	患者自身による能力低下の評価法である.食事,排泄,歩行など 8 つのカテゴリーの能力低下の程度を 4 段階 (各カテゴリー指数の平均値) で示す disability index (HAQ-P1) と pain scale からなる short HAQ が一般的である.日本語版の J-HAQ がある.

Euro-QOL (EQ-5D)	包括的な健康に関連した QOL (health-related quality of life；HRQOL) を測定する評価法として用いられる．5 項目法 (5 dimension；5D) と視覚評価法 (VAS) の 2 部から構成される．医療の経済的評価にも用いられる．
SF-36 (MOS 36-item short-form health survey)	健康関連 QOL の評価法である．疾患の種類に限定されない包括的評価法であり，①身体機能 (physical functioning；PF)，②日常役割機能（身体）(role physical；RP)，③身体の痛み (bodily pain；BP)，④全体的健康感 (general health perceptions；GH)，⑤活力 (vitality；VT)，⑥社会生活機能 (social functioning；SF)，⑦日常役割機能（精神）(role emotional；RE)，⑧心の健康 (mental health；MH) の 8 つの健康概念を評価する．
HUI (the health utilities index)	健康状態と健康に関連する QOL (HRQOL) を質問票により評価する．
WHO/QOL (World Health Organization/ quality of life assessment)	世界保健機関 (WHO) により開発された身体，心理，社会関係，環境の包括的な QOL の評価法で，疫学調査にも用いられる．
CHART (Craig handicap assessment and reporting technique)	生活活動に重点をおいた社会的不利の客観的な評価法．身体的自立，移動，時間の過ごし方，社会的統合，経済的自立の 5 領域からなる．
ミネソタ式多面的人格検査 (Minnesota multiphasic personality inventory；MMPI)	質問票を用いた，年齢や疾患を限定しない性格・人格検査法．
HADS (hospital anxiety and depression scale)	入院や通院の身体症状を有する患者を対象に，身体症状の影響を排除して抑うつや不安などの感情障害を評価する．
Braden スケール (Braden scale)	褥瘡の発生のリスクを予測するために，知覚，湿潤，活動性，可動性，栄養状態，摩擦とずれ，の 6 項目を評価する．
vitality index	Toba らによって開発された評価法である．日常生活での行動を起床・意思疎通・食事・排泄・活動の 5 項目で評価し，高齢者の意欲を客観的に把握する．各項目はそれぞれ 0〜2 点まで配点された 3 つの選択肢からなり，満点は 10 点となる．カットオフ値とされる点数は 7 点である．意欲に応じたリハビリテーション治療を提供する判断材料となる．
Katz index	入浴，更衣，トイレの使用，移動，排尿・排便，食事の 6 つの領域の ADL に関して自立・介助の 2 段階で評価する．自立に関して，A〜G の 7 段階の指標により階層式に把握できる．6 つの機能が自立ならば A であり，6 つの機能すべてが介助レベルの場合は G と判定される．
Lawton の尺度	高齢者を対象としている．「電話」，「買い物」，「交通手段」，「服薬管理」，「財産管理」，「家事」，「食事の準備」，「洗濯」からなる 8 項目（男性は前から 5 項目）を各項目について 3〜5 段階で評価する．得点が高いほど生活自立度が高い．
老研式活動能力指標	高齢者が対象の評価法である．「バスや電車の利用」，「買い物」，「食事の用意」，「請求書の支払い」，「預金・貯金の出し入れ」，「書類記入」，「新聞を読む」，「本や雑誌を読む」，「健康についての関心」，「友人宅への訪問」，「相談に乗る」，「お見舞いに行く」，「若い人に話しかける」の 13 項目の質問からなる．はい・いいえで答えて点数が高いほど生活自立度が高い．一部，拡大 ADL の評価も含まれている．
DASC-21 (dementia assessment sheet for community-based integrated care system-21 items)	導入の A，B 項目と 1〜21 の評価項目からなる生活期における認知症の評価法である．簡単で短時間に「認知機能」と「生活機能」の障害を評価できる．暮らしに密着したわかりやすい項目であることから，認知症の疑いがある対象者や家族にも理解しやすく，認知症患者を支援する専門職と家族との共通言語として活用することが可能である．